100 recettes
anti-ménopause

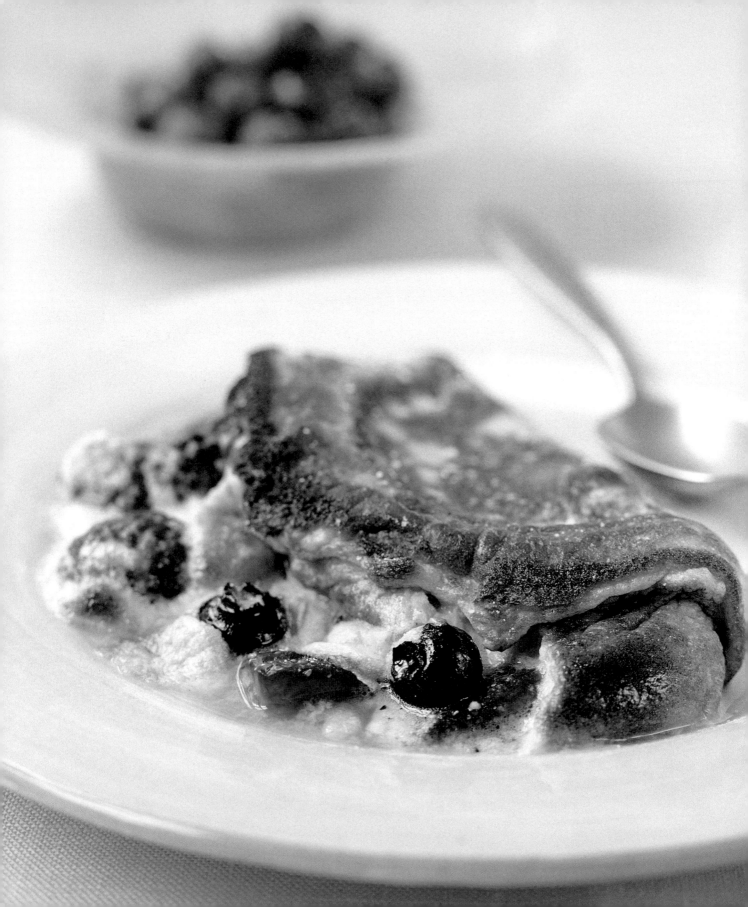

100 recettes
anti-ménopause

pour prévenir naturellement
bouffées de chaleur, sautes d'humeur
et autres effets indésirables

Marilyn Glenville, Ph.D.

avec la collaboration de
Lewis Esson

Traduit de l'anglais par
Dominique Chauveau

Guy Saint-Jean
ÉDITEUR

Données de catalogage avant publication (Canada)
Glenville, Marilyn
100 recettes anti-ménopause
Traduction de : Natural alternatives to HRT cookbook.
Comprend des réf. bibliogr.
ISBN 2-89455-127-4
1. Ménopause - Complications et séquelles - Diétothérapie -
Recettes. 2. Ménopause - Aspect nutritionnel. 3. Femmes d'âge
moyen - Alimentation. I. Titre. II. Titre : Cent recettes anti-
ménopause.
RG186.G5314 2002   618.1'750654   C2002-940911-X

Nous reconnaissons l'aide financière du gouvernement du Canada
par l'entremise du Programme d'aide au développement de
l'industrie de l'édition (PADIÉ) ainsi que celle de la SODEC
pour nos activités d'édition.

Gouvernement du Québec - Programme de crédit d'impôt
pour l'édition de livres - Gestion SODEC

Photographies © Ian Wallace 2000
Recettes : Lewis Esson
Conception graphique : Kit Johnson
Consultation : Louise Pickford
Stylisme : Helen Trent
Édition : Candida Hall
Production : Lorraine Baird et Sha Huxtable

Publié originalement en Grande-Bretagne par Kyle Cathie Limited,
122 Arlington Road, Londres, Angleterre NW1 7HP

Infographie : Christiane Séguin
Traduction : Dominique Chauveau
Révision linguistique : Jeanne Lacroix

Dépôt légal 4ᵉ trimestre 2002
Bibliothèques nationales du Québec et du Canada
ISBN 2-89455-127-4

Distribution et diffusion
Amérique : Prologue
France : E.D.I./Sodis
Belgique : Diffusion Vander S.A.
Suisse : Transat S.A.

GUY SAINT-JEAN ÉDITEUR INC., 3172, boul. Industriel, Laval
(Québec) Canada. H7L 4P7. (450) 663-1777.
Courriel : saint-jean.editeur@qc.aira.com
Web : www.saint-jeanediteur.com

GUY SAINT-JEAN ÉDITEUR FRANCE, 48, rue des Ponts,
78290 Croissy-sur-Seine, France. (1) 39.76.99.43.
Courriel : lass@club-internet.fr

Imprimé et relié à Singapour

Photographie page 2 : Omelette soufflée aux petits fruits (recette page 154)

Table des matières

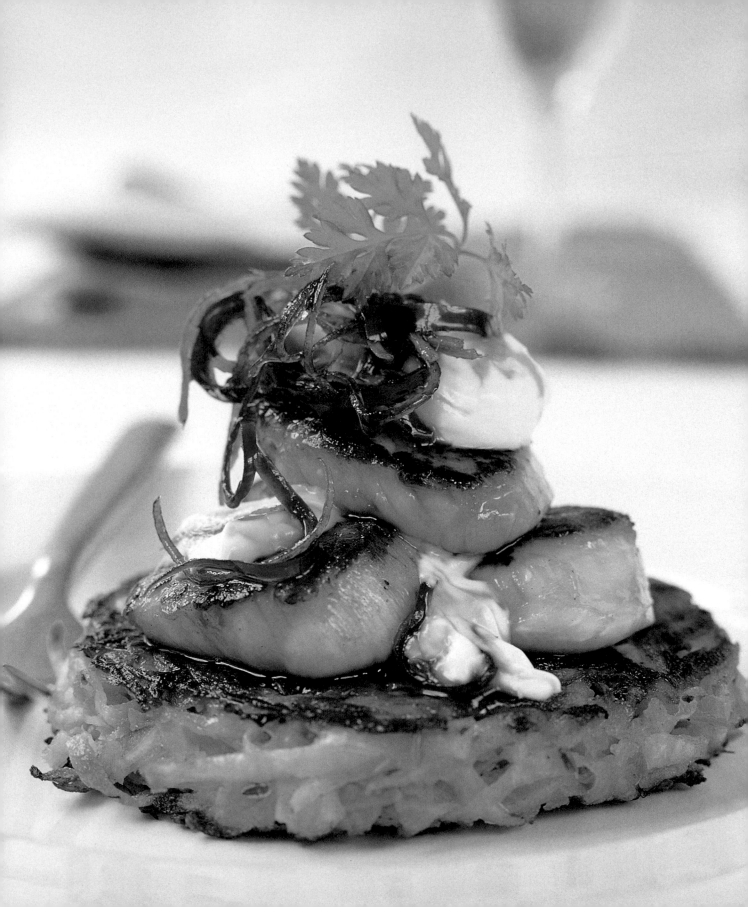

Introduction

Oui, vous pouvez bien vivre votre ménopause grâce à l'alimentation. En faisant des recherches dans d'autres cultures, des spécialistes ont découvert que la ménopause n'était pas vécue de la même façon par toutes les femmes. Les Japonaises n'ont pas de terme pour parler de «bouffées de chaleur», ce qui porte à croire qu'elles ne les expérimentent pas de la même façon que les Occidentales. Elles ont aussi tendance à avoir leur ménopause plus tard, autour de 55 ans, en moyenne. Une question se pose donc: qu'est-ce qui différencie ces femmes de nous, femmes occidentales? La réponse est l'alimentation. Le taux de cancer du sein chez les Japonaises correspond au sixième du nôtre. Des études menées aux États-Unis ont démontré que lorsque les Japonaises vivent en Occident et adoptent une nourriture occidentale, le taux de cancer du sein chez elles est alors similaire au nôtre. Il ne s'agit donc pas d'un facteur génétique spécifique, mais c'est plutôt leur alimentation qui les distingue.

Ce qui est encore plus remarquable, ce sont les attitudes des gens face à la ménopause qui varient énormément selon le pays. Dans certaines cultures, on la considère comme un changement positif: fini la contraception, plus de menstruations chaque mois et l'établissement d'un nouveau statut de «femme sage». Cependant, dans notre société, la ménopause est habituellement perçue comme une perte, une sorte de maladie de carence qui s'explique par le fait que, lorsqu'on arrive à un certain âge, notre sécrétion hormonale subit une baisse.

La logique veut qu'en rehaussant notre production, nous devrions sûrement être «guéries». Après tout, le diabète résulte d'une déficience hormonale – quand l'insuline n'est pas suffisante pour maintenir un taux de sucre normal dans le sang – et il suffit d'un apport d'insuline extérieur pour corriger ce déséquilibre. Ce qui pourrait laisser supposer que la ménopause et le diabète sont semblables. Mais le diabète est une maladie, tandis que la ménopause ne l'est pas. Toutes les femmes devront vivre leur ménopause, mais toutes n'auront pas le diabète.

Malheureusement, même si la ménopause est un phénomène naturel, on exerce beaucoup de pression auprès des femmes pour qu'elles suivent un traitement hormonal substitutif (THS). Cela fait habituellement appel à la peur, laissant sous-entendre que si l'on ne suit pas le THS, nos os se désagrégeront, notre peau deviendra flasque, nos cheveux seront secs, nous vieillirons plus rapidement, nous perdrons nos pulsions sexuelles et nous souffrirons de sécheresse vaginale. Il est difficile pour une femme de résister à ce type de pression, car aucune d'entre nous ne veut finir ses jours en petite vieille toute ridée et toute ratatinée, comme le laisse supposer la publicité, si nous refusons de suivre le THS.

En fait, une recherche menée en 1997 auprès de 160 000 femmes a confirmé que le fait de suivre le THS pendant 11 ans a entraîné 35 % de risques de développer un cancer du sein[1]. Pour bien des femmes, un tel risque est inacceptable. De plus, certaines sont venues me voir en se plaignant des effets secondaires du THS tels qu'une prise de poids (parfois jusqu'à 13 kg (28,6 lb)) et une augmentation significative du volume de leurs seins, requérant des bonnets de soutien-gorge plus profonds, tout en éprouvant une sensation d'inconfort. Elles disent se sentir ballonnées et bouffies.

Les femmes revendiquent une autre façon de faire face à leur ménopause, qui ne comporterait pas ces risques et ces effets secondaires inacceptables et qui préviendrait

Pétoncles grillés avec sauce au chili et crème sur un rösti aux pommes de terre et aux carottes (recette page 137)

l'ostéoporose tout en soulageant les symptômes ménopausiques. Parmi ceux-ci, on trouve les bouffées de chaleur, les sueurs nocturnes, la sécheresse vaginale, les sautes d'humeur, la perte de libido, les douleurs articulaires, le vieillissement de la peau et le manque d'éclat des cheveux. Bien simplement, une alimentation correcte peut non seulement aider à diminuer ces symptômes et à prévenir l'ostéoporose, mais aussi vous protéger des cardiopathies et du cancer du sein.

Présentement, 4 000 articles médicaux sont publiés chaque année sur les bienfaits que les substances appelées phyto-œstrogènes peuvent avoir sur votre santé. Ces phyto-œstrogènes, ou hormones végétales, se trouvent naturellement dans certains aliments quotidiens qui ont une énorme influence sur la façon dont les femmes vivent la ménopause. Dans notre société de restauration rapide, nous nous sommes éloignés de ces aliments traditionnels et nous hypothéquons ainsi notre santé. En utilisant les recettes simples et appétissantes de cet ouvrage, vous aiderez à soulager les symptômes de la ménopause en augmentant votre consommation d'ingrédients délicieux, hautement salutaires pour la santé.

Les maladies cardiaques sont la cause de mortalité la plus importante en Occident, particulièrement chez les hommes. Consommer les aliments décrits dans ce livre peut aussi diminuer la LDL (lipoprotéine de basse densité ou «mauvais» cholestérol) et réduire ainsi les risques de cardiopathies. Le cancer de la prostate est une autre cause de décès importante, avec quatre fois plus d'hommes qui en meurent que de femmes qui décèdent d'un cancer du col de l'utérus. Et ce qui est plus inquiétant encore, ce taux ne cesse d'augmenter : chaque année, en Occident, on diagnostique un nombre croissant de cancer de la prostate chez les hommes. Aujourd'hui, le taux de décès dû au cancer de la prostate est plus faible au Japon qu'au Royaume-Uni. Pourquoi ? Les études montrent que les Japonais consomment chaque jour de bonnes quantités d'aliments comme le soja (un des phyto-œstrogènes).

Ces phyto-œstrogènes ont un effet d'équilibre sur les hormones autant chez les hommes que chez les femmes. De cette façon, ce ne sont pas seulement les femmes ménopausées qui peuvent bénéficier des conseils et des recettes de cet ouvrage, mais aussi les hommes qui les entourent. Ce livre est inestimable pour toute famille qui veut éviter bien des maladies contemporaines et acquérir une santé optimale par le biais de l'alimentation.

Comprendre le rôle des œstrogènes

Les œstrogènes sont les hormones clés responsables du passage de l'enfance à la femme adulte. Elles causent le développement des seins et la forme qui caractérise les femmes. Elles provoquent aussi chaque mois l'épaississement de l'endomètre, qui tapisse l'intérieur de l'utérus, en prévision de recevoir un ovule fécondé.

L'âge moyen pour la ménopause au Royaume-Uni est de 51 ans, mais les symptômes associés à la ménopause, tels que bouffées de chaleur, sueurs nocturnes, etc. peuvent commencer bien avant la fin des règles. Plus vous vous approchez de la ménopause, plus les probabilités que vous ovuliez chaque mois diminuent, car le taux d'œstrogènes commence à diminuer. Cependant, puisque les menstruations surviennent toujours, la plupart des femmes ne sauront pas qu'elles n'ont pas ovulé.

Au moment de la ménopause, lorsque vous avez vos dernières menstruations, vous n'avez littéralement plus d'ovules. Vous naissez avec une certaine quantité d'ovules, qui sont utilisés et meurent au fil des ans.

Contrairement à l'opinion populaire, l'ovaire ménopausique n'est ni un organe mort, ni un organe sur le point de mourir. Il continue de produire des œstrogènes, quoique en plus petites quantités, pendant au moins 12 ans après le début de la ménopause. (Le début étant considéré comme le moment où la production d'hormones commence à diminuer.) De plus, les glandes surrénales (situées sur le dessus des reins) produisent également des œstrogènes qui sont utilisés en parallèle avec les quantités produites par les ovaires. La graisse corporelle est aussi une usine de fabrication d'œstrogènes. Les graisses produisent des œstrogènes toute notre vie – ce qui explique pourquoi une alimentation faible en gras ou sans gras, si souvent recommandée pour maigrir, peut être une grave erreur chez les femmes.

Nous avons besoin d'œstrogènes pour protéger nos os et notre cœur. La nature tente toujours de maintenir un équilibre, car des problèmes surviennent lorsque le taux d'œstrogènes est trop faible ou trop élevé. Si nous n'en avons pas assez, nos os et notre cœur ne sont pas protégés et si nous en avons trop, nous risquons de développer un cancer du sein.

Parce que la graisse corporelle est une usine de fabrication d'œstrogènes, si vous avez une surcharge pondérale, votre taux d'œstrogènes sera plus élevé que la normale. Il est normal d'engraisser légèrement à la ménopause, puisque les œstrogènes en surplus qui proviennent des cellules graisseuses équilibrent la diminution des œstrogènes produits par les ovaires. Cependant, le fait d'avoir une importante surcharge pondérale entraîne un taux d'œstrogènes excédentaire, pouvant signifier une augmentation des risques de cancers du sein et du col de l'utérus. Ces types de cancer sont tous deux sensibles au taux d'œstrogènes, ce qui signifie que les œstrogènes peuvent activer les cellules cancéreuses et les faire croître en présence de cette hormone. Les œstrogènes dans l'organisme jouent un rôle de constructeurs ; ils aident à fabriquer l'endomètre, la muqueuse qui tapisse l'intérieur de l'utérus, durant la première moitié du cycle menstruel. Si ce mécanisme de construction devient hors de contrôle, alors une augmentation de la croissance de la cellule peut mener à une tumeur relevant des œstrogènes et parfois à un cancer.

Parmi les autres affections qui sont reliées à de hauts taux d'œstrogènes, citons l'endométriose (lorsque la muqueuse

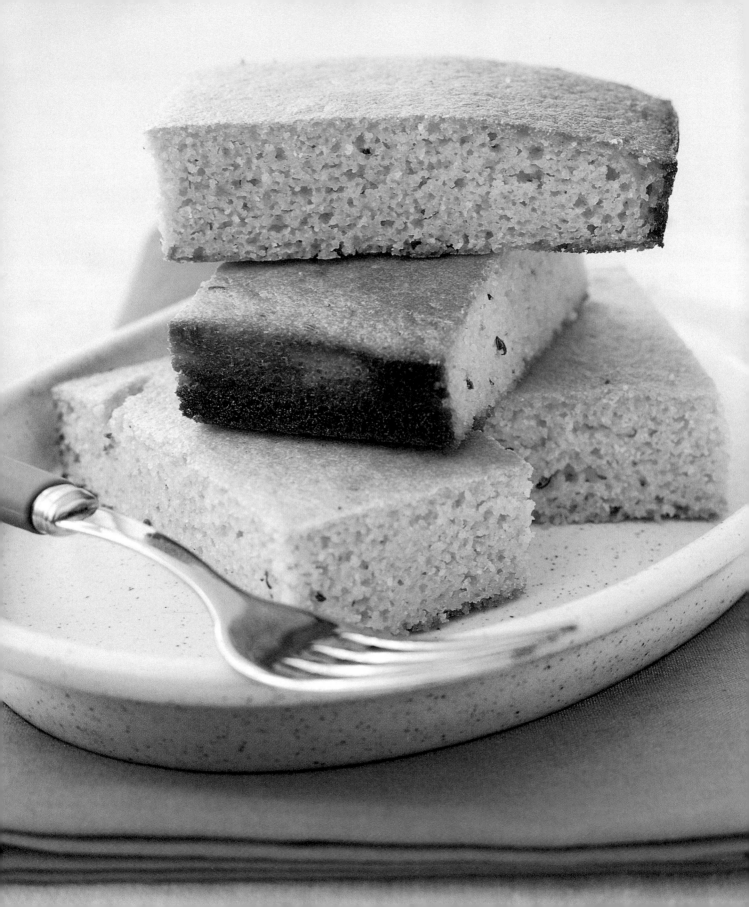

qui tapisse l'intérieur de l'utérus se développe en dehors de l'utérus), les fibromes (tumeurs bénignes dans l'utérus), les menstruations importantes ou longues et l'inconfort au niveau des seins (seins grumeleux et sensibles au toucher). Consommer des aliments sains, comme ceux qui sont proposés dans les recettes de ce livre, vous aidera à contrôler naturellement votre poids sans avoir à suivre de régimes, qui ne donnent aucun résultat de toute façon. Celles qui ont besoin d'aide supplémentaire pour perdre du poids peuvent consulter le livre que j'ai publié sur le sujet : *Natural Alternatives to Dieting*.

LES « BONS » ET LES « MAUVAIS » ŒSTROGÈNES

Il existe de bons et de mauvais œstrogènes, selon qu'ils sont cancérogènes ou non. Les œstrogènes ne sont pas une seule hormone, mais plusieurs hormones regroupées comprenant les œstradiols, les œstrones et les œstriols. Ces trois sortes d'œstrogènes ont les mêmes effets bénéfiques sur la peau et le vagin, et protègent le cœur et les os. Les œstrogènes varient en force : les œstradiols sont 80 fois plus efficaces que les œstriols et les œstrones, 12 fois plus puissants. Le rôle du foie est de convertir les œstradiols (les œstrogènes les plus cancérogènes) d'abord en œstrones (qui sont moins cancérogènes), puis en œstriols (qui ne sont pas cancérogènes). Il est donc particulièrement important que votre foie travaille de façon efficace lorsque vous vieillissez.

Chaque type d'œstrogènes est actif à différents stades de votre vie reproductive. Les œstradiols sont très actifs durant l'adolescence, mais plus la ménopause approche, plus leur production baisse. Les glandes surrénales et les cellules graisseuses qui produisent les œstrogènes fabriquent donc des œstrones à la place.

LES ŒSTROGÈNES DANS LE TRAITEMENT HORMONAL SUBSTITUTIF (THS)

Si vous décidez de suivre un THS, vous ajoutez des œstrogènes sous leur forme la plus cancérogène (les œstradiols) précisément au moment où votre organisme réduit naturellement leur production. De ce fait, vous exigez beaucoup de votre foie pour qu'il convertisse ce supplément d'œstrogènes cancérogènes en œstriols inoffensifs et qu'il l'évacue de votre organisme.

Pain de maïs (recette page 169)

La thérapie par les œstrogènes existe depuis les années 1930 ; elle était alors administrée sous forme d'injections. En 1938, les implants d'œstrogènes ont fait leur apparition, ce qui était plus pratique. Cependant, il est vite devenu évident que le remplacement des œstrogènes seulement pouvait augmenter les risques de cancers de l'utérus et du sein. Lorsque des études ont démontré que les risques pouvaient être sept fois plus élevés pour le cancer de l'utérus, ce fut la panique. Comme nous l'avons mentionné plus haut, ce sont les œstrogènes qui développent l'endomètre, la muqueuse interne de l'utérus, qui s'apprête à recevoir l'ovule fécondé. Donc, logiquement, si on ajoute des œstrogènes de son propre chef sans que l'endomètre ne se décolle chaque mois, il y a un risque réel de surproduction des cellules qui tapissent l'intérieur de l'utérus et d'une mutation possible. Ainsi, au début des années 1980, des scientifiques ont ajouté des progestagènes (la version synthétique de la progestérone) à l'hormonothérapie afin de protéger l'endomètre d'une hyperstimulation et, ultérieurement, d'un cancer. Ainsi, l'ETS (œstrogénothérapie par substitution) est devenue le THS, puisqu'il ne contient plus uniquement des œstrogènes.

Il n'en demeure pas moins qu'il existe des risques de cancer de l'utérus avec le THS (une combinaison d'œstrogènes et de progestérone) mais moins qu'avec l'œstrogénothérapie (des œstrogènes seulement). Les risques de développer un cancer du sein en suivant le THS sont maintenant bien connus et ont été confirmés dans une étude publiée dans *The Lancet*, en 1997. Les chercheurs ont étudié les résultats de 51 études menées de par le monde (la plus vaste recherche sur le cancer du sein et le THS) et ont découvert qu'après 11 ans de THS, il y avait 35 % de risques de développer un cancer du sein[1].

Vu les liens établis entre le THS et le cancer, des recherches sont menées pour étudier la possibilité de créer un médicament beaucoup plus ciblé qui stimulerait certains récepteurs d'œstrogènes, mais éviterait tout effet nuisible sur les seins et l'utérus. Le médicament aurait un effet bénéfique dans les organes où les œstrogènes sont nécessaires et salutaires (par exemple le cœur et les os) tandis qu'il aurait un effet destructeur dans les organes où les œstrogènes qui ne sont pas absolument nécessaires peuvent être dangereux (par exemple les seins et l'utérus).

Cette nouvelle génération de THS est appelée MSRE (modulateur sélectif des récepteurs œstrogéniques). Le raloxifène, un médicament relativement nouveau, en fait partie, mais son plein potentiel est toujours à l'étude. Les effets secondaires possibles comprennent une augmentation de caillots et même une augmentation des bouffées de chaleur. Ce médicament est donc malheureusement inutile dans les cas de bouffées de chaleur ou de sueurs nocturnes ; il vise plutôt les femmes qui veulent une protection pour leurs os sans risque d'avoir un cancer du sein. Pour l'instant, cependant, nous devons encore attendre le médicament par excellence pour la ménopause.

VIVRE DANS UNE « MER D'HORMONES »

Nous sommes aussi exposées aux œstrogènes que l'on trouve dans l'environnement. Il existe des produits chimiques semblables aux œstrogènes dans les pesticides ou les plastiques, les xéno-œstrogènes (ce qui signifie « œstrogènes étrangers »), qui ont été reliés aux changements survenus dans la vie sauvage. L'efficacité de ces xéno-œstrogènes fut découverte par un groupe de scientifiques qui ont établi que les alligators qui avaient pondu dans le lac Apopka, en Floride, avaient un pénis anormalement petit et un taux hormonal modifié. Ils ont relié leur découverte au fait qu'en 1980, il y avait eu un déversement massif de keltane, un pesticide, dans le lac. Les xéno-œstrogènes contenus dans ce pesticide étaient en train de féminiser les alligators.

Les xéno-œstrogènes pénètrent dans l'organisme par les aliments et les boissons, mais ils peuvent aussi pénétrer la peau par les produits de toilette comme les crèmes pour la peau. Ces xéno-œstrostrogènes sont emmagasinés dans les graisses corporelles. Les gens ayant une surcharge pondérale ont donc tendance à en avoir une plus forte concentration, car les xéno-œstrogènes sont lipophiles – ils aiment la graisse. Les xéno-œstrogènes peuvent affecter les hommes et les femmes différemment. Les femmes ayant de plus fortes concentrations de certains pesticides organochlorés dans l'organisme courent un risque plus grand de développer un cancer du sein que celles qui ont des taux plus faibles. En Occident, les filles entrent dans la puberté plus tôt qu'auparavant, ce qui peut être dû en partie à l'influence des xéno-œstrogènes. Au tournant du

siècle, la moyenne d'âge était de 15 ans ; aujourd'hui, certaines fillettes à peine âgées de 8 ans commencent à avoir des seins et des poils pubiens.

En ce qui concerne les hommes, des inquiétudes règnent du fait que les xéno-œstrogènes sont responsables de la diminution de la concentration (ou numération) des spermatozoïdes de 50 % en Occident, ces dix dernières années. Il y a aussi eu une hausse des cancers des testicules et de la prostate et même du cancer du sein. Plus de jeunes garçons souffrent maintenant de cryptorchisme à la naissance (un ou les deux testicules sont retenus dans la cavité abdominale au lieu de descendre dans le scrotum) et d'autres troubles du système reproducteur.

Comment pouvez-vous réduire le taux de xéno-œstrogènes ?

L'industrie alimentaire est devenue dépendante des pesticides. Il existe plusieurs milliers de sortes d'insecticides, d'herbicides et de fongicides qui sont approuvés pour l'utilisation, et certains fruits et légumes en sont aspergés jusqu'à dix fois avant d'être mis en vente dans les supermarchés.

Pour réduire votre propre absorption de xéno-œstrogènes, achetez des produits biologiques lorsque vous le pouvez. Conséquence des inquiétudes à l'égard de l'EBS (la maladie de la vache folle) et des aliments génétiquement modifiés (voir page 41), la hausse de la demande publique pour des aliments biologiques fait baisser les prix. Les aliments biologiques sont habituellement exempts d'ingrédients génétiquement modifiés, d'antibiotiques et d'hormones de croissance, et devraient contenir des quantités supérieures de vitamines et de minéraux – des micronutriments particulièrement vitaux comme le zinc, car ils sont cultivés dans un sol riche en nutriments.

Vous connaissez peut-être un agriculteur qui fait pousser des légumes, ou il existe peut-être des compagnies locales qui pourraient vous livrer une boîte de produits biologiques chaque semaine. Sinon, la plupart des supermarchés offrent une excellente variété de produits biologiques. Si vous disposez d'un budget serré, essayez au moins d'acheter des céréales biologiques comme du riz brun, de l'avoine, etc. ou du pain complet biologique, car plus l'aliment est petit comme le riz ou le blé, plus il peut absorber de pesticides en comparaison avec de plus gros aliments comme les carottes.

Si les légumes et les fruits que vous avez ne sont pas biologiques, lavez-les soigneusement. Il se vend des produits qui se vantent de pouvoir enlever toutes traces de produits chimiques agricoles, de cire et de souillures de surface. Un tel lavage ne peut pas modifier la quantité de pesticides absorbés naturellement par les légumes, mais il peut au moins faire disparaître les résidus de surface.

Il ne s'agit pas seulement des pesticides, mais aussi des plastiques qui peuvent imiter les œstrogènes ; vous devriez donc essayer de réduire votre exposition aux plastiques. Un scientifique aux États-Unis étudiait les cellules du cancer du sein et les conservait dans des éprouvettes en plastique. Un jour, ces cellules se sont mises à se diviser et à se multiplier d'elles-mêmes, tout comme si des œstrogènes étaient présents. En analysant les éprouvettes, on a remarqué qu'elles contenaient du nonylphénol, qui appartient à la famille des alkylphénols, lesquels sont utilisés dans les peintures, les produits de toilette, les produits chimiques agricoles et les détergents. Dès qu'ils ont changé les éprouvettes, l'effet s'est arrêté.

Tentez d'éviter autant que possible les aliments ou les boissons présentés dans des contenants de plastique ou enveloppés dans du plastique, surtout les aliments gras, parce que les xéno-œstrogènes sont lipophiles. Retirez les aliments de leur emballage en plastique dès que possible. Ne faites pas chauffer des aliments dans du plastique, surtout au four à micro-ondes. Rangez les aliments dans le réfrigérateur dans des plats en verre fermés à l'aide d'un couvercle en verre ou d'une soucoupe plutôt que dans une pellicule de plastique autocollante.

D'OÙ POUVEZ-VOUS OBTENIR DES ŒSTROGÈNES SALUTAIRES ?

Naturellement, nous voulons tous bénéficier des effets salutaires des œstrogènes – une peau douce, des os forts, un cœur en santé, etc. sans courir le risque de développer un cancer en prenant des hormones stéroïdes (ce qu'est, en fait, le THS). Encore mieux, nous aimerions profiter des effets bénéfiques des œstrogènes contre le cancer. Or, il est possible de le faire simplement par la nutrition.

Cela vous semble trop simple pour être vrai ? Les bons œstrogènes dont nous avons besoin sont les phyto-œstrogènes, ou les hormones végétales, et ils existent à l'état naturel dans certains aliments. En maintenant un régime sain d'aliments riches en phyto-œstrogènes, nous pouvons imiter ce que les femmes des cultures traditionnelles telles qu'en Inde et au Japon ont fait pendant des siècles et, comme elles, jouir d'une ossature forte, d'un cœur en santé, de symptômes de ménopause minimes. Dans le prochain chapitre, on explique comment y parvenir.

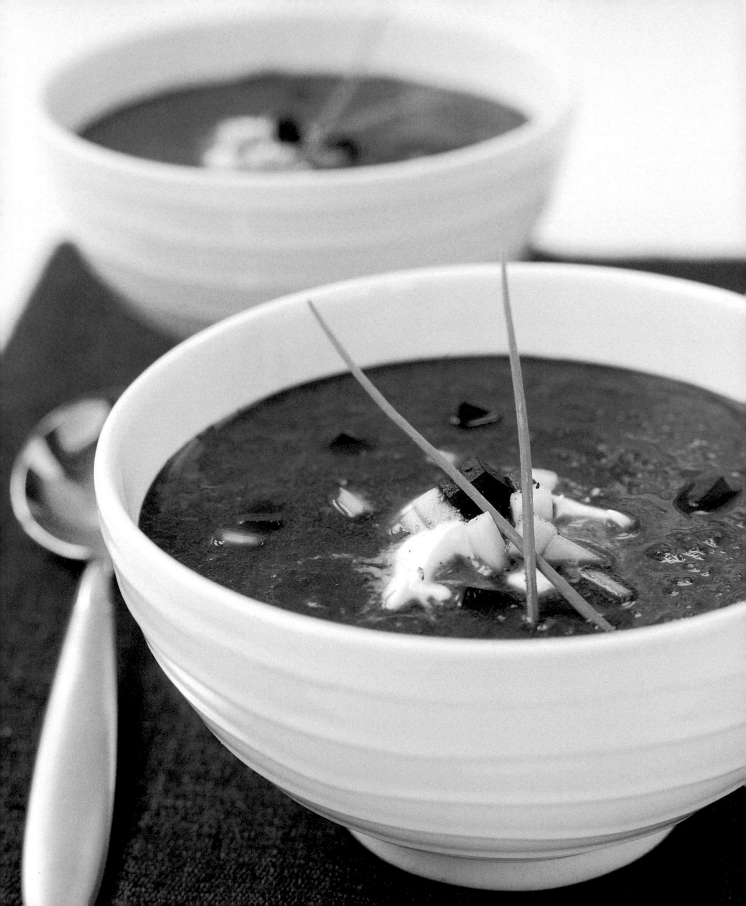

Ce que vous devez manger à la ménopause

Ce chapitre traite des aliments que vous devez consommer avant et pendant la ménopause afin d'acquérir des avantages spécifiques pour votre santé. Ces aliments sont si faciles à incorporer à vos repas quotidiens que vous vous demanderez pourquoi nous ne mangeons pas tous ainsi – le « nous » impliquant toute la famille. Pour chaque groupe alimentaire, une explication est fournie quant à l'importance des aliments qu'il comporte au moment de la ménopause et à l'effet qu'ils auront sur l'organisme.

Plusieurs aliments sont recommandés pour un avantage en particulier, même s'ils possèdent d'autres qualités valables. Le soja en est un bon exemple. Non seulement contient-il des niveaux valables de phyto-œstrogènes, mais aussi de bonnes quantités d'acides gras essentiels. Il possède des propriétés antioxydantes, n'a pratiquement pas de graisses saturées, constitue une excellente source de protéines végétales et une bonne source de fibres. Il existe beaucoup d'autres aliments comme celui-ci mais, en général, j'ai mis l'accent sur leurs qualités les plus avantageuses.

Suivez les conseils de ce livre afin de :
- Contrôler les symptômes de la ménopause comme les bouffées de chaleur, les sueurs nocturnes, la sécheresse vaginale, la perte de pulsion sexuelle, le manque d'énergie, les sautes d'humeur.
- Prévenir l'ostéoporose.
- Maintenir un cœur en santé.
- Protéger contre le cancer.
- Réduire les douleurs et la rigidité des articulations.
- Prévenir les maladies dégénératives comme l'arthrite.
- Favoriser une bonne santé mentale.
- Ralentir le processus du vieillissement.

- Contrôler naturellement la masse pondérale – sans régime.
- Rechercher une santé optimale qui, en retour, vous donnera une bonne qualité de vie afin d'avoir suffisamment d'énergie pour répondre à vos besoins, un sommeil sain et le goût de vivre.

Tous ces buts peuvent-ils être atteints seulement par la consommation de certains aliments ? La réponse est oui, et tout a été prouvé par des études scientifiques.

LES PHYTO-ŒSTROGÈNES : LES HORMONES VÉGÉTALES

Les phyto-œstrogènes (*phyto* signifiant « plante ») sont des substances qui existent naturellement dans les aliments et qui agissent de façon semblable à une hormone. Presque tous les fruits, les légumes et les céréales contiennent des phyto-œstrogènes de puissance et de composition diverses, mais ce sont les isoflavones (une des classes des phyto-œstrogènes) qui sont les plus bénéfiques. On les trouve dans les légumineuses telles que le soja, les lentilles, les pois chiches, etc. Les êtres humains possèdent, dans l'intestin, une bactérie qui convertit les isoflavones en substances ayant une action œstrogénique, même si elles ne sont pas des hormones en soi.

Les Japonaises ingèrent en moyenne entre 20 et 80 mg par jour d'isoflavones. L'alimentation des femmes asiatiques en contient environ 45 mg par jour tandis que les Américaines et les Anglaises n'en consomment habituellement que de 1 à 3 mg par jour – une différence significative[1]. Des tests démontrent que les Japonaises possèdent des taux d'isoflavones de 100 à 1 000 fois plus élevés dans leur urine et leur plasma que la quantité trouvée chez les

Bortsch sans cuisson (*recette page 50*)

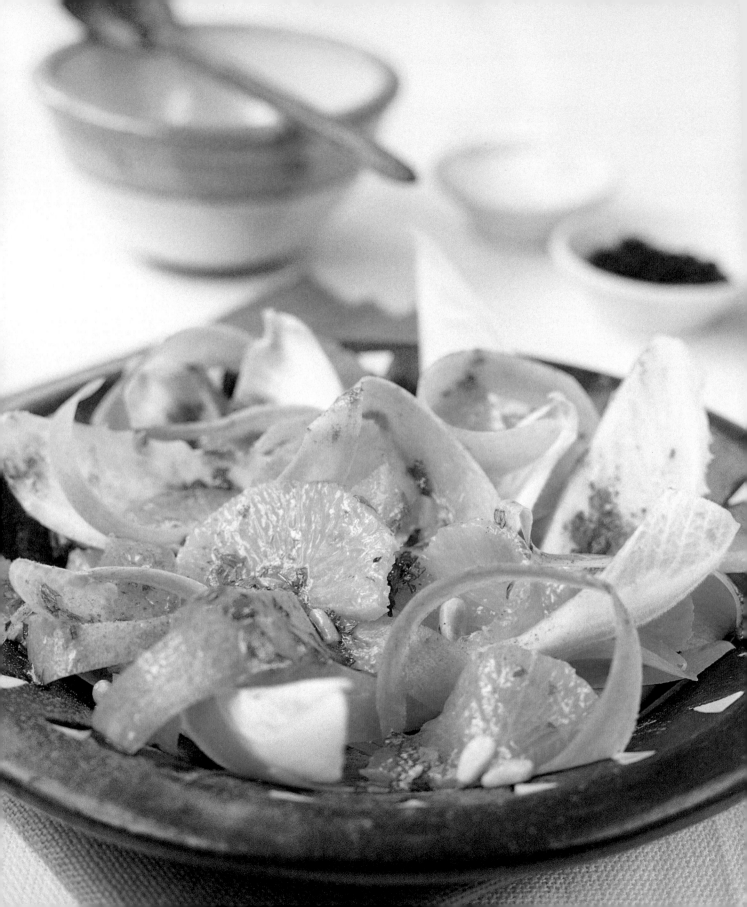

Anglaises et les Américaines. Voilà qui indique que leur régime traditionnel riche en soja leur fournit naturellement les phytonutriments (composés de plantes) qui peuvent prévenir les cancers reliés aux hormones[2].

Les phyto-œstrogènes peuvent être divisés en plusieurs classes, incluant :

Les isoflavones   On les trouve en grande concentration dans les légumineuses telles que les lentilles, les pois chiches et les fèves de soja, lesquelles sont particulièrement riches en isoflavones. Il existe quatre importantes sortes d'isoflavones que l'on trouve dans les aliments : la génistéine, la daidzéine, la biochanine A et la formononétine. Les pois chiches et les lentilles contiennent ces quatre sortes d'isoflavones, tandis que le soja ne contient que de la génistéine et de la daidzéine.

Les lignanes   On les trouve dans presque toutes les céréales et tous les légumes, la plus grande concentration étant dans les graines oléagineuses, surtout les graines de lin.

Les coumestans   Ces sortes de phyto-œstrogènes se trouvent principalement dans les pousses de luzerne et de haricots mungo.

Les aliments qui contiennent des phyto-œstrogènes

Les aliments suivants sont des sources de phyto-œstrogènes, mais des tests sont toujours en cours pour déterminer leur contenu en isoflavones. Pour l'instant, on sait que les légumes contiennent de bonnes quantités d'isoflavones et que le soja occupe le premier rang.

- Le soja.
- Les autres légumineuses telles que les lentilles, les pois chiches, les haricots aduki, les haricots blancs, les petits pois.
- L'ail.
- Le céleri.
- Les graines comme les graines de lin, de sésame, de citrouille, de pavot, de carvi, de tournesol.
- Les céréales comme le riz, l'avoine, le blé, l'orge, le seigle.
- Les fruits comme les pommes, les prunes, les cerises, les canneberges et les agrumes.
- Les légumes comme le brocoli, les carottes, la rhubarbe, les pommes de terre.

- Les pousses comme les pousses de luzerne et de haricot.
- Certaines fines herbes et épices sont aussi classées comme phyto-œstrogènes, dont la cannelle, la sauge, le trèfle rouge, le houblon, le fenouil, le persil.

Le soja

Les fèves de soja sont particulièrement riches en phyto-œstrogènes et, de ce fait, ont été largement étudiées. Le soja contient deux composés d'isoflavones appelés génistéine et daidzéine, lesquels constituent approximativement 75 % des protéines contenues dans la fève de soja.

Les fèves de soja contiennent plus de protéines que le lait de vache, sans les graisses saturées ou cholestérol. Elles sont aussi le seul aliment que l'on considère comme une protéine complète parce qu'elles renferment les huit acides aminés essentiels. Le soja est aussi riche en acides gras essentiels et le lait de soja ne contient naturellement pas de cholestérol.

Toutes les sortes de soja ne sont pas pareilles   Essayez d'acheter du soja le plus près de sa forme naturelle. Les fèves de soja sont les plus naturelles mais elles prennent des heures à cuire et ne sont pas très polyvalentes. Vous devez donc descendre d'un degré. Les autres formes de soja qui sont les meilleures sont le lait de soja, le tofu, la farine de soja, la sauce soja et le miso (voir ci-dessous).

Le lait de soja peut être utilisé en cuisson de la même façon que le lait de vache et, une fois qu'il est mélangé à d'autres ingrédients, il est difficile de voir une différence au goût. Le tofu (fèves de soja coagulées) peut être utilisé en friture, dans les soupes et aussi dans les desserts. La farine de soja peut être très utile, car il est possible d'en ajouter à d'autres sortes de farine pour faire des gâteaux, des pâtisseries, etc.

La sauce soja, faite à partir de fèves de soja fermentées, convient bien pour donner de la saveur aux aliments, mais comme il n'en faut que de petites quantités à la fois, l'apport en phyto-œstrogènes n'est pas suffisant.

Le miso est aussi préparé à partir de fèves de soja fermentées et est utilisé sous forme de pâte que l'on ajoute dans les soupes et les plats en cocotte.

Plus le soja a subi de traitements, moins il y a de phyto-œstrogènes dans les aliments, comme c'est le cas pour la

Salade marocaine aux carottes et à l'orange (recette page 64)

protéine végétale texturée qui est utilisée comme produit de substitution à la viande. Si on utilise de l'alcool dans le processus d'extraction, toute la valeur en œstrogènes des plantes de soja peut être détruite.

Un haut pourcentage de produits qui contiennent du soja sont modifiés génétiquement. Il est sage d'éviter de tels produits lorsque c'est possible : lisez attentivement les étiquettes, sinon, achetez des produits biologiques. (Pour plus de détails sur les OGM, voir page 41.)

Combien de phyto-œstrogènes vous faut-il ?

Puisqu'il existe plusieurs aliments qui contiennent diverses quantités de phyto-œstrogènes, il est possible de préparer des repas appétissants et variés tout en étant salutaires. Comme ligne de conduite, des recherches ont permis d'établir que vous devriez tenter d'inclure 45 mg d'isoflavones par jour dans votre alimentation. Une portion typique (55 g (2 oz)) de tofu ou de lait de soja (600 ml (20 oz)) en contiendra de 35 à 40 mg environ ; vous n'avez donc pas à consommer d'importantes quantités de soja pour obtenir un bon apport journalier. Cela dit, dans certaines cultures orientales, on peut en consommer jusqu'à 80 mg par jour sous forme de soupe de miso, de tofu, de tempeh, etc. sans qu'on n'ait remarqué d'effets négatifs.

Les phyto-œstrogènes et les symptômes ménopausiques

Il existe de nombreux articles de recherche sur les effets bénéfiques du soja dans la diminution des bouffées de chaleur. Une étude révèle que l'ajout de 45 g (1 ¾ oz) de farine de soja seulement par jour réduit de 40 % le nombre de bouffées de chaleur[3]. Une autre étude publiée dans *Obstetrics and Gynaecology*, en 1998, démontre qu'à peine deux semaines après avoir ajouté 60 g (2 ½ oz) de protéines de soja à l'alimentation d'un groupe de femmes, on remarque une diminution significative des bouffées de chaleur en comparaison avec les femmes auxquelles on a administré un placebo (substance neutre)[4].

L'effet considérable des phyto-œstrogènes sur l'équilibre hormonal à la ménopause a été démontré dans une étude publiée dans le *British Medical Journal*. En effet, on a ajouté de la farine de soja (45 g (1 ¾ oz) par jour), des graines de lin (25 g (1 oz) par jour) et des pousses de trèfle rouge (15 g (½ oz) par jour) à l'alimentation quotidienne de femmes qui sont en période de ménopause. Ce changement dans l'alimentation diminue la quantité de FSH (l'hormone folliculo-stimulante qui augmente à la ménopause) à des niveaux préménopausiques – remettant ainsi naturellement les pendules à l'heure.

Bien que ces aliments riches en phyto-œstrogènes constituent 10 % seulement de l'alimentation totale pendant l'expérience, l'effet des phyto-œstrogènes était suffisamment important pour qu'on remarque un changement rapide et perceptible sur les cellules du vagin, diminuant la sécheresse et l'irritation vaginales. Ces modifications, discernées en quelques semaines seulement, se sont maintenues pendant deux mois après avoir arrêté l'ajout de phyto-œstrogènes dans l'alimentation, démontrant que la consommation de telles substances est critique pour enrayer les symptômes de la ménopause[5].

Les phyto-œstrogènes et les fibromes utérins

Les fibromes sont des tumeurs bénignes (non cancéreuses) qui se développent à l'intérieur de l'utérus ou contre sa paroi chez certaines femmes ; ils sont fréquents lorsque ces femmes vieillissent. Plusieurs ne seront pas conscientes de la présence de ces fibromes utérins tant qu'ils ne causeront pas de saignements abondants.

On pense que l'apparition de fibromes est due à un excès d'œstrogènes ; donc, logiquement, puisque l'organisme produit moins d'œstrogènes à la ménopause, les fibromes devraient être moins nombreux. Notre organisme, cependant, a une façon naturelle de composer avec les fibromes, et l'ajout de « mauvais » œstrogènes sous la forme de THS peut être préjudiciable. Essayez plutôt d'utiliser des méthodes naturelles, par exemple en augmentant votre consommation quotidienne de soja, une source de « bons » œstrogènes.

Le soja ne fera pas que contrôler toute circulation excessive d'œstrogènes, mais aussi, sa capacité de stimuler la production de TeBG (globuline spécifique, voir page 20), qui se lie aux œstrogènes, permettra de contrôler la croissance de fibromes.

Les phyto-œstrogènes et le cancer du sein

Le cancer du sein est, d'une manière prédominante,

Shortcake aux fraises (recette page 162)

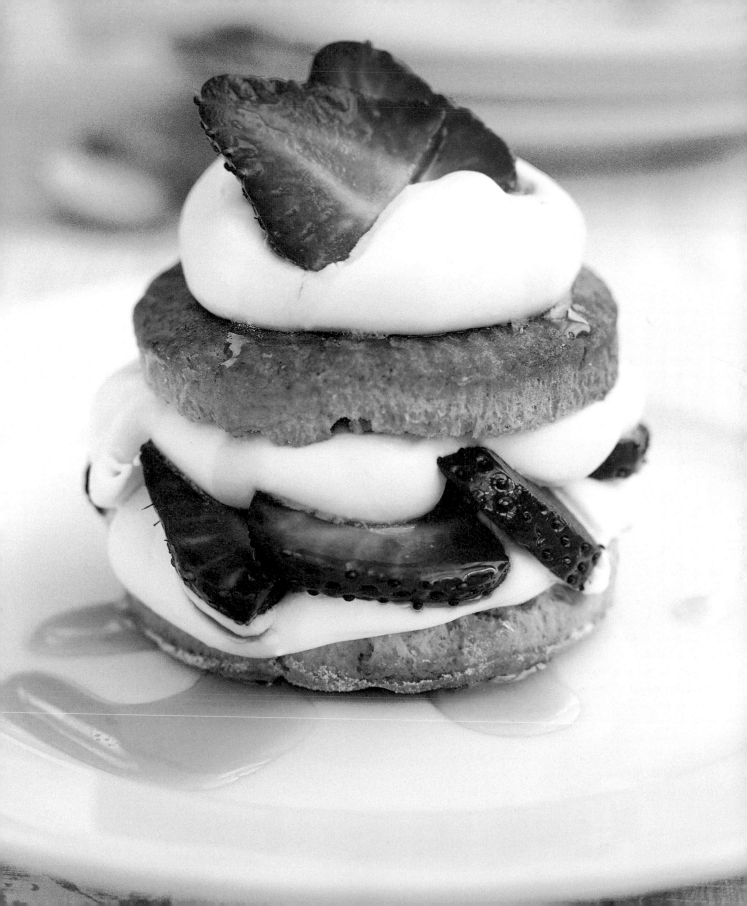

dépendant des œstrogènes. Au fur et à mesure que nous vieillissons, les risques de développer un cancer du sein augmentent de façon significative (voir le tableau ci-dessous[6]), donc tout ce qui peut diminuer un tel risque est bien accueilli. L'augmentation de la prise de phyto-œstrogènes est un moyen de le faire.

Âge	*Risque de cancer du sein*
20	1 sur 2 500
30	1 sur 233
40	1 sur 63
50	1 sur 41
60	1 sur 28
70	1 sur 24
80	1 sur 16
95	1 sur 8

Les seins renferment des récepteurs d'œstrogènes qui emprisonnent les œstrogènes en circulation. Les phyto-œstrogènes pénètrent dans ces récepteurs d'œstrogènes et, ainsi, semblent bloquer l'entrée à d'autres œstrogènes cancérogènes, freinant ainsi le développement du cancer[7].

On a découvert que le soja contenait au moins cinq composantes connues pour enrayer le cancer. L'une d'entre elles est chimiquement similaire au tamoxifène, un médicament utilisé pour prévenir le cancer du sein lié aux œstrogènes. Le tamoxifène agit d'une façon similaire aux phyto-œstrogènes, en pénétrant dans les récepteurs d'œstrogènes et en empêchant le cancer de se développer.

Les phyto-œstrogènes ont un autre effet sur les hormones : celui de stimuler la production de TeBG (globuline spécifique)[8]. La TeBG est une protéine produite par le foie, qui relie les hormones sexuelles telles que les œstrogènes et la testostérone afin d'en contrôler la quantité qui circule dans le sang en tout temps. Moins il y a d'hormones en circulation, moins il y en a pour stimuler les tissus mammaires et développer éventuellement un cancer. Cela signifie que les phyto-œstrogènes peuvent diminuer les risques de cancers reliés aux hormones, comme le cancer du sein, parce qu'ils contrôlent la quantité d'œstradiols libres et actifs (la sorte d'œstrogènes la plus cancérogène).

Dernièrement, bien que nous soyons bombardées par les xéno-œstrogènes présents dans l'environnement (voir page 12), des études ont démontré que la génistéine (les isoflavones du soja) peut empêcher la croissance et le développement des cellules cancéreuses du sein occasionnés par les pesticides[9].

Les phyto-œstrogènes et les os

Les os sont en perpétuelle mutation. Ils sont continuellement détruits et reconstruits grâce au procédé biochimique de l'organisme. La perte osseuse survient lorsque le taux de renouvellement n'est pas équivalent au taux de perte, ce qui peut causer l'ostéoporose. L'ostéoporose est une affection qui rend les os poreux (c.-à-d. remplis de minuscules trous). Ils deviennent alors cassants, ce qui entraîne des risques de fractures.

Le THS est souvent prescrit afin de protéger les femmes contre l'ostéoporose. Malheureusement, plusieurs d'entre elles croient que le THS est la mesure préventive par excellence, sans qu'on ne leur ait expliqué qu'il était possible de prévenir l'ostéoporose par d'autres moyens, comme l'alimentation et l'exercice, sans avoir à subir les effets secondaires du THS. Et qui sait si l'ostéoporose se développera, de toute façon ?

Avec tout l'intérêt suscité par le soja dans les milieux scientifique et médical, les scientifiques ont étudié les effets du soja sur la santé des os. Il a été démontré que la génistéine, une des isoflavones du soja, inhibait les ostéoclastes (les cellules qui détruisent les tissus osseux vieillis en les dissolvant ou en les réabsorbant) et stimulait les ostéoblastes (les cellules qui permettent la reconstruction et le renouvellement des os)[10]. Dans une étude à double insu, menée sur deux périodes distinctes de 12 semaines chacune, la densité osseuse des femmes post-ménopausées a été augmentée par la simple ingestion quotidienne de 45 mg d'isoflavones de soja[11].

Nos os ont besoin de calcium pour demeurer forts et en santé. Des recherches ont démontré que plus nous consommons de protéines animales, plus nous éliminons de calcium par les urines et plus les risques de fracture de la hanche sont grands[12] (voir *Le régime hyperprotéique*, page 35).

Pâtes aux feuilles de sauge frites (recette page 87)

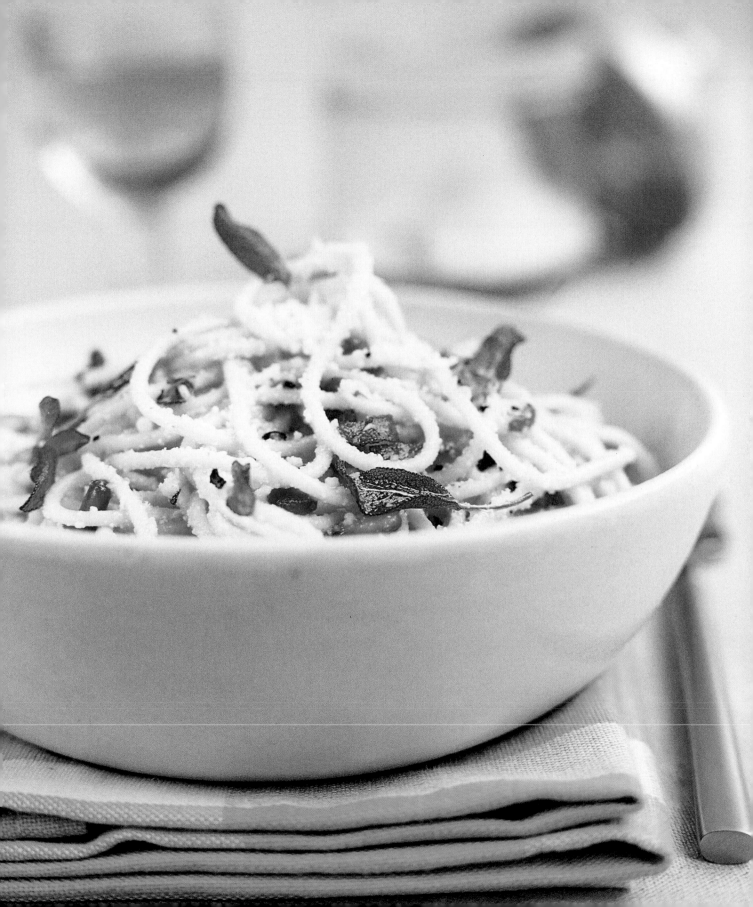

	Protéines animales (g/jour)	Calcium (mg/jour)	Fracture de la hanche (par 100 000 personnes)
Afrique du Sud	10	196	7
Singapour	25	389	22
Hong Kong	35	356	46
Espagne	47	766	42
Grande-Bretagne	57	977	118
Danemark	58	960	165
Suède	59	1104	188
Finlande	60	1332	111
États-Unis	72	973	145
Nouvelle-Zélande	78	1217	119

Ironiquement, le tableau ci-dessus[13] indique aussi que ces pays, qui ont la plus grande consommation de calcium, ont également le plus haut taux de fractures de la hanche.

Bien que nos os renferment 98 % du calcium, ce n'est pas en fait le minéral le plus important sur le plan nutritionnel. Des études ont démontré que très souvent des femmes qui souffrent d'ostéoporose n'ont pas un manque de calcium, mais plutôt une déficience en d'autres minéraux tels que le magnésium et le zinc.

Les protéines animales se trouvent dans les aliments comme les œufs, la viande, le poulet et le fromage. Des recherches ont démontré que lorsque la même quantité de calcium est ingérée avec des protéines végétales telles que le soja, plutôt qu'avec des protéines animales, la perte de calcium par les urines est réduite de 50 %[14].

De cette façon, les aliments riches en isoflavones pourraient aider les os de deux façons : tout d'abord en reconstruisant les os et en empêchant la destruction d'un trop grand nombre de cellules osseuses vieillies et, ensuite, en prévenant l'élimination excessive du calcium dans les urines.

Les phyto-œstrogènes et le cœur

On vous a peut-être dit que vous deviez suivre un THS pour protéger votre cœur. En Occident, le taux de crises cardiaques est beaucoup plus faible chez les femmes que chez les hommes et, à partir de 50 ans, il existe deux fois moins de risques chez les femmes que chez les hommes

de souffrir d'affections cardiaques. Ce n'est pas avant l'âge de 75 ans que ces risques seront égaux. Cela dit, ça demeure encore la première cause de mortalité.

Avec la quantité de recherches effectuées sur les maladies cardiovasculaires aujourd'hui, les scientifiques sont formels au sujet du lien étroit qui existe entre les affections cardiaques et l'alimentation, et nous ont fait prendre conscience de la façon dont on pouvait réduire ces risques par le biais de l'alimentation, en consommant moins de gras saturés, etc. Mais d'où vient l'idée que le THS pourrait prévenir les affections cardiaques ? Tout a commencé par une étude[15] dont les résultats ont été publiés dans le *New England Journal of Medicine* en 1985, avec un suivi en 1991, qui comparait les résultats obtenus par un groupe d'infirmières qui suivaient le THS pendant plusieurs années avec un autre groupe qui ne le suivait pas. Celles qui suivaient le THS semblaient moins sujettes aux crises cardiaques que les autres.

Malheureusement, l'étude achoppait sur deux points : chaque infirmière était pleinement consciente du groupe auquel elle appartenait, tout comme les scientifiques qui menaient les essais. Lors d'une recherche adéquatement contrôlée, les sujets sont répartis au hasard et on administre à un des groupes un placebo (substance neutre). De cette façon, ni les sujets ni les chercheurs ne savent quel médicament est administré. C'est ce qu'on appelle une étude à double insu : ni les sujets ni les chercheurs ne savent quel produit a été administré, jusqu'à ce que l'étude soit terminée.

Au cours de l'étude sur les infirmières effectuée en 1985, les femmes furent assignées à un groupe selon qu'elles suivaient déjà le THS ou non. Il est bien connu qu'il existe certaines contre-indications et précautions à prendre lors de la prescription d'un THS parmi lesquelles on trouve un historique de thrombose (formation de caillots dans l'appareil circulatoire), de maladie du foie, de cancer du sein, d'hypertension artérielle, de kystes mammaires, de fibromes utérins, de migraine et d'endométriose. Cependant, aucune des infirmières ayant un historique de thrombose et d'hypertension artérielle n'a été assignée au groupe qui suivait le THS et elles ont donc été placées avec les infirmières qui avaient décidé d'elles-mêmes de ne pas suivre le traitement. À mon avis, les évaluateurs de l'étude n'ont

Lentilles au chou (recette page 103)

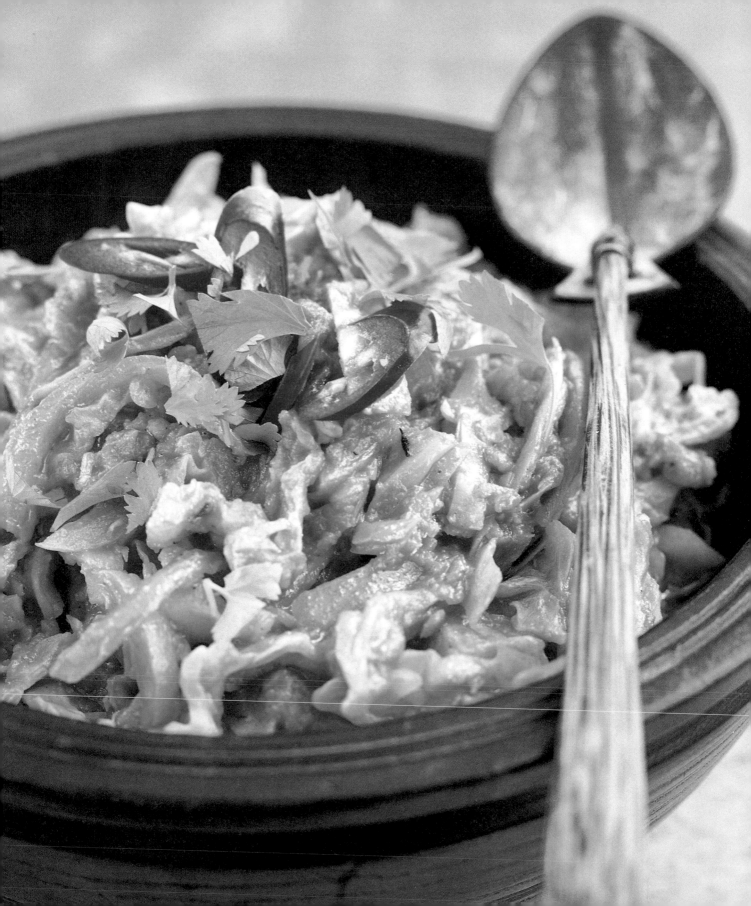

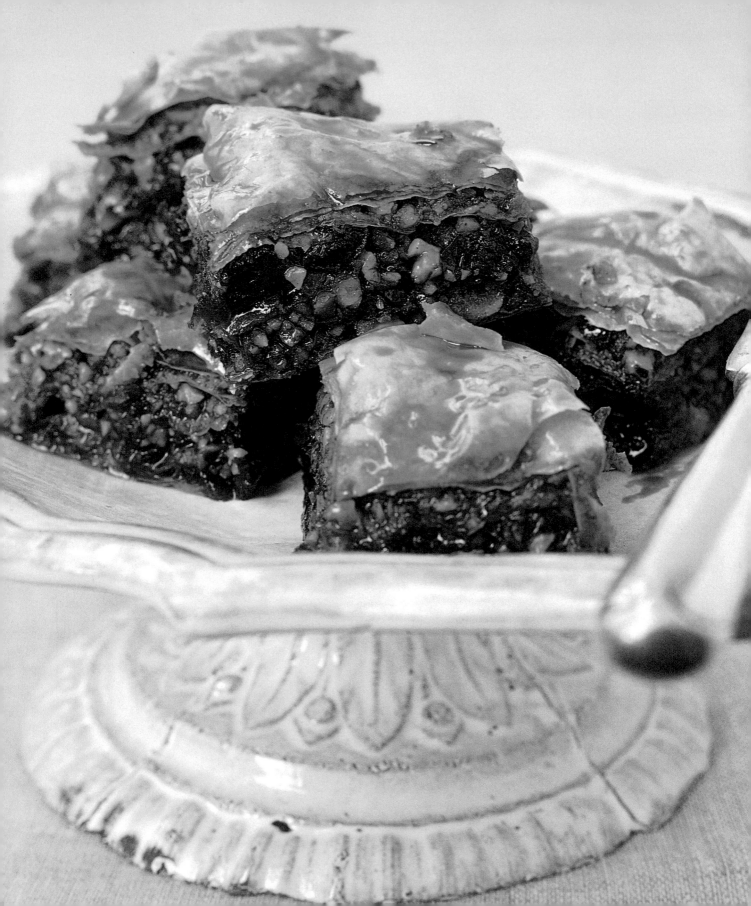

pas reçu des données leur permettant d'arriver à des résultats concluants. Des études à double insu sur le THS et les crises cardiaques sont menées actuellement de façon adéquate, mais les résultats ne seront pas connus avant quelques années.

Il est intéressant que la recherche ait démontré que les œstrogènes ont un effet bénéfique sur le cholestérol et les vaisseaux sanguins, mais cet effet se perd dès que la progestérone est ajoutée aux œstrogènes.

Les phyto-œstrogènes et le cholestérol

Le cholestérol est essentiel à la vie. Il est fabriqué dans le foie et a un rôle indispensable à jouer dans la structure des cellules et la composition de certaines hormones, particulièrement les hormones sexuelles – les œstrogènes, la progestérone et la testostérone. Le cholestérol est transporté vers les cellules par une lipoprotéine de basse densité (LDL ou « mauvais » cholestérol) et entraîné pour être éliminé par une lipoprotéine de haute densité (HDL ou « bon » cholestérol). C'est l'équilibre de ces deux lipoprotéines beaucoup plus que le taux de cholestérol en général qui est si important pour votre santé. Si votre taux de LDL est très élevé par rapport à votre taux de HDL, le cholestérol se déposera sur les parois des artères, les rétrécissant et les durcissant (artériosclérose) mais il n'y aura pas suffisamment de HDL pour l'éliminer. Le procédé, semblable au tartre dans un tuyau, peut mener à une affection cardiaque.

Si vous consultez un médecin, il vaut absolument la peine de demander un profil des lipides (graisses) qui vous donnera les trois mesures, soit la quantité totale de cholestérol, la HDL et la LDL, ainsi que les triglycérides. Après tout, il est nettement préférable de prévenir que de guérir. Souvenez-vous que le test des lipides doit être effectué à jeun, donc prévoyez passer le test le matin. Vous pouvez cependant boire de l'eau. Idéalement, la quantité totale de cholestérol devrait être inférieure à 5,2 mmol par litre, avec la LDL sous 3,36, et la HDL au-dessus de 0,9. Le ratio cholestérol/HDL ne devrait pas dépasser 5 pour 1. Encore une fois, il s'agit d'une question d'équilibre.

Quel est l'effet du soja sur le cholestérol ? Une recherche a démontré qu'un taux élevé de cholestérol dans le sang peut être relié à la quantité de gras saturés que nous consommons. Les produits laitiers et la viande sont les deux principaux coupables et, si le taux de cholestérol est élevé, leur consommation devrait être réduite au minimum.

Il est intéressant de savoir que le lait de soja est naturellement exempt de cholestérol. Il est aussi riche en acides gras insaturés (voir page 27). Des études ont démontré que le fait de consommer du soja diminuait la LDL et les triglycérides[16]. Il a aussi été démontré que plus le cholestérol initial d'une personne est élevé, plus l'effet du soja est efficace. On estime que la consommation quotidienne de 25 mg de protéines de soja peut avoir un effet bénéfique sur le cholestérol (le tofu contient environ 15 g (½ oz) de protéines de soja par 100 g (3 ½ oz) tandis que deux verres de lait au soja en fournissent environ 20 mg).

Nous ne savons pas encore exactement comment les protéines de soja ont un tel effet sur le cholestérol, mais un certain nombre de théories ont été mises de l'avant :

- L'excrétion de bile : on pense que le soja augmente l'excrétion fécale d'acides biliaires et, ce faisant, élimine le cholestérol de l'organisme.
- L'effet des fibres : le soja est une fibre soluble qui se liera à un peu de cholestérol et de gras des aliments que vous consommez. Puisque les fibres sont évacuées sans être absorbées, cela aide aussi à garder les niveaux de gras sous contrôle.
- L'effet antioxydant : il est connu que la LDL devient athérogène lorsqu'elle a été oxydée. Donc, les antioxydants dans les aliments que nous consommons (voir page 29) peuvent diminuer le rétrécissement des artères. La génistéine et la daidzéine, deux isoflavones du soja, possèdent des propriétés antioxydantes[17].

Pouvez-vous consommer des phyto-œstrogènes et suivre un THS en même temps ?

La réponse est oui. En fait, ce peut être un avantage certain de consommer des phyto-œstrogènes tout en suivant un THS. L'hormonothérapie vous fournit une hormone, l'œstradiol (l'œstrogène le plus cancérogène), donc toute mesure prise pour réduire l'impact négatif de cette hormone sur l'organisme est valable. Par exemple, les phyto-œstrogènes peuvent agir comme récepteurs antagonistes d'œstrogènes dans les seins, ce qui peut offrir une certaine protection contre le cancer du sein (voir pages 18, 20).

Baklavas aux dattes (recette page 174)

La consommation de phyto-œstrogènes peut-elle être utilisée pour m'aider à arrêter de suivre un THS?

La question que l'on me pose le plus souvent est : « Dois-je arrêter le THS brusquement ou graduellement ? » Si vous désirez ne plus suivre un THS, vous devriez en discuter avec votre médecin traitant : la plupart des médecins bien informés vous expliqueront qu'un procédé de sevrage graduel sera plus facile pour votre organisme. Arrêter un THS brusquement est semblable à un sevrage brutal, et on a rapporté des cas d'effets rebonds lors de l'arrêt subit de la prise d'hormones. Ces effets peuvent inclure des bouffées de chaleur terribles et d'autres symptômes ménopausiques apparemment accentués.

Je pense qu'il est préférable de prendre trois mois pour arrêter tranquillement un THS. Votre médecin peut vous aider en diminuant progressivement la dose ou, si vous utilisez des timbres-réservoirs, en vous conseillant de les porter plus longtemps avant de les remplacer. Si vous avez toujours un saignement mensuel, il est important qu'il survienne encore pendant la période des trois mois afin que l'endomètre soit éliminé chaque fois et ne se reforme pas. Votre médecin saura vous conseiller judicieusement.

Pendant cette période de trois mois, vous devriez introduire progressivement des phyto-œstrogènes dans votre alimentation. Cela signifie que lorsque vous cesserez le THS, vous serez protégée par les œstrogènes végétaux déjà présents dans votre système, et tout phénomène de rebond devrait être minime.

Les phyto-œstrogènes et les hommes dans votre vie

Ayant établi que les phyto-œstrogènes sont salutaires pour la santé de la femme, il est logique de se demander comment le fait de consommer plus d'aliments riches en phyto-œstrogènes, tels que les légumes et le soja, affecteront les hommes. Après tout, cela signifie une augmentation d'hormones semblables aux œstrogènes dans leur organisme. En fait, il semble que les hormones ont un effet d'équilibre tant chez les hommes que chez les femmes. Un excès d'œstrogènes chez les hommes peut déclencher une surproduction de testostérone, et les hommes souffrant d'un cancer de la prostate possèdent des taux de testostérone plus élevés que ceux qui n'en sont pas atteints. Une alimentation riche en phyto-œstrogènes comme le soja peut stimuler la production de TeBG (globuline spécifique) qui contrôle la circulation d'œstrogènes et de testostérone et, de ce fait, contrôle aussi le cancer.

Des études ont démontré que le cancer de la prostate est approximativement 30 fois plus élevé chez les Occidentaux que chez les Chinois du même âge et 8 fois plus élevé que chez les Japonais [18]. Les scientifiques ont d'abord pensé que la consommation plus élevée de gras animal chez les Occidentaux était la cause du cancer, mais des recherches plus poussées ont démontré que les phyto-œstrogènes expliquaient le taux plus faible de cancer chez les Orientaux. Les Japonais qui consomment du tofu plus de cinq fois par semaine risquent deux fois moins d'être atteints d'un cancer de la prostate que ceux qui en consomment moins d'une fois par semaine. Une autre étude démontre que lors d'une comparaison entre les Chinois et les Caucasiens, en Ukraine, les taux d'isoflavonoïdes dans le liquide prostatique étaient sept fois plus élevés chez les Chinois [19].

Résumé des phyto-œstrogènes

- Fournissent des œstrogènes sous forme végétale.
- Contrôlent les symptômes de la ménopause.
- Protègent contre les cancers du sein et de l'utérus, et aussi contre le cancer de la prostate.
- Aident à maintenir un cœur en santé et à diminuer le cholestérol.
- Préviennent l'ostéoporose.

LES ACIDES GRAS ESSENTIELS

Il est important de comprendre que certains gras sont essentiels pour la santé et d'autres non. Nous devons apprendre à les distinguer, et ne pas tout simplement les éliminer de notre alimentation. La plupart des aliments contiendront des quantités variées de gras saturés, monoinsaturés et polyinsaturés. C'est la prédominance d'une sorte de gras sur les autres qui fait toute la différence pour votre santé.

Les acides gras essentiels sont littéralement indispensables pour votre santé et, après les phyto-œstrogènes, ils font partie du groupe d'aliments le plus important à inclure dans votre alimentation à la ménopause. Les gras essentiels « huilent » l'organisme en lubrifiant les articulations, la peau et le vagin, tout en assumant d'autres fonctions. À cause du message si souvent entendu, qui stipule que le gras est mauvais, la plupart d'entre nous avons réduit la quantité de gras de notre alimentation au point où quelques femmes ont même choisi de l'éliminer complètement. Il est cependant important de faire la différence entre les sortes de gras. Sans suffisamment d'acides gras essentiels, l'organisme commencera à envoyer des avertissements pour prévenir qu'il y a une déficience en gras essentiels. Ces avertissements peuvent être très subtils au début. Les signes peuvent comprendre l'assèchement de la peau, des cheveux ternes, le fendillement des ongles, la fatigue, la dépression, les yeux secs, le manque de motivation, les douleurs articulaires, la difficulté de perdre du poids, les oublis, une douleur à la poitrine – des symptômes qui pourraient tous être mis sur le compte de la ménopause.

Une déficience en acides gras essentiels non corrigée peut entraîner des problèmes plus sérieux comme les maladies cardiaques, le cancer, l'arthrite et la dépression.

Malheureusement, de telles maladies sont trop souvent perçues comme faisant partie du processus dégénératif du vieillissement.

LES GRAS POLYINSATURÉS

Ce sont les gras essentiels pour la santé. On les trouve dans les noix, les graines, les poissons gras et quelques légumes.

Les huiles essentielles dans les noix de Grenoble et les graines font partie de la famille des huiles Omega 6, qui comprennent les huiles d'onagre, de tournesol et de bourrache. Les huiles les plus recommandées pour une consommation régulière sont les huiles de sésame, de noix, de tournesol et de soja. Ces acides gras essentiels aident à prévenir la formation de caillots et maintiennent le sang clair. Ils peuvent aussi diminuer l'inflammation et la douleur articulaires et sont donc essentiels pour prévenir l'arthrite. Notons que les huiles de sésame et de soja sont aussi toutes deux classées comme sources de phytoœstrogènes (voir page 17).

Les huiles de la famille Omega 3 se trouvent dans les poissons gras, ainsi que dans les graines de citrouille, les noix et les légumes vert foncé. Ces huiles peuvent aider à faire baisser la pression sanguine, à diminuer le risque de cardiopathies, à assouplir la peau, à accroître la fonction immunitaire, à augmenter l'énergie métabolique, à améliorer les niveaux d'énergie et à apaiser l'eczéma.

Les poissons gras comprennent le maquereau, le thon, les sardines, le hareng et le saumon. Une petite portion de saumon (115 g (4 oz)) peut contenir jusqu'à 3 600 mg d'acides gras Omega 3, tandis que la même quantité de morue en contiendra seulement 300 mg. Une petite portion de poisson peut fournir presque la moitié de nos besoins quotidiens en protéines tout en offrant une bonne quantité de vitamine B12 et d'iode, qui sont essentiels au bon fonctionnement de la thyroïde et du métabolisme.

Les huiles de poisson sont aussi extrêmement utiles dans le traitement du psoriasis. De nombreux essais cliniques ont démontré des améliorations significatives chez les patients lorsqu'on ajoutait de 10 à 12 g (½ oz) d'acide éicosapentanoïque – à peu près l'équivalent de 150 g (5 oz) de maquereau – dans leur alimentation[20]. Puisque ces huiles agissent comme une sorte de lubrifiant, il est clair qu'elles sont particulièrement importantes pour nous au moment de la ménopause, lorsque la peau et les tissus vaginaux peuvent devenir plus secs.

D'autres études ont démontré que le fait de consommer une portion de poisson gras par jour a un effet positif remarquable sur l'arthrite rhumathoïde[21]. Les huiles de poissons polyinsaturées semblent enrayer la réaction inflammatoire dans les articulations et, de ce fait, soulagent la douleur. Plusieurs des femmes qui viennent me consulter se plaignent d'articulations douloureuses et ankylosées au moment de la ménopause, et je leur recommande habituellement d'augmenter la consommation de ces huiles.

Il peut y avoir une tendance à prendre du poids à la ménopause, qui est souvent le mécanisme protecteur de l'organisme pour augmenter la quantité des œstrogènes qui circulent dans le sang en les produisant à partir des cellules graisseuses. Cela survient lorsque les ovaires ralentissent leur production d'œstrogènes.

Une surcharge pondérale excessive est un problème et cela survient au fur et à mesure des changements du métabolisme. Les huiles Omega 3, qui sont essentielles, peuvent augmenter l'énergie métabolique, ce qui signifie que vous brûlerez plus de gras et en emmagasinerez moins (pour obtenir plus de conseils au sujet d'une perte de poids naturelle, voir mon livre *Natural Alternatives to Dieting*).

Bien des problèmes de poids peuvent simplement provenir de la rétention d'eau. Les huiles Omega 3 aideront votre organisme à produire une substance régulatrice semblable à une hormone (la prostaglandine) qui permet aux reins d'éliminer le surplus d'eau. Ces prostaglandines aident aussi à diminuer la pression sanguine et l'inflammation articulaire.

Les aliments qui contiennent des acides gras essentiels
- Les noix (par exemple amandes, noix du Brésil, noix de Grenoble)
- Les graines (par exemple tournesol, citrouille, sésame, lin)
- Les poissons gras (par exemple maquereau, sardines)

LES GRAS MONOINSATURÉS

Contrairement aux gras polyinsaturés, les gras monoinsaturés ne sont pas essentiels pour la santé, mais ils ont d'autres avantages. L'huile d'olive contient principalement du gras monoinsaturé et on a découvert qu'elle diminuait la LDL («mauvais» cholestérol) et qu'elle augmentait la HDL («bon» cholestérol), l'un des facteurs qui contribue au faible taux de cardiopathies chez les Méditerranéens.

L'huile d'olive a été utilisée pendant de nombreuses années avec du jus de citron pour agir comme un nettoyeur pour le foie (voir mon livre *Natural Alternatives to HRT*). Utilisez principalement de l'huile d'olive pour la cuisson plutôt qu'une huile polyinsaturée comme l'huile de tournesol, parce qu'il y a moins de risque de détériorer l'huile et de créer des radicaux libres (voir page 30).

La qualité des huiles

La qualité fait une grande différence en ce qui a trait aux effets bénéfiques d'une huile. Recherchez une huile biologique non raffinée, pressée à froid, et une huile d'olive extravierge biologique. L'huile d'olive extravierge n'est pas raffinée et est préparée traditionnellement avec des olives entières, mûres et intactes. Le procédé utilisé pour extraire l'huile ne requiert pas de chaleur. L'huile d'olive extravierge est généralement la seule huile non raffinée qui puisse s'acheter dans un supermarché. Certains offriront aussi de l'huile d'olive extravierge biologique. La plupart des autres huiles que l'on trouve dans les supermarchés, comme l'huile de tournesol, sont raffinées afin d'en obtenir une quantité maximale pour chaque lot. Ce procédé détruit la qualité de l'huile et son contenu nutri-

tionnel. Le plus inquiétant dans tout ça, c'est que le procédé d'affinage – souvent à des températures au-dessus de 150 °C (320 °F) – peut augmenter le risque de mutation cellulaire lorsque l'huile est consommée.

Toutes les huiles devraient être gardées dans un endroit froid, à l'abri de la lumière du soleil. L'exposition de l'huile à la lumière ou à la chaleur – par exemple laisser la bouteille d'huile sur le rebord de la fenêtre ou la faire chauffer à de très hautes températures – peut causer son oxydation, la rendant vulnérable aux radicaux libres (voir page 30). On a établi un lien entre ces radicaux libres et le cancer et le vieillissement prématuré.

Faire chauffer des noix et des graines à de hautes températures, en les faisant griller par exemple, peut aussi détériorer les huiles essentielles qu'elles contiennent; il est donc préférable de les consommer nature dans les salades et les légumes. Sinon, prenez soin de les faire griller très légèrement.

LES GRAINES DE LIN

Ces graines ont eu droit à une mention spéciale, car elles peuvent être hautement salutaires à la ménopause.

Le lin est connu pour ses fonctions multiples : l'huile de ses graines sert au nettoyage des surfaces en bois et on peut l'utiliser en cuisine. D'autre part, la consommation de graines de lin aide à soulager la constipation et les fibres de lin servent à fabriquer du tissu. On considère aussi l'huile de lin comme un «aliment miracle», que nous avons tendance à oublier, et qui ressemble au soja avec son éventail d'avantages. Le nom latin du lin est *Linum usitatissimum*, l'adjectif signifiant «le plus utile», comme vous allez le constater.

Les graines de lin sont particulières, car elles ne contiennent pas seulement des huiles Omega 6 comme les autres graines, mais aussi de bonnes quantités d'huiles Omega 3. (Voir page 27 pour les détails sur leurs avantages.)

Les graines de lin sont riches en phyto-œstrogènes, mais tandis que le soja contient des isoflavones, les graines de lin contiennent des lignanes, une classe différente de phyto-œstrogènes. On croit que les lignanes apportent les mêmes bénéfices que les isoflavones (voir page 17), mais qu'elles sont aussi antivirales, antifongiques et antibactériennes. Une bonne consommation régulière de lignanes a aussi été associée à la baisse de l'incidence de cancer du sein, des ovaires, de l'utérus, de la prostate et du côlon[22].

Les graines de lin sont de loin la meilleure source de lignanes : en fait, elles en sont 100 fois plus riches que la deuxième source en importance, le son de blé. Je ne vous recommanderai pas d'incorporer du son de blé dans votre alimentation parce qu'il s'agit d'un aliment raffiné (voir page 37). Si vous souffrez de constipation, essayez les graines de lin plutôt que le son. Elles agissent comme fibres alimentaires pour stimuler les intestins et rendre l'élimination plus confortable. Pour la constipation, faites tremper une cuillerée à soupe de graines de lin dans de l'eau et prenez-les au petit déjeuner. Sinon, mettez quelques graines de lin dans un broyeur et consommez-les à demi broyées, parsemées sur les aliments (leurs nutriments sont plus facilement absorbables si elles sont broyées).

Quelle quantité de graines de lin vous faut-il ?

On estime qu'une cuillère à soupe de graines de lin est l'équivalent d'une portion de soja – c.-à-d. 55 g (2 oz) de tofu ou de farine de soja, ou 600 ml (20 oz) de lait de soja. Vous pouvez effectivement les utiliser indifféremment. Je vous suggère, si vous avez des symptômes ménopausiques, d'utiliser une combinaison de différents phyto-œstrogènes pour obtenir le meilleur effet. Cela vous donnera aussi, bien entendu, plus de variété.

Dans une étude publiée dans le *British Medical Journal*, on a demandé à un groupe de femmes post-ménopausées de changer seulement 10 % de leur alimentation pour y inclure des phyto-œstrogènes. La quantité de graines de lin données quotidiennement était d'environ deux cuillerées à soupe ; du soja et du trèfle rouge complétaient les 10 %. Avant l'étude, les femmes montraient des signes de déficience en œstrogènes, surtout au niveau du vagin, avec des sécrétions minimes et une sensation de resserrement. En six semaines, elles ont relaté des changements significatifs : leur vagin s'est lubrifié et leurs tissus vaginaux sont devenus turgescents.

Comment utilisez-vous les graines de lin ?

Les graines de lin sont petites (à peine plus grosses que les graines de sésame), donc sont plus faciles à mélanger à d'autres aliments. Elles sont excellentes avec du yogourt (yaourt) – nature, biologique ou au soja – pour un supplément de phyto-œstrogènes. Les graines de lin dorées et brunes possèdent les mêmes qualités ; les dorées semblent plus appétissantes, mais c'est la seule différence !

L'huile de lin peut être utilisée dans n'importe quelle recette sans cuisson, telle que dans une vinaigrette, mais elle ne convient pas pour la friture. Dans les recettes où vous devez normalement utiliser de l'huile d'olive seulement, (l'hoummos, par exemple), essayez un mélange à parts égales d'huile de lin et d'huile d'olive. L'huile de lin est aussi excellente sur des légumes grillés ou sur des pommes de terre en robe des champs.

L'introduction aux recettes suggère un délicieux mélange de graines (voir page 45) qui vous donnera à la fois les avantages des phyto-œstrogènes et d'excellents niveaux d'acides gras essentiels.

Résumé des gras essentiels

- Maintiennent le cœur en santé.
- Réduisent les douleurs et la rigidité des articulations.
- Préviennent les maladies dégénératives comme l'arthrite.
- Protègent contre le cancer.
- Contrôlent naturellement le poids.
- Apportent une bonne santé mentale.
- Contrôlent les symptômes de la ménopause.

LES ANTIOXYDANTS

Le vieillissement

Peu d'entre nous accueillons avec enthousiasme les changements physiques qui surviennent avec l'âge, mais bien que nous ne puissions faire marche arrière, il est possible d'en ralentir les effets – de façon naturelle.

Le THS est souvent considéré comme la « fontaine de jouvence », comme le Dr Robert Wilson, un gynécologue new-yorkais, l'a écrit dans son célèbre livre *Feminine Forever* (1996). Il a déclaré que sans cet élixir les femmes sont instables, en manque d'œstrogènes… une misère pour elles et pour les autres, menant, à l'extrême, à l'alcoolisme, à la dépendance aux drogues, au divorce et aux foyers brisés ! Cependant, le THS n'est d'aucune façon la seule manière de nous sortir de cette « misère » : l'alimentation est notre arme, particulièrement lorsqu'elle contient des antioxydants (voir ci-dessous).

Une expérience qui a débuté en 1912 portait sur des cellules de poulet vivantes qui étaient nourries avec certains nutriments tous les jours. En conséquence, les cellules devaient se séparer et former de nouvelles cellules, et toutes les cellules en surplus mouraient régulièrement. L'expérience a duré 34 ans et a été arrêtée à la mort du biologiste qui dirigeait le programme[23]. On a réalisé que dans cette situation «idéale», ces cellules auraient pu proliférer indéfiniment; en d'autres mots, être immortelles.

En théorie, cependant, si nous mettions seulement dans notre système les bonnes quantité et qualité de carburant dont il a besoin, dans un environnement stérile (sans polluants) et en éliminant tous les déchets, nous ne vieillirions jamais. Le temps passerait, mais notre corps serait toujours capable de rajeunir par lui-même. Toutefois, tel n'est pas notre destin. On pense maintenant que chaque cellule est programmée pour se diviser un certain nombre de fois (50) avant de commencer à vieillir, ce qui laisse croire que nous possédons en nous une horloge génétique.

Combattre les radicaux libres   L'oxygène est la base de toute vie végétale et animale et est indispensable pour notre survie. Néanmoins, il est aussi chimiquement réactif et peut, par conséquent, être très dangereux. Pendant des réactions biochimiques normales, l'oxygène peut devenir instable, entraînant l'oxydation d'autres molécules, qui, en retour, produisent des radicaux libres. Les radicaux libres sont aussi créés par notre environnement qui est devenu tellement plus nuisible ces dernières décennies à cause de la pollution, la fumée et les rayons ultraviolets.

Ce sont ces radicaux libres qui ont été reliés au vieillissement prématuré, au cancer, aux maladies coronariennes aussi bien qu'aux taches brunes sur la peau dues au vieillissement. Les radicaux libres accélèrent le processus de vieillissement en détruisant les cellules saines et en attaquant le collagène, le «ciment» qui maintient les cellules ensemble, lequel est le premier constituant organique des os, du cartilage et des tissus conjonctifs comme la peau. Ils peuvent attaquer l'ADN dans le noyau d'une cellule, entraînant la mutation de la cellule et un cancer. En dehors des procédés biochimiques normaux dans l'organisme,

d'autres sources de radicaux libres se trouvent dans les aliments frits ou grillés au barbecue, les radiations, les gaz d'échappement et la fumée.

Heureusement, la nature nous a fourni une protection contre les radicaux libres sous la forme d'antioxydants. Les antioxydants sont extrêmement importants parce qu'ils peuvent combattre les radicaux libres. Notre organisme produit naturellement quelques antioxydants, mais dans notre société polluée, ce n'est pas suffisant. La meilleure solution est donc de les ingérer.

Afin d'avoir un bon apport d'antioxydants, vous devez consommer une grande variété de fruits et de légumes, de préférence biologiques. Essayez d'éviter de les peler, car la peau peut contenir des nutriments valables et des antioxydants. C'est là qu'entre en jeu le «paradoxe français». Pourquoi les Français ont-ils un si faible taux de cardiopathies malgré leur tendance à consommer beaucoup de gras saturés? Les scientifiques ont découvert que la cause en était le vin, surtout le vin rouge. Malheureusement, les bénéfices n'ont rien à voir avec l'alcool, mais avec les raisins en soi.

Les raisins contiennent un antioxydant appelé resvératrol, qui diminue la viscosité des plaquettes sanguines et évite que les vaisseaux sanguins ne rétrécissent[24]. Ce resvératrol est principalement contenu dans la *peau* des raisins, ce qui explique pourquoi le vin rouge semble être plus efficace que le vin blanc. (Le raisin rouge est fabriqué à partir des raisins entiers, c'est-à-dire avec la peau et les pépins, tandis que le vin blanc est préparé à partir de la partie charnue du raisin seulement.) Le message ici est donc d'oublier le verre de vin rouge et de le remplacer par une grappe de raisins – noirs ou blancs – en consommant la peau. Par chance, les antioxydants se trouvent dans beaucoup d'aliments qui sont faciles à consommer de façon régulière et dans de nombreux ingrédients cités dans ce livre de recettes. Les aliments contenant des vitamines C et E et du bêta-carotène (la forme végétale de la vitamine A) possèdent tous des propriétés antioxydantes, tout comme le sélénium et le zinc, deux minéraux. Les huiles Omega 3 que l'on trouve dans les poissons gras et les graines de lin peuvent aussi enrayer les radicaux libres. Certaines substances chimiques importantes sont également de puissants antioxydants tels que le lycopène (dans les tomates), les bioflavonoïdes (dans les agrumes) et les proanthocyanidines (dans les baies, les raisins et le thé vert).

Les sources d'antioxydants

Vitamine A	Fruits et légumes orange et jaunes, par exemple carottes et citrouilles.
Vitamine C	Fruits (particulièrement les agrumes), légumes verts feuillus comme le brocoli, chou-fleur, baies, pommes de terre et patates douces.
Vitamine E	Noix, avocats, graines, huiles végétales et poissons gras.
Sélénium	Noix du Brésil, thon, chou.
Zinc	Graines de citrouille et de tournesol, poisson, amandes.

Le bêta-carotène (vitamine A)

Le bêta-carotène est un des antioxydants les plus importants que nous pouvons manger. On le trouve d'une manière prédominante dans les légumes et les fruits orange et jaunes tels que la patate douce, la pêche et la papaye. La carotte et la citrouille sont d'excellentes sources de bêta-carotène ; l'ancien dicton qui stipule que les carottes vous permettent de mieux voir dans le noir est effectivement soutenu par la science (avez-vous déjà vu un lapin porter des lunettes ?). En fait, le bêta-carotène est la provitamine A la plus active, et une déficience en vitamine A peut mener à l'héméralopie (une inaptitude à percevoir les faibles quantités de lumière).

Les légumes verts, comme le cresson, le chou frisé et le brocoli, sont également riches en bêta-carotène.

Le lycopène Le carotène lycopène, trouvé en premier dans les tomates, mais aussi présent dans les fruits rouges et les poivrons rouges, peut avoir un effet préventif contre le cancer, les cardiopathies et les troubles dégénératifs des yeux. Cependant, les scientifiques ont découvert que lorsque les tomates sont consommées crues, très peu de lycopène est absorbé par le système sanguin. Il semble que l'antioxydant soit plus facile à absorber lorsque les tomates sont cuites dans de l'huile, dont l'huile d'olive vierge.

Cela aide à expliquer pourquoi l'alimentation des Méditerranéens est associée à un faible risque de cardiopathies et de certains types de cancer. Des études ont démontré que le lycopène à l'état naturel aide à prévenir le développement de cholestérol LDL (voir page 25). De plus, lorsque le lycopène a été ajouté aux cultures de cellules cancéreuses, il a enrayé leur croissance[25].

La vitamine C

Presque tous les animaux fabriquent naturellement de la vitamine C dans leur organisme, sauf les cochons d'Inde, les chauves-souris frugivores, les primates, les bulbuls à ventre rouge et les poissons téléostéens ! La plupart des animaux en produisent de 3 000 à 16 000 mg par jour, tandis que nous devons la trouver entièrement dans notre alimentation.

La vitamine C est soluble dans l'eau et éliminée en deux ou trois heures ; il est donc important d'en absorber régulièrement des quantités suffisantes. Elle est nécessaire dans la prévention du vieillissement prématuré et du cancer et joue aussi un rôle extrêmement important dans la prévention de l'ostéoporose, comme les flavonoïdes (voir ci-dessous).

La vitamine E

Cette importante vitamine est bonne pour la peau et aide à éviter la formation impropre de caillots sanguins – ce qui est primordial à la ménopause lorsque l'un des plus grands risques que nous courons est une cardiopathie. La vitamine E peut aussi avoir un effet direct sur le cholestérol en nous protégeant des dommages causés par la LDL, le mauvais cholestérol (voir page 25).

Les autres antioxydants : les flavonoïdes

Les vitamines et les minéraux mentionnés ci-dessus sont des nutriments essentiels, nécessaires au maintien des fonctions de notre organisme. Non seulement sont-ils des antioxydants, mais ils jouent un rôle dans de nombreux autres processus de notre organisme. Il existe aussi un autre groupe d'antioxydants souvent classés comme nutriments « semi-essentiels », parce que même si nous n'en avons pas besoin pour vivre, leur contribution est importante à notre bonne santé. Il s'agit des flavonoïdes, desquels plus de 4 000 composés ont été distingués. Deux d'entre eux sont particulièrement importants lors de la ménopause : les bioflavonoïdes et les proanthocyanidines.

Les bioflavonoïdes Ces antioxydants, que l'on trouve dans les agrumes, sont associés de très près à la vitamine C. Ils aident à enrayer les inflammations et les allergies[26] et sont excellents pour renforcer les capillaires, qui peuvent se fragiliser avec l'âge, occasionnant des ecchymoses au moindre coup[27]. La fragilité des capillaires peut aussi être la cause de règles difficiles : une consommation accrue de vitamine C et de bioflavonoïdes s'est avérée utile[28]. Les menstruations peuvent devenir plus abondantes au moment de la ménopause, ce qui peut être dû aux changements qui surviennent dans les vaisseaux sanguins mais aussi aux fibromes utérins (voir page 18).

Les bioflavonoïdes aident aussi à préserver la matrice collagène qui peut être si facilement endommagée par les radicaux libres[29]. En plus d'être important pour la croissance et la réparation des cellules, des gencives, des vaisseaux sanguins et des dents, le collagène constitue environ 90 % des os. De ce fait, il est essentiel que les femmes consomment de bonnes quantités de bioflavonoïdes lorsqu'elles arrivent à la ménopause, afin de contrer l'ostéoporose.

Le collagène aide aussi à préserver l'élasticité de la peau. Les parois du vagin s'amincissent et s'assèchent à la ménopause, à cause des changements qui surviennent dans les œstrogènes. Si les parois du vagin perdent de leur élasticité, elles ne pourront pas s'étirer confortablement pour accueillir le pénis en érection, rendant ainsi les rapports sexuels douloureux.

La consommation de quantités appropriées de bioflavonoïdes et de vitamine C peut aider énormément à préserver le collagène à l'intérieur du vagin – et, de ce fait, votre vie sexuelle. Cela peut aussi aider à maintenir l'élasticité de l'appareil urinaire et à prévenir les pertes ou le stress de l'incontinence, qui est si courant chez les femmes ménopausées.

Les proanthocyanidines Ces flavonoïdes donnent la couleur profonde à plusieurs baies telles que les bleuets (myrtilles), framboises, etc. Ce sont d'excellents phacocytes de radical libre et, tout comme les bioflavonoïdes, ils aident à préserver l'intégrité des capillaires, donc à atténuer les varices. Avec leurs propriétés antioxydantes puissantes, ils jouent un rôle majeur dans la prévention des affections cardiaques et des AVC (accidents vasculaires cérébraux).

Les proanthocyanidines jouent aussi un rôle dans la prévention de l'ostéoporose, car elles renforcent la matrice collagène et entravent la destruction du collagène. Des études ont aussi démontré les avantages qu'avaient ces antioxydants sur la fonction visuelle qui peut, elle aussi, se détériorer à la ménopause.

Résumé des antioxydants
- Préviennent le vieillissement.
- Protègent contre le cancer.
- Préviennent l'ostéoporose.
- Maintiennent le cœur en santé.
- Protègent la peau et les tissus vaginaux.
- Assurent une santé optimale.
- Diminuent les symptômes de la ménopause.

LE POTASSIUM
Le potassium est essentiel au bon fonctionnement du cœur. Une étude publiée dans *The Lancet* en septembre 1999 a démontré que les femmes faisant de l'hypertension ont une perte de minéraux osseux plus grande et plus rapide. Le responsable de l'équipe de recherche au *St George's Hospital Medical School* de Londres a conseillé à ces femmes d'ingérer plus de potassium, un minéral présent dans les pissenlits ainsi que dans les fruits et légumes comme le céleri, les abricots, les dattes et les figues.

LES FIBRES
Il existe deux grandes sortes de fibres : les fibres solubles et les fibres insolubles. Les fibres insolubles (comme la cellulose) se trouvent dans les céréales entières et les légumes tandis que les fibres solubles se trouvent dans les fruits, l'avoine et les haricots.

Les fibres sont principalement connues pour leur action sur les intestins et leurs effets bénéfiques pour des problèmes comme la constipation. Elles se gorgent d'eau et augmentent la masse des selles afin que ces dernières soient plus faciles à éliminer. Pour corriger la constipation, vous devez augmenter votre ingestion de fibres insolubles, lesquelles aident aussi à réduire les maladies intestinales comme le cancer du côlon et la diverticulite.

Les fibres préviennent aussi la putréfaction d'aliments qui

peut survenir s'ils séjournent trop longtemps dans les intestins. Les aliments putréfiés fermenteront, créant une accumulation de gaz qui conduiront au ballonnement et aux flatulences. La constipation chronique a été reliée au cancer du sein. Cela est dû au fait que si des déchets toxiques et de vieilles hormones ne sont pas évacués efficacement, ils peuvent se retrouver emmagasinés dans les tissus adipeux de l'organisme, y compris les seins. La quantité de fibres dans votre alimentation détermine combien d'œstrogènes vous entreposez et combien vous en éliminez, ce qui, en conséquence, est très important à la ménopause. Les fibres solubles, contenues dans les aliments comme le soja, l'avoine et les lentilles, se fixent sur les œstrogènes afin que ces derniers soient éliminés plus efficacement.

La principale cause de mortalité demeure les maladies cardiovasculaires (chaque année, 64 000 femmes au Royaume-Uni meurent d'une crise cardiaque, par rapport à 18 000 qui meurent du cancer du sein), et les risques augmentent avec l'âge. Il est de ce fait très important de garder notre cœur en santé, à la ménopause. Les fibres solubles se fixent sur un peu de cholestérol et de gras dans les aliments que nous consommons. Puisque les fibres sont évacuées sans avoir été absorbées, cela permet aussi de contrôler le niveau de gras. Les fibres peuvent être utiles d'autres façons dans le contrôle du poids : elles aident à la digestion, augmentent l'impression de satiété et nettoient l'organisme de ses toxines. En vous donnant l'impression d'être rassasiée, elles aident à vous sentir plus satisfaite de ce que vous avez consommé et diminuent la tendance à trop manger.

Les lignanes, qui font partie des phyto-œstrogènes, sont aussi des substances semblables aux fibres. Deux des lignanes les mieux connues sont les graines de lin et le son de blé. Pour soulager tout problème intestinal, je vous recommande de privilégier les graines de lin au son de blé ; ainsi, vous profiterez aussi bien des avantages des phyto-œstrogènes que de ceux des fibres que renferme ce même aliment. Le son de blé ne devrait être consommé que lorsqu'il est contenu à l'état naturel dans les aliments, comme le pain complet. Les phytates, des substances à l'intérieur du son, se fixent sur certains minéraux – par exemple le fer, le calcium, le zinc et le magnésium –, les rendant plus difficiles à absorber. Les céréales crues contiennent des phytates, donc faites tremper les muesli pour

les fractionner avant de les consommer.

Les sources de fibres
- Les fruits et les légumes frais, cuits et crus.
- Les céréales entières, par exemple le riz brun, le pain complet, les craquelins de céréales entières, les pâtes de blé entier.
- Les noix et les graines.
- Les fèves, par exemple le soja, les lentilles.

Résumé des fibres
- Préviennent le cancer.
- Maintiennent le cœur en santé.
- Contrôlent le poids naturellement.
- Préviennent la constipation et la flatulence.
- Contrôlent le taux d'œstrogènes.

LES AUTRES ALIMENTS
Trois autres groupes d'aliments doivent être mentionnés parce qu'ils renferment des substances spécifiques qui peuvent être très utiles à la ménopause.

Les légumes de la famille des cruciféracées
Tout comme les enfants, la majorité d'entre nous nous sommes fait dire «Mange tes légumes» et il existe des raisons précises pour respecter cela, surtout à la ménopause. Avec l'âge, les risques de développer un cancer du sein augmentent. Les légumes de la famille des cruciféracées comme le chou, le brocoli, les choux de Bruxelles aident à se préserver d'un cancer relié aux œstrogènes. Ils contiennent le composé indol-3-carbinol qui modifie la façon dont les œstrogènes sont métabolisés dans l'organisme en accélérant leur élimination, les rendant ainsi moins dangereux.

Le chou-fleur contient aussi des composés sulfureux qui peuvent aider à protéger contre le cancer du côlon. Nous avons tendance à penser fruits lorsque nous parlons vitamine C, mais le chou-fleur peut, en fait, contenir plus que l'apport quotidien de vitamine C recommandé par jour dans une portion, par rapport à une orange.

Les choux sont aussi une bonne source de vitamines C, E et K. Les vitamines C et E sont toutes deux des antioxydants (voir page 31) et sont ainsi d'excellents agents anticancéreux et antivieillissement. La vitamine K est produite à partir d'une bactérie présente dans nos intestins et est indispensable à la coagulation normale du sang. Elle est aussi essentielle pour une bonne formation des os. Elle est nécessaire pour synthétiser l'ostéocalcine, une protéine unique que l'on trouve en grandes quantités dans les os. On a découvert que le taux de vitamine K dans le sang était jusqu'à 35% plus bas chez les gens qui souffraient d'ostéoporose[30]. Le chou est l'une des sources les plus riches de vitamine K, mais d'autres légumes feuillus comme le brocoli et les choux de Bruxelles en contiennent de bons taux.

Le brocoli est un merveilleux légume pour la santé, contenant de bonnes quantités de vitamine C et de bêta-carotène, deux antioxydants puissants utiles pour contrer le vieillissement et protéger du cancer. Plus les bouquets sont foncés, plus le légume renferme de ces deux nutriments.

La famille de l'*allium*

La famille de l'*allium* comprend l'ail, les oignons, les poireaux et les ciboules. Une étude publiée dans la revue scientifique *Nature*, en septembre 1999, a démontré que les oignons, entre autres, pouvaient prévenir l'ostéoporose. Les scientifiques ne savaient pas exactement quels éléments dans les oignons étaient responsables, mais les rats nourris aux oignons pendant une période de quatre semaines développaient une ossature plus grosse et plus solide. Cette expérience doit être recommencée avec des sujets humains avant d'en déduire des conclusions réelles.

L'ail est l'un des autres légumes de cette étude qui a été trouvé bénéfique, car il contient aussi des propriétés inhibitrices de cancer. Les composés de soufre de l'ail augmentent l'activité des macrophages et des lymphocytes T, deux composantes du système immunitaire qui détruisent les cellules d'une tumeur. Environ 1 500 ans avant J.-C., les Égyptiens utilisaient l'ail pour soigner les maux de tête et les problèmes de la gorge, et il est aussi mentionné dans la littérature de la Grèce et de la Rome antiques. On a aussi découvert que l'ail augmentait les niveaux de HDL («bon» cholestérol), diminuant ainsi le cholestérol sanguin et les triglycérides (la graisse qui circule dans l'organisme)[31]. Même si l'ail est un merveilleux remède pour de nombreux problèmes de santé, certaines personnes hésitent à en manger à cause de l'haleine qu'il donne. Souvenez-vous que vous pouvez mâcher quelques brins de persil après en avoir mangé pour vous rafraîchir l'haleine.

Les algues

Les algues sont faibles en calories et ont un très bon contenu en minéraux, comme les oligo-minéraux tels que le zinc, le manganèse, le chrome, le sélénium et le cobalt, et les macro-minéraux comme le calcium, le magnésium, le fer et l'iode. L'iode est essentiel au bon fonctionnement de la glande thyroïde, qui régularise le métabolisme. Malheureusement, le métabolisme devient souvent paresseux à la ménopause, donc les algues sont particulièrement utiles à ce moment précis. Des études scientifiques ont démontré que la consommation d'algues peut aussi apporter des avantages anticancéreux[32] et peut réduire le cholestérol et améliorer le métabolisme des graisses[33].

Ce que vous devez éviter de manger ou de boire à la ménopause

Nous avons parlé d'aliments qu'il était sain de consommer à la ménopause. Ils sont faciles à inclure quotidiennement dans l'alimentation, comme vous pourrez le constater dans les recettes qui suivront. Mais il est aussi important de discuter des éléments de votre alimentation qui peuvent aggraver les effets ménopausiques et augmenter les risques de souffrir d'ostéoporose ou d'affections cardiaques. Quelques aliments et boissons mentionnés conviennent à tout le monde tandis que certains sont particuliers à chaque femme.

Pour les bouffées de chaleur, par exemple, surveillez vos habitudes alimentaires. Y a-t-il quelque chose que vous mangez ou buvez qui déclenche soudainement des bouffées de chaleur? Les déclencheurs les plus courants sont les boissons contenant de la caféine telles que le café, le vin rouge, les aliments épicés et les boissons chaudes (à cause de la température). Une de mes patientes a simplement évité de prendre de l'alcool pendant une semaine et a complètement éliminé les bouffées de chaleur qu'elle avait. Il est peu fréquent que les bouffées de chaleur disparaissent totalement en supprimant simplement la consommation d'un produit, mais ça a fonctionné dans son cas. Elle a dû ensuite décider si elle préférait avoir des bouffées de chaleur ou prendre un verre de vin rouge!

Je vous encourage à faire des expériences et peut-être à noter dans un carnet les moments où surviennent les bouffées de chaleur pour vérifier si elles sont reliées à ce que vous venez de consommer. Les effets peuvent apparaître en dedans d'une demi-heure après avoir mangé ou bu l'aliment «traître».

Il va de soi qu'il est inutile de planifier des repas sains comprenant des phyto-œstrogènes et des antioxydants, si vous consommez aussi des aliments qui déstabilisent votre équilibre hormonal, absorbent le calcium des os et sont nuisibles à votre bien-être en général. Vous livrerez une bataille perdue d'avance.

Ce chapitre peut sembler ne contenir que des mauvaises nouvelles (réduire le sucre, le thé, le café, etc.), mais lorsque vous comparerez les aliments qui sont valables à la ménopause avec ceux qui peuvent être nuisibles, vous vous rendrez compte qu'il y en a bien peu que vous devrez réduire ou éliminer de votre alimentation. Si vous vous nourrissez bien à la maison et que vous partez en vacances ou êtes invitée à manger, l'écart que vous ferez alors ne fera pas trop de différence. Assurez-vous simplement que la base de votre alimentation quotidienne est correcte.

LE RÉGIME HYPERPROTÉIQUE

Nous avons besoin de protéines. Ce sont les composantes de base de toutes les cellules et des os, ainsi que des cheveux, de la peau et des ongles. Elles sont produites à partir de 25 acides aminés, dont 8 sont appelés «essentiels» parce que nous devons les obtenir de notre alimentation, tandis que les 17 autres peuvent être fabriqués par l'organisme. Cependant, un excès de protéines peut entraîner des problèmes, comme les pierres au rein et la maladie de Crohn.

Les protéines provoquent une réaction acide dans l'organisme et c'est le rôle du calcium dans l'organisme d'agir comme neutralisant. Lorsque vous absorbez trop de protéines, vos propres réserves de calcium dans les os et les dents sont appelées à rectifier le déséquilibre. Le calcium est alors éliminé de l'organisme par les urines. On évalue que pour chaque 15 g (½ oz) de protéines supplémentaires absorbées, 100 mg de calcium est évacué par les urines.

En 1996, les scientifiques de la Harvard School of Public Health ont étudié les quantités idéales de protéines que devrait contenir notre alimentation. Ils ont découvert que les femmes qui consommaient plus de 100 g (3 ½ oz) de protéines animales par jour avaient un risque accru de fractures des avant-bras en comparaison avec des femmes qui en prenaient moins de 68 g (2 ¾ oz) par jour. Une portion moyenne de bacon équivaut à 45 g (1 ¾ oz) de protéines animales tandis que deux saucisses de porc pèsent approximativement 100 g (3 ½ oz), ce qui vous permet de constater qu'il est facile de consommer beaucoup trop de protéines.

La même étude a notamment démontré que chez les femmes qui consommaient des légumes plutôt que des protéines animales, il n'existait pas de risques accrus de fractures. (Le tofu, par exemple, est classé comme une protéine végétale.)

L'année suivant cette étude, le *British Government's Department of Health Committee on Medical Aspects of Food and Nutrition Policy* (COMA) a décidé, à la surprise générale, de publier un rapport intitulé *Nutritional Aspects of the Development of Cancer*, qui indiquait un lien possible entre la consommation de viande rouge (protéines animales) et le cancer de l'intestin. On y suggérait que toute consommation égale ou légèrement supérieure à une quantité moyenne d'environ 90 g (3 ¼ oz) par jour soit réduite.

La consommation de viande rouge peut donc non seulement augmenter les risques d'ostéoporose mais augmenter aussi la probabilité de cancer de l'intestin. Je recommanderais donc d'en éliminer la consommation, surtout à la lumière de la maladie de la vache folle. Vous verrez, d'après les recettes de ce livre, qu'il est possible de vivre très facilement et de se nourrir très bien sans viande rouge dans votre alimentation. À la place, vous pouvez obtenir vos protéines animales du poisson et, occasionnellement, des œufs et des produits laitiers (le yogourt (yaourt) étant le plus sain).

On croyait auparavant que les protéines végétales étaient incomplètes et que seules les protéines animales contenaient tous les acides aminés essentiels. Cela a été contredit lorsqu'on a découvert que le mélange de certaines variétés de légumes fournissait tous les acides aminés dont nous avions besoin. Par conséquent, il est parfaitement possible d'être végétarien et d'obtenir des quantités suffisantes de protéines. Une personne qui pèse 67 kg (147,4 lb) n'a pas besoin de plus de 40 g (1 ½ oz) de protéines par jour.

Les sources de protéines animales
- La viande rouge, la volaille, le poisson, les œufs, les produits laitiers, etc.

Les sources de protéines végétales
- Les céréales, par exemple le blé, l'avoine, le riz.
- Les légumineuses, par exemple le soja, les lentilles.
- Les noix.

LES PRODUITS LAITIERS

Les produits laitiers font constamment l'objet d'avis nutritionnels souvent contradictoires. On vous a probablement dit que vous devriez les consommer avec parcimonie à cause de leur contenu élevé en gras saturés, et que vous avez encore besoin d'eux pour leur teneur en calcium. Cependant, puisqu'ils sont une protéine animale, ils pourraient vous faire éliminer plus de calcium que ce que votre organisme absorbe.

Les produits laitiers comme le fromage, le lait et la crème devraient être consommés en petites quantités, car ils contiennent de la caséine, une protéine. La caséine est 300 fois plus élevée dans le lait de vache que dans le lait maternel. Plusieurs personnes croient que notre système n'a pas vraiment été conçu pour supporter le lait de vache. Des recherches ont démontré que les bébés nourris au sein absorbaient plus de calcium du lait maternel que du lait de vache, malgré le fait que le lait de vache contienne quatre fois plus de calcium.

Un autre problème se pose : les vaches sont nourries d'antibiotiques pour accélérer leur croissance et d'hormones pour augmenter leur production de lait. Il y a de cela une génération, une vache produisait environ 9 litres (2 gallons) de lait par jour ; aujourd'hui, elle en produit 56 litres (12 gallons). Les suppléments d'hormones administrés au troupeau touchent assurément les femmes à la ménopause, à cause de leurs effets œstrogéniques nuisibles sur l'organisme. Par exemple, le cancer du sein est souvent sensible aux œstrogènes (voir pages 18, 20). À cause des changements climatiques accrus, je vous conseillerais de vous assurer que les produits laitiers que vous achetez sont biologiques.

À la ménopause, vous tentez aussi de protéger votre cœur ; il est donc important de maintenir une alimentation à faible teneur en gras saturés (voir ci-dessous). Les produits laitiers étant riches en gras saturés, ils devraient être consommés avec modération.

Avec des produits laitiers faibles en gras, la teneur en protéines de cet aliment sera plus élevée dans la mesure où la partie de gras aura été retirée. Cependant, comme je l'ai déjà expliqué, plus la teneur en protéines sera élevée, plus vous perdrez de calcium et plus le risque sera important pour vos os. Donc, bien qu'il soit avantageux pour votre cœur de consommer des produits laitiers faibles en gras, vos os n'en profiteront pas ! Finalement, il est préférable d'acheter des produits laitiers tels que la nature les conçoit, comme du lait entier plutôt que du lait écrémé, et de les consommer avec modération.

Finalement, vous vous rendrez compte que vous ne dépendez pas des produits laitiers pour obtenir du calcium. En fait, plusieurs autres aliments en contiennent sous une forme beaucoup plus absorbable. Les graines de sésame sont riches en calcium, tout comme certaines noix. Les amandes, par exemple, contiennent 304 mg de calcium par 100 g (3 ½ oz). Le brocoli est aussi riche en calcium, avec 200 mg par 100 g (3 ½ oz).

LES GRAS SATURÉS

Vous n'avez pas besoin de gras saturés qui proviennent de sources animales et que l'on trouve dans des aliments tels que la viande, les œufs, les produits laitiers comme le fromage, etc. Ce sont des gras durs – des gras qui sont solides à la température de la pièce et, de ce fait, les plus saturés.

Les gras saturés peuvent être nuisibles pour votre santé, car ils augmentent les risques d'artériosclérose, lorsque les dépôts de matériaux gras sont entraînés dans les artères. Ils peuvent aussi empêcher l'organisme de profiter pleinement des avantages des gras essentiels que vous consommez. De plus, les gras saturés peuvent causer la formation de mucus ainsi que des problèmes de catarrhe (inflammation des muqueuses qui donne lieu à d'abondantes sécrétions), de rhinite (nez qui coule) et de problèmes de peau comme l'eczéma.

LES GRAS TRANS

Les gras trans (gras hydrogénés) sont produits à partir des huiles polyinsaturées, comme celles qui sont utilisées dans la fabrication des margarines. Ce procédé implique l'hydrogénation de l'huile pour la rendre solide. Il est préférable d'éviter les gras hydrogénés, car ils peuvent augmenter le cholestérol et le risque d'artériosclérose, diminuer la HDL (le « bon » cholestérol) et entraver l'assimilation d'acides gras essentiels par l'organisme, créant ainsi une déficience plus problématique.

LES ALIMENTS RAFFINÉS

Le sucre et la farine blanche sont des aliments raffinés, ce qui signifie que les fibres et la plupart des vitamines, des minéraux et des oligo-éléments ont été éliminés. Le sucre n'est rien d'autre que des calories vides ; il ne possède aucune valeur nutritive en soi. Le plus souvent, afin de digérer les aliments raffinés, votre organisme doit utiliser ses vitamines et minéraux, épuisant ainsi ses propres réserves. Les aliments contenant de la farine blanche comprennent les gâteaux, les biscuits, les pains et les pâtisseries. Chaque fois que c'est possible, il est conseillé d'éviter de consommer de tels aliments.

Le sucre

Vous remarquerez qu'aucune des recettes de ce livre ne contient du sucre. Tout comme les protéines, le sucre vous amène à éliminer plus de calcium par les urines parce qu'il est acide. Donc, même si votre alimentation est excellente pendant la ménopause, si vous y incluez un certain nombre d'aliments sucrés vous diminuerez les avantages des bons aliments.

Le sucre possède un autre effet négatif à la ménopause. Lorsque vous consommez du sucre (et des aliments contenant de la farine blanche), la digestion se fait vite et le glucose pénètre rapidement dans l'organisme. Le niveau de glucose dans votre sang s'élève vivement, puis est ensuite suivi d'une chute rapide. Cette chute, qui s'appelle hypoglycémie, ou faible taux de sucre dans le sang, peut vous rendre fatiguée, irritable, étourdie et provoquer des palpitations. Lorsque le taux de glucose chute, votre organisme libère de l'adrénaline, une hormone qui provient des glandes surrénales, et le pancréas produit du glucagon. Le glucagon aide à rehausser le taux de votre glucose dans le sang.

Le problème qui se pose alors est que les glandes surrénales doivent travailler davantage, libérant de l'adrénaline chaque fois que votre taux de sucre dans le sang chute. À la ménopause, il est particulièrement important que vos glandes surrénales travaillent à leur maximum, car c'est à elles de produire une forme d'œstrogène tandis que vos ovaires commencent à moins en fournir. Si vos glandes surrénales sont épuisées, elles seront incapables d'assurer cette protection sous forme d'œstrogènes supplémentaires.

Troisièmement, il est aussi bien connu que c'est le sucre qui fait engraisser. Cela a été expliqué de long en large dans *Alternatives to Dieting*, mais ce qui survient essentiellement c'est que plus vous consommez de sucre, plus il y a libération d'insuline. Chaque fois que vous mangez, votre organisme a le choix entre brûler cet aliment sous forme d'énergie ou l'emmagasiner comme graisse. Lorsque l'insuline est libérée, une plus grande partie des aliments est convertie en graisses, et les graisses déjà emmagasinées ne sont pas éliminées.

Cependant, bien que vous deviez éviter le sucre, ne le remplacez pas par des édulcorants de synthèse. Ce ne sont que des corps chimiques étrangers avec lesquels l'organisme doit composer. Vous tentez de maintenir votre organisme en équilibre à la ménopause, et personne ne sait encore vraiment quels torts ces produits chimiques peuvent causer.

Les aliments peuvent goûter sucré et cependant ne contenir aucun sucre. Dans certaines des recettes qui suivent, d'autres formes d'édulcorants sont utilisées avec modération, comme le sirop d'érable. Vous découvrirez bien vite qu'à mesure que vous diminuez votre consommation habituelle de sucre, vous goûterez de plus en plus le sucre dans les aliments comme les carottes et les panais cuits au four. Et si vous n'avez pas consommé de sucre depuis un certain temps, dès que vous en prendrez un peu, cela vous semblera trop sucré et vous n'aimerez pas ça. Promis!

Le son

Tout comme le sucre, le son est habituellement vendu comme aliment raffiné, donc je ne vous conseillerai pas de l'inclure dans votre alimentation. Le son devrait seulement être consommé de la façon dont la nature l'a conçu – comme céréale dans son état complet – ou lorsqu'il est naturellement contenu dans les aliments, par exemple le pain complet (son de blé) ou le porridge à l'avoine (son d'avoine). Si vous souffrez de constipation, prenez plutôt des graines de lin (voir pages 28-29) pour vous soulager.

LES BOISSONS GAZEUSES

Les boissons gazéifiées devraient être éliminées. Elles contiennent de grandes quantités de phosphore, un minéral qui contribue à éliminer le calcium de vos os. De nos jours, il est très facile de consommer beaucoup trop de phosphore puisqu'on en trouve dans la plupart des aliments vides, dont les soupes instantanées et les poudings ainsi que les boissons gazeuses.

Les concentrés de fruits broyés ne contiennent pas de phosphore, mais ils sont aussi mauvais pour la santé à cause de la quantité de sucre ou d'édulcorants de synthèse qu'ils contiennent.

Remplacez ces boissons par du jus de fruits pur non sucré et évitez tout ce qui dit «boisson aux fruits» sur l'étiquette aussi longtemps qu'aucune autre précision n'aura été ajoutée. Allongez vos jus de fruits avec de l'eau gazeuse.

LE THÉ ET LE CAFÉ

Qu'y a-t-il de mauvais dans le thé et le café? Tous deux renferment de la caféine même si le thé en contient moins que le café. Il a été démontré que plus on boit de caféine, plus on perd de calcium. Tout comme les protéines, la caféine cause une réaction acide, donc le calcium est retiré de vos os pour neutraliser cet acide.

En conséquence, boire plus de deux tasses de café (ou quatre tasses de thé) par jour peut augmenter le risque de fractures de la hanche[1].

De plus, le thé et le café agissent tous deux comme diurétiques et peuvent ainsi éliminer plusieurs nutriments essentiels et oligo-éléments. Il y a aussi des substances dans les boissons et les aliments contenant de la caféine (par exemple le chocolat) que l'on appelle méthylxanthines, qui ont été reliées à un inconfort au niveau des seins qui deviennent douloureux à la pression et granuleux une semaine ou deux avant les menstruations. Plus vous approchez de la ménopause, plus cet état peut s'aggraver : il devient difficile de dormir, de se coucher sur le ventre ou même d'être étreinte. Ce problème peut souvent disparaître en ne consommant plus de café, de chocolat, de colas, de cacao et de thé – une solution simple.

Tout comme le sucre, le thé et le café agissent tous deux comme stimulants et mettent donc une tension sur les glandes surrénales en les obligeant à fournir plus d'adrénaline. Il est important de ne pas faire trop travailler vos glandes surrénales, surtout à la ménopause lorsqu'elles produisent des œstrogènes pour compenser la diminution de leur production par les ovaires.

Le thé noir contient aussi du tanin qui se fixe sur d'importants minéraux, empêchant ainsi leur absorption par le système digestif. Il est donc contre-indiqué de prendre un délicieux repas riche en phyto-œstrogènes et en aliments sains tout en buvant une tasse de thé.

Les substituts au thé et au café

Essayez de remplacer le thé noir par des tisanes à base de plantes ou de fruits, le thé vert (avec modération parce qu'il contient de la caféine) et le thé japonais (*bancha*).

De même que les tisanes à base de plantes les plus connues – la menthe (pour la digestion) et la camomille (pour la détente) –, il existe nombre d'autres tisanes aux herbes qui peuvent être d'une grande aide à la ménopause. La tisane aux orties renferme une bonne quantité de calcium et peut aussi aider à renforcer les glandes surrénales, ce qui est bien utile à la ménopause, car l'organisme a besoin d'œstrogènes supplémentaires des glandes surrénales (voir page 9). Elle aide aussi à contrer les bouffées de chaleur, tout comme la tisane à la sauge.

Le thé vert (*Camellia sinensis*) est une boisson intéressante. Le thé vert et le thé noir « ordinaire » proviennent de la même plante, mais dans le thé vert, les feuilles ne sont pas fermentées. Même si le thé vert contient une petite quantité de caféine, il renferme aussi des polyphénols, qui ont été reconnus pour leurs bienfaits sur la santé. Le thé vert peut aider à diminuer les œstrogènes en les empêchant d'avoir accès aux récepteurs d'œstrogènes dans les tumeurs

sensibles aux œstrogènes[2]. De même que pour la prévention du cancer, il a été découvert que les polyphénols diminuaient les risques d'autres types de cancer et qu'ils réduisaient aussi le risque de cardiopathies en diminuant le cholestérol. Le thé noir et le thé vert contiennent tous deux des bioflavonoïdes (voir page 31), mais il est préférable de les obtenir du thé vert.

Comme substituts au café, essayez des cafés de « céréales » qui contiennent diverses combinaisons d'ingrédients comme de l'orge, du seigle, de la chicorée et des glands.

Le « café » de pissenlit peut aussi être très utile. Achetez les racines, plutôt que la version instantanée, car elle contient du lactose. Le pissenlit aide à nettoyer le foie – l'organe de la désintoxication qui aide aussi à éliminer les hormones femelles vieillies – et réduit le risque d'excroissances au niveau des seins. Le pissenlit est également un diurétique naturel, permettant à l'excédent de liquide d'être éliminé sans perdre de nutriments essentiels en même temps, ce qui survient habituellement avec d'autres diurétiques. Le pissenlit en soi contient plus de vitamines et de minéraux que n'importe quelle autre plante et est une des meilleures sources de potassium, lequel joue un rôle primordial dans le bon fonctionnement du cœur.

Qu'en est-il du café décaféiné? Même si le café décaféiné ne contient pas de caféine, il renferme néanmoins de la théobromine et de la théophylline, qui sont des stimulants semblables à la caféine. De plus, le procédé utilisé pour décaféiner n'est pas naturel mais chimique. Si vous ressentez de l'inconfort au niveau des seins, cela pourrait provenir des méthylxanthines contenues dans le café décaféiné.

L'ALCOOL

L'alcool, tout comme le thé et le café, agit aussi comme diurétique. De ce fait, boire du vin en mangeant pourrait vous faire perdre quelques nutriments importants. Le message à retenir est de nouveau la modération. Cela signifie de prendre un verre de vin lorsque vous sortez, mais de ne pas en prendre systématiquement tous les soirs en mangeant.

L'alcool est aussi riche en calories : un verre de vin rouge ou blanc contient 100 calories et 600 ml (20 oz) de bière, environ 200 calories. Si vous désirez perdre du poids, une méthode efficace est de réduire ou d'éliminer votre consommation d'alcool pendant un certain temps.

Une trop grande quantité d'alcool compromettra le bon fonctionnement du foie. Puisque le foie convertit les œstradiols les plus cancérogènes en œstriols et les élimine de l'organisme (voir page 11), vous devez avoir un foie en état de travailler aussi efficacement que possible à la ménopause. Si votre foie n'est pas en bonne condition, les hormones vieillies pourraient circuler puisque votre organisme sera incapable de les éliminer.

L'alcool peut aussi entraver votre métabolisme des acides gras essentiels. Ceux-ci sont nécessaires pour produire les prostaglandines, des substances chimiques qui aident à contrôler les humeurs et les réactions vasculaires comme les bouffées de chaleur.

Comme nous l'avons déjà souligné très clairement, les bienfaits du vin pour le cœur sont dus à la peau des raisins et non à l'alcool.

Qu'est-il préférable de boire?

L'eau devrait être en tête de liste – une boisson simple, naturelle, qui est bien souvent oubliée. L'eau constitue environ 70% de notre organisme et joue un rôle dans toutes ses fonctions. Elle aide à transporter les nutriments et les déchets à l'intérieur et à l'extérieur des cellules et elle sert aussi à maintenir la température corporelle – ce qui est particulièrement essentiel à la ménopause.

La plupart d'entre nous ne buvons pas suffisamment d'eau. Ironiquement, les femmes qui souffrent de rétention d'eau ont tendance à restreindre les liquides, pensant que moins elles boiront, moins leur corps retiendra d'eau. En fait, c'est l'inverse qui est vrai. Si vous restreignez les liquides, votre organisme tente de compenser en emmagasinant plus de liquides au cas où il en manquerait tout simplement.

Certaines femmes, cependant, en boivent trop. Vous pouvez en juger d'après le nombre de fois que vous allez uriner. Si vous vous levez souvent la nuit ou si vous trouvez que vous urinez souvent pendant la journée, tentez alors de boire un peu moins.

Nous avons besoin de boire environ six verres d'eau par jour, ce qui comprend les tisanes. Cela n'inclut pas le thé et le café ordinaires, à cause de leur effet diurétique. Une merveilleuse façon de commencer la journée, c'est de boire une tasse d'eau chaude avec une tranche de citron, un excellent agent nettoyant pour le foie.

Pour s'assurer d'avoir de l'eau purifiée à la maison, utilisez un pichet avec filtre (qu'on peut se procurer dans les supermarchés, les pharmacies et les magasins de produits naturels) ou un système de purification d'eau raccordé au robinet ou à la tuyauterie sous l'évier.

L'eau en bouteille   Il existe une si grande variété d'eau en bouteille que cela peut porter à confusion. Voici un guide bien simple:

- L'eau douce: peut avoir été prélevée d'une ou de plusieurs sources souterraines et a subi une série de traitements tels que le filtrage.
- L'eau minérale naturelle: embouteillée sous sa forme naturelle et traitée d'aucune façon. Elle doit provenir d'une source enregistrée officiellement, conforme aux normes de pureté, et l'étiquette doit donner des détails sur sa provenance et les analyses minérales.
- L'eau pétillante naturelle: eau naturelle provenant de sources souterraines avec suffisamment de dioxyde de carbone pour la rendre pétillante. Non traitée et entièrement naturelle.
- L'eau pétillante (gazéifiée): à laquelle on a ajouté du dioxyde de carbone pendant la mise en bouteille, tout comme pour les boissons gazeuses.

Les eaux les plus naturelles et, de ce fait, celles qu'il est préférable de boire, sont les eaux minérales naturelles et l'eau pétillante naturelle.

LES ADDITIFS, LES AGENTS DE CONSERVATION ET AUTRES PRODUITS CHIMIQUES

Tout comme vous achetez des aliments biologiques pour diminuer l'ingestion de pesticides semblables à des œstrogènes, tentez de vous procurer des aliments sous leur forme la plus naturelle. Vous voulez que votre organisme atteigne le plus facilement possible une santé maximale et qu'il la maintienne. Les fabricants soutiennent souvent que les additifs, les agents de conservation et les saveurs artificielles sont utilisés en si petites quantités qu'ils n'auront aucun effet néfaste. Cependant, lorsque vous additionnez toutes les petites quantités dans chacun des produits différents que vous consommez durant la journée, ces petites quantités prennent de l'ampleur. Nous créons progressivement un véritable cocktail chimique en nous, et personne ne sait exactement comment ces produits chimiques réagiront ensemble. Votre organisme doit composer avec eux en ayant, pour résultat, une dépense d'énergie et de nutriments importants alors que vous pourriez les utiliser à des fins plus profitables, comme la prévention de la maladie.

LES ALIMENTS GÉNÉTIQUEMENT MODIFIÉS (OGM)

Les gènes sont une série d'instructions codées faites à partir de l'ADN qui contrôle des caractéristiques physiques et comportementales comme la couleur des cheveux, etc.

Le génie génétique est sur le point de manipuler l'ADN de base d'une plante ou d'un animal. Cela survient naturellement dans le cours de l'évolution, mais dans la nature, le procédé est normalement lent et graduel, pouvant prendre des centaines d'années. C'est le procédé qui assure le meilleur ajustement pour la survie des espèces. La manipulation génétique que les êtres humains expérimentent maintenant dépasse l'évolution et nous ne savons pas quel en sera le prix à payer.

Avec le génie génétique, les gènes d'autres espèces sont introduits dans une plante particulière pour la rendre plus résistante aux insectes, aux virus ou aux herbicides. Par exemple, il est maintenant possible d'acheter une tomate qui contient un gène de poisson pour augmenter sa résistance au gel. Ce gène provient du flet, un poisson qui survit très bien dans l'eau froide. Ce même gène a aussi été introduit dans le saumon, et pourrait être sur le marché prochainement. Pendant les jours froids et sombres de l'hiver, les saumons cessent de se nourrir et de grossir, mais l'ajout d'un gène de flet leur permet de manger à longueur d'année, augmentant leur taux de croissance de 400%.

Lorsque les gènes sont transférés en laboratoire, les gènes marqueurs sont transmis en même temps que l'ADN, ce qui permet aux scientifiques de vérifier quelles cellules ont été modifiées. Habituellement, un gène pour la résistance aux antibiotiques est utilisé comme marqueur. La *British Medical Association* (BMA) craint que la résistance aux antibiotiques ne soit transmise aux animaux et aux êtres humains, rendant les gens vulnérables aux maladies telles que la méningite. Par exemple, le maïs génétiquement modifié contient un gène marqueur qui transmet la résistance à l'ampicilline (pénicilline semi-synthétique) – un antibiotique important utilisé dans le traitement des bronchites, des infections de l'oreille et du système urinaire chez les êtres humains. Dans un autre cas, un gène de noix a été introduit dans une fève de soja, lequel était potentiellement fatal pour les gens qui souffraient d'allergies aux noix. Ainsi, trop de gens n'ont aucune idée de ce qu'ils mangent. Il est aussi possible pour l'ADN des aliments génétiquement modifiés d'être transmis à une bactérie naturelle dans l'intestin, créant des substances mortelles et une génération entière de nouvelles maladies qui ne pourraient pas être soignées par des antibiotiques. Certains organismes s'insurgent d'ailleurs contre ces aliments surnommés les aliments « Frankenstein ».

Je vous recommande d'éviter les aliments génétiquement modifiés en lisant les étiquettes et en achetant des produits biologiques lorsque c'est possible. Si un aliment contient de l'huile de soja ou de la lécithine, vous devriez vous en méfier, car l'appellation « génétiquement modifié » n'est pas obligatoire. J'avais l'habitude d'acheter du thon en conserve dans de l'huile de soja et maintenant, j'achète du thon dans de l'eau. Si nous, en tant que consommateurs, refusons d'acheter des aliments génétiquement modifiés, alors il n'y aura pas de place pour eux sur le marché.

Qu'en est-il du soja génétiquement modifié?

Voilà un sujet important, car le soja est l'aliment génétiquement modifié le plus connu et jusqu'à 60% des aliments transformés contiennent du soja, y compris le pain, les biscuits, la pizza et les aliments pour bébés. Un haut pourcentage de ce soja aura été génétiquement modifié. La lécithine, une substance contenue dans plusieurs aliments, est aussi à base de soja.

Depuis septembre 1998, une loi au Royaume-Uni oblige d'étiqueter les produits qui contiennent de l'ADN génétiquement modifié. Cet étiquetage s'applique au soja et au maïs génétiquement modifiés et seulement dans les cas où la protéine ou ADN peut être détectée dans le produit final par le laboratoire qui en fait l'étude. Les aliments contenant de l'huile de soja, des amidons raffinés, des additifs tels que des émulsifiants et de la lécithine sont exclus.

D'après Greenpeace, cela signifie que 90 % des aliments contenant des produits génétiquement modifiés ne sont pas étiquetés, donc que vous êtes incapable de faire un choix éclairé sur ce que vous achetez.

Pour l'instant, si un aliment est biologique, il est moins susceptible d'être génétiquement modifié.

LA PUISSANCE DE L'ALIMENTATION

Phytonutriments, ou composés végétaux, est désormais le terme scientifique en vogue pour tous ces composés de plantes présents dans les aliments et qui peuvent aider à prévenir la maladie et à vous garder en santé. Jusqu'à maintenant, plus de 100 phytonutriments ont été identifiés, c'est-à-dire les phyto-œstrogènes, les bioflavonoïdes, le bêta-carotène et le lycopène, les indoles et les proanthocyanidines. Nous ne pouvons pas emmagasiner ces substances merveilleuses ; nous devons donc les inclure dans notre alimentation de façon régulière afin de profiter de leurs bienfaits.

La nature les a merveilleusement intégrées dans plusieurs aliments que nous consommons. Les recettes qui suivent regorgent de phytonutriments pour aider à éliminer les symptômes de la ménopause et pour prévenir les problèmes qui peuvent survenir à cette période de la vie, tels que les cardiopathies, l'ostéoporose et le cancer du sein.

Alors, je vous invite à bien vivre votre ménopause grâce à l'alimentation.

Bon appétit !

Introduction aux recettes

L'alimentation sert à la fois à rétablir la santé et à la conserver chez les gens qui se portent bien. HIPPOCRATE

Ces recettes sont spécialement conçues pour permettre aux femmes préménopausées et ménopausées d'inclure dans leur alimentation certains ingrédients bienfaisants pour la santé. L'introduction de chaque recette explique de quelle façon ce plat particulier peut être bénéfique.

Plusieurs des plats peuvent vous procurer le supplément de phyto-œstrogènes dont vous avez besoin chaque jour, sans vous obliger à impliquer le reste de la famille dans votre alimentation. Il est cependant beaucoup plus productif de varier vos repas afin d'avoir accès à l'éventail complet des ingrédients importants. Je vous suggérerai donc d'utiliser une variété de mets aussi vaste que possible, dans les entrées, les plats principaux et les desserts. La plupart des femmes ont tendance à éviter les desserts de crainte de prendre du poids, mais ce sont le sucre dans les recettes et la tendance à utiliser beaucoup de produits laitiers qui rendent ces mets malsains. Comme vous pourrez le découvrir dans ce livre, il est possible de créer des desserts sucrés et sains sans utiliser de sucre.

Au Japon, le menu typique d'une journée pour toute une famille serait :

Matin : soupe de miso contenant des algues et du tofu, du riz et souvent un plat d'accompagnement de poisson.

Midi : légumes et plat aux œufs dans une soupe de miso avec du riz.

Soir : soupe de miso avec du riz, un plat au tofu avec de la sauce au sésame, du poisson, des légumes verts bouillis et des marinades.

Cela nous donne une bonne idée de la quantité de phyto-œstrogènes que les Japonais mangent traditionnellement, sans tenir compte du sexe ou de l'âge. Lorsqu'elles arrivent à la ménopause, les Japonaises ont de la chance, car elles n'ont qu'à poursuivre leur alimentation normale, mais peut-être avez-vous un avantage sur elles en ayant accès à une plus grande variété de plats de nombreuses origines – française, italienne, japonaise, thaïlandaise, indienne ou mexicaine.

Ces plats conviennent à tous et, si vous intégrez subtilement des ingrédients comme le soja et les graines de lin à l'alimentation de la famille, les bienfaits sur le plan cardiovasculaire et pour la prévention du cancer seront à la portée de tous. Par exemple, le lait de vache n'est pas un aliment idéal parce qu'il contient beaucoup de gras saturés et qu'il a la capacité de fabriquer du mucus (et souvent des catarrhes). Donc, le fait de remplacer le lait de vache par du lait de soja dans certaines recettes peut être un changement simple, mais extrêmement bénéfique.

Comment faire lorsque vos habitudes sont interrompues ?

Les femmes me demandent souvent ce qu'elles devraient faire lorsqu'elles voyagent, rendent visite à des amis ou vont au restaurant et qu'il leur est impossible de contrôler les aliments qui leur sont servis. La réponse est de faire de votre mieux, dans le cadre des limites permises.

Si vous êtes invitée par des amis, appréciez le repas en tenant compte de la générosité avec laquelle il a été préparé. Après tout, manger est une occasion sociale. Même si le repas se termine par un morceau de gâteau au chocolat, il est difficile de refuser et ce petit écart n'aura aucune répercussion malheureuse si vous maintenez une alimentation saine à la maison.

Si vous devez acheter un sandwich pour un repas rapide au bureau, choisissez du pain complet et une garniture saine comme du thon. C'est beaucoup plus facile lorsque vous êtes au restaurant, car vous pouvez choisir du poisson avec des légumes ou une salade. Cependant, ce n'est que dans des restaurants indiens, moyen-orientaux ou japonais que vous trouverez les phyto-œstrogènes les plus importants comme le soja, les lentilles et les pois chiches.

Si vous êtes loin de chez vous pendant plusieurs jours et que vous aimeriez maintenir votre consommation de phyto-œstrogènes, il existe certaines façons pratiques de le faire.

Par exemple, un mélange de fines herbes biologiques, du PhytoSoy, est présenté dans un flacon avec compte-gouttes et donne une boisson délicieuse. Il suffit d'ajouter une goutte de ce mélange à de l'eau chaude ou froide, une tisane ou un jus de fruits. Une autre façon facile est d'apporter avec vous une petite boîte de comprimés de Promensil (Novagen), qui contient les quatre isoflavones. Un seul comprimé par jour vous donne l'apport nécessaire de 40 mg d'isoflavones.

CONSEILS POUR LES ACHATS ET LA CUISSON

Voici quelques conseils afin que vous puissiez vraiment bénéficier des recettes de ce livre.

Les agrumes

Si la recette demande le zeste d'une orange ou d'un citron, essayez d'acheter un fruit non traité. Tout agrume qui n'est pas étiqueté comme non traité sera préservé avec une cire chimique, que vous ne devez pas ajouter à votre plat. Les fruits non traités ne se conservent pas très longtemps, alors assurez-vous de les acheter peu avant leur utilisation.

L'alcool

Certaines recettes requièrent une goutte ou deux d'alcool, surtout les desserts. Cela est facultatif, bien entendu, et peut ne s'appliquer qu'en certaines occasions – les recettes sont tout aussi délicieuses sans. Un peu de zeste d'orange râpé donnera le même effet que l'ajout de Grand Marnier, par exemple.

Les algues

Il existe plusieurs différentes variétés d'algues. Les algues nori sont utilisées par les Japonais pour façonner les sushis (l'algue sert à envelopper le riz avec du concombre ou du poisson au milieu). Elles sont habituellement vendues en feuilles et grillées au four ou au-dessus d'une flamme faible, où elles passent du brun au vert; sinon, achetez-les pré-grillées. Cette algue peut être émiettée et utilisée comme condiment que l'on ajoute au riz, aux pâtes ou aux soupes. L'algue kombu, l'équivalent japonais du varech, est très utile pour prévenir la flatulence qui peut être causée par les haricots; son utilisation est décrite sous la rubrique *Les haricots* (voir ci-dessous).

L'agar-agar, une bonne introduction aux algues, est utilisé dans certaines recettes de desserts. Il ne ressemble pas à une algue, car il se présente sous forme de flocons blancs ou de poudre. Il peut être utilisé pour faire prendre certains liquides, donc il est excellent pour obtenir de la gelée aux fruits plutôt que d'utiliser de la gélatine (faite d'os moulus). La méthode empirique consiste à utiliser 1 c. à soupe de flocons d'agar-agar pour faire prendre 250 ml (9 oz) de liquide ou, si vous utilisez de l'agar-agar en poudre, 1 c. à thé pour 300 ml (10 oz). Parsemez les flocons ou saupoudrez la poudre sur le liquide et portez à faible ébullition, sans remuer. Laissez mijoter pendant environ 3 minutes, en remuant de temps à autre, jusqu'à la dissolution complète des flocons ou de la poudre. Versez ensuite dans un plat ou un moule et laissez prendre à la température ambiante.

L'aluminium

L'aluminium est un métal toxique qui entrave la capacité de l'organisme de métaboliser le calcium. Il peut s'accumuler dans les os, restreignant la formation de nouveaux os – qui est essentielle pour prévenir l'ostéoporose. Vous devriez, de ce fait, éviter d'utiliser des casseroles ou des poêlons en aluminium, car les toxines peuvent pénétrer dans les aliments pendant la cuisson. Cela s'applique aussi aux contenants en aluminium. Préférez-leur des moules en fer, en fonte émaillée, en verre ou en acier inoxydable. Évitez les moules avec revêtement ou surface antiadhésive, car le revêtement peut éventuellement être absorbé par les aliments.

Les assaisonnements

Le sel et le poivre font partie de la plupart des recettes, mais c'est à vous d'en décider la quantité. J'ai tendance à cuisiner avec très peu de sel de mer et pas de poivre. J'utilise du sel pour faire cuire des céréales comme du riz et du millet, sinon j'utilise de la sauce soja et d'autres aromates comme de l'ail, du gingembre et du citron pour les plats à base de légumes. Nous n'avons besoin que de 4 g de sel par jour environ (une cuillère à thé rase équivaut à 5 g), sinon nous faisons de la rétention d'eau. Comme pour tout, nous voulons la juste dose ; un excès de sel peut faire monter la tension artérielle. Utilisez le sel de table pour la cuisson seulement. Autrement, choisissez du sel de mer ou des substituts faibles en sel. Ils ne contiennent pas les produits chimiques qui sont ajoutés au sel de table pour lui permettre de couler librement.

Les produits biologiques

Achetez des produits biologiques quand c'est possible, qu'il s'agisse de pain, de farine, de fruits, de légumes, de lait de soja ou d'œufs.

La crème anglaise

Certaines crèmes anglaises en poudre sont disponibles dans les magasins d'aliments naturels. Elles contiennent généralement de la farine de maïs et du colorant naturel. Vous pouvez préparer une crème anglaise en remplaçant le lait par du lait de soja et le sucre par du sirop d'érable. Cette crème est excellente pour accompagner les tartes ou les desserts aux pommes dont la pâte est préparée avec de la farine de blé entier. Sinon, servez-la avec un diplomate confectionné à partir de la recette du *Gâteau éponge sans sucre* (voir page 172) et des fruits frais ou en boîte (conservés dans du jus de fruits et non dans un sirop).

Les fruits déshydratés

Lorsque vous achetez des fruits déshydratés, évitez ceux qui contiennent du dioxyde de soufre, un agent de conservation. L'anhydride sulfureux existe à l'état naturel, mais il est produit chimiquement à des fins commerciales. On le soupçonne d'être une cause dans les mutations génétiques et un irritant pour le tube digestif. Cet agent de conservation est utilisé le plus souvent pour les abricots séchés afin de garder leur jolie couleur orange. Ceux qui ne contiennent aucun agent de conservation paraîtront bruns mais auront bon goût. Dans les supermarchés, les fruits déshydratés tels que les mélanges de fruits, les raisins secs, les raisins de Smyrne, etc. seront souvent enrobés d'huile minérale, qui leur donne une apparence brillante et les empêche de coller les uns aux autres. Vous devriez essayer d'éviter de consommer ce genre d'huile, car elle peut entraver votre absorption de calcium et de phosphore. De plus, comme l'huile minérale passe dans l'organisme, elle peut absorber et éliminer des vitamines solubles dans l'huile (A, D, E et K), que votre organisme veut garder.

Le garam masala

La pâte de garam masala a tendance à contenir du sucre, tandis que la poudre n'en contient pas. Il est conseillé de faire cuire la poudre doucement dans une cuillerée à soupe d'huile pendant quelques minutes avant de l'utiliser.

Les graines

N'hésitez pas à parsemer des graines sur vos légumes ou vos salades. Afin d'inclure des quantités avantageuses d'acides gras essentiels ainsi que des phyto-œstrogènes, un mélange efficace serait une portion de chacune des graines suivantes : sésame, tournesol et citrouille, et deux portions de graines de lin. Rangez ce mélange dans un contenant hermétique au réfrigérateur et ne moudre légèrement que la quantité requise avant de servir. La pâte de tahini est fabriquée à partir de graines de sésame broyées.

Lorsque les graines sont cuites à haute température, cela détruit leurs nutriments importants et crée des radicaux libres, ce qui explique pourquoi il est préférable de les manger crues ou légèrement grillées. Cependant, si elles sont cuites dans des pains ou des gâteaux, la température est suffisamment faible pour maintenir les qualités de l'huile. Lorsque vous consommez des graines de lin, assurez-vous de boire beaucoup de liquide.

Les haricots

Idéalement, vous devriez faire cuire les haricots, mais pour plus de facilité, vous pouvez les acheter déjà cuits ; assurez-vous qu'ils sont conservés dans du sel plutôt que du sucre. Certains supermarchés et magasins de produits naturels vendent des haricots biologiques en conserve.

Lorsque vous faites cuire des haricots, ajoutez lors de leur cuisson un morceau de kombu (sorte d'algue japonaise) de 2,5 cm (1 po.) L'algue aide à accélérer leur cuisson et aussi à détruire les substances qui causent la flatulence ! Comme les algues sont vraiment une excellente source de minéraux, les principaux nutriments se retrouveront dans l'eau de cuisson. Vous pouvez soit retirer le kombu après la cuisson ou, si vous devez réduire les haricots en purée, gardez le morceau d'algue et profitez des bienfaits supplémentaires qu'il apporte. Ne salez jamais les haricots avant la mi-cuisson, sinon leur peau durcira.

Les huiles

Recherchez des huiles biologiques non raffinées, pressées à froid. Il est important de les ranger à l'abri de la lumière et de la chaleur pour prévenir l'oxydation qui provoque l'activation de radicaux libres.

L'huile de lin L'huile de lin est recommandée pour les vinaigrettes et les sauces à salade à cause des phyto-œstrogènes qu'elle contient. Elle est cependant très délicate et ne devrait jamais être chauffée. Comme elle rancit rapidement, elle doit être gardée au réfrigérateur. De ce fait, il est préférable de l'acheter en petites quantités.

L'huile d'olive Il est préférable de cuisiner avec de l'huile d'olive, car il est moins risqué de créer des radicaux libres qui ont été reliés au vieillissement et au cancer. Les recettes dans ce livre requièrent l'utilisation d'huile d'olive à moins que l'huile n'ait pas besoin d'être chauffée. Pour amoindrir les possibilités de dommages futurs par les radicaux libres, faites frire seulement à faible température ou, encore mieux, mettez d'abord un peu d'eau dans la casserole, faites-la chauffer, puis ajoutez l'huile. Cela l'empêchera d'atteindre une température trop élevée. Pour les vinaigrettes et les sauces à salade, utilisez de l'huile d'olive extravierge.

L'huile de sésame La version foncée est fabriquée à partir de graines légèrement grillées et possède une saveur plus prononcée mais moins bonne au goût. L'huile de sésame convient aux vinaigrettes et aux sauces à salade seulement.

L'huile de soja L'huile de soja ne contient malheureusement aucune isoflavone, mais renferme des huiles Omega 3 et Omega 6, ce qui la rend idéale pour les vinaigrettes et les sauces à salade. Il est important d'acheter de l'huile de soja biologique, car elle aura moins tendance à être génétiquement modifiée.

L'huile de noix L'huile de noix est très savoureuse et est délicieuse dans les vinaigrettes et les sauces à salade, mais avec modération. Il ne faut jamais la faire chauffer.

Les œufs

Dans les recettes, à moins que cela ne soit spécifié, on utilise des œufs de taille moyenne.

Le pain complet

Utilisez les produits à base de blé entier/grains entiers pour les aliments tels que la farine, les pâtes, le riz et le pain. Le pain à farine blanche contient de l'anhydride sulfureux, un agent de blanchiment qui est produit chimiquement et peut causer des mutations génétiques. La farine *Doppio zero* est un produit italien utilisé pour fabriquer des pâtes fraîches, que l'on trouve de plus en plus souvent dans les supermarchés et les épiceries fines.

Les produits laitiers

Maintenez la consommation de plats contenant des produits laitiers à un minimum chaque jour et achetez toujours des produits biologiques.

Le beurre Certaines des recettes utilisent du beurre, mais avec parcimonie. Souvenez-vous que l'huile d'olive est toujours une option pour remplacer le beurre dans la cuisson.

Le fromage Surveillez la présence de chymosine, une présure qui est utilisée pour durcir le fromage, pouvant ainsi signifier qu'il s'agit d'un aliment génétiquement modifié. L'étiquette de certains fromages précise qu'ils ne contiennent pas d'OGM. Si vous préférez, vous pouvez omettre le fromage d'une recette lorsque c'est possible.

La crème La crème dans n'importe quelle recette – particulièrement les desserts – est facultative et devrait idéalement être utilisée pour des occasions spéciales. Le yogourt (yaourt) nature biologique ou de soja est un substitut plus sain, ou vous pouvez réduire en purée du tofu velouté, comme dans la recette du *Shortcake aux fraises* (voir page 162).

Le yogourt (yaourt) Achetez un yogourt biologique qui

renferme une culture telle que *Lactobacillus acidophilus*, un hôte naturel pour votre intestin.

Les sauces

Si, dans la recette, il faut du ketchup aux tomates ou de la mayonnaise et que vous avez peu de temps pour en préparer, recherchez les excellentes préparations biologiques qui sont offertes dans les supermarchés ou les magasins de produits naturels. Idéalement, préparez-les à partir des recettes de base (voir pages 178 et 179).

Les produits dérivés du soja

Lorsque vous achetez des produits à base de soja comme le tofu ou le lait de soja, privilégiez les produits biologiques. Certaines compagnies garantissent que leurs produits ne contiennent aucun ingrédient génétiquement modifié.

Le miso Le miso est une pâte de soja brun foncé. Il est fait à partir de la fève de soja entière combinée à de l'orge ou du riz, avec l'ajout d'une culture de moisissures. Le mélange fermente de un à trois ans. La pâte est excellente sous forme de bouillon ou ajoutée aux soupes ou aux plats en cocotte. À cause de la fermentation, le miso contient des enzymes bénéfiques pour la digestion. Une fois que le miso est ajouté à la soupe, celle-ci ne devrait pas bouillir de nouveau, mais juste mijoter – sinon, les enzymes bénéfiques pourraient être détruites. Il vaut mieux diluer le miso en une pâte lisse et légèrement liquide dans un peu d'eau chaude ou de bouillon avant de l'incorporer aux soupes ou aux plats en cocotte.

Il est possible d'acheter de la soupe de miso instantanée. C'est tellement simple à préparer (il ne faut que de l'eau chaude) que j'en prends souvent une tasse pour commencer la journée lorsque j'arrive à la clinique, au lieu de prendre une tisane.

Le lait de soja Le lait de soja est fabriqué à partir de fèves de soja entières et peut être servi avec des céréales et remplacer le lait dans n'importe quelle recette. Il renferme plus de protéines que le lait, sans le gras saturé et le cholestérol. Les différentes marques de lait de soja auront un goût différent, donc n'abandonnez pas si vous n'aimez pas le goût de la première sorte que vous achetez. Certains sont sucrés avec du jus de pomme et vous pouvez essayer d'ajou-ter des épices comme de la cannelle et de la muscade. J'utilise du lait de soja pour faire du café au lait en faisant chauffer le lait et en l'ajoutant à du café de céréales. Pour une petite douceur, j'ajoute un trait de sirop d'érable.

La sauce soja La sauce soja est excellente pour donner de la saveur, mais comme vous n'en utilisez qu'un peu à la fois il n'est pas possible d'obtenir beaucoup de phyto-œstrogènes de cette source. Assurez-vous d'en acheter une sorte qui ne contient pas de glutamate monosodique. La version sans blé s'appelle tamari.

Le tempeh Cette autre forme de soja possède un goût tellement particulier qu'elle n'est utilisée dans aucune des recettes de ce livre. Vous pouvez cependant l'essayer. Le tempeh est fabriqué à partir de fèves de soja fermentées, pressées en un bloc. Il a un goût prononcé et peut être frit ou ajouté dans les soupes.

Le tofu Le tofu, qui est le caillé de fèves de soja, est fabriqué en ajoutant un agent de coagulation pour faire cailler le lait de soja. Il a l'aspect d'un bloc blanc solide et possède une texture ferme ou molle. Le tofu ferme est plus facile à détailler en cubes et est donc idéal pour la friture. À cause de sa texture, le tofu mou s'utilise mieux lorsque vous voulez le mélanger à d'autres ingrédients, par exemple dans la préparation d'un dessert. Le tofu n'a pas de goût en soi, donc sa saveur dépend de la façon dont vous le cuisinez.

Parce qu'il a la propriété de prendre la saveur des aliments avec lesquels il est combiné et parce qu'il peut être préparé de différentes façons, cet aliment est très polyvalent. Il peut être tranché, coupé en cubes, écrasé, émietté, réduit en purée et utilisé autant dans les plats sucrés que salés. Vous pouvez acheter du tofu dans les supermarchés ; plusieurs offriront du tofu biologique. Conservez tout reste de tofu au réfrigérateur dans un bol et couvrez-le d'eau.

Le sucre

Beaucoup de produits contiennent du sucre caché. Évitez les ingrédients qui contiennent du sucre, car il existe habituellement d'autres excellents choix.

Si vous mourez d'envie de manger quelque chose de sucré, il est possible de préparer un dessert sucré, une pâtisserie, des biscuits ou un gâteau sans ajouter de sucre. Le sirop d'érable, le sirop de datte, le sirop de riz, le malt d'orge et le miel sont d'excellents édulcorants pour sucrer et sont plus sains pour votre santé. Souvenez-vous que la clé est la modération. Ce n'est pas une bonne idée d'étendre une épaisse couche de miel sur vos tartines tous les matins, mais vous pouvez en utiliser sans problème dans une recette de gâteau ou avec du porridge. N'utilisez pas d'édulcorants artificiels ou de fructose pour remplacer le sucre.

La viande et la volaille

Nous devons surveiller la quantité de protéines animales que nous consommons à la ménopause à cause de l'effet « sangsue » qu'elles ont sur les os. Nous n'utilisons donc ni viande, ni gibier, ni volaille dans les recettes. Comme nous l'avons mentionné aux pages 35-36, la viande rouge est longue à digérer et peut augmenter les risques de cancer du côlon. Si vous choisissez de consommer des protéines animales, le mieux pour votre santé en général serait le poisson, suivi des œufs.

La quantité de phyto-œstrogènes

Vous devriez avoir comme but de consommer une portion de soja par jour, ce qui équivaut approximativement à 55 g (2 oz) de tofu, 600 ml (20 oz) de lait de soja ou 55 g (2 oz) de farine de soja. Cela vous donnera de 35 à 40 mg d'isoflavones environ. Idéalement, cette portion quotidienne devrait comprendre 1 cuillerée à soupe de graines de lin.

Comme pour tout, l'excès n'est jamais bon dans un sens comme dans l'autre. Par exemple, si vous consommez trop de carottes, vous pourriez avoir le teint orangé ! Donc, n'utilisez pas seulement du soja, souvenez-vous que d'autres légumineuses contiennent aussi de bonnes quantités de phyto-œstrogènes. Ces aliments comprennent les pois chiches et les lentilles – donc une portion de hummos ajoutée à une salade est excellente pour vous, surtout parce que la présence de sésame dans l'hummos vous apporte aussi une grande quantité de calcium.

LA VALEUR NUTRITIVE DES RECETTES

J'utilise un système de symboles pour illustrer le contenu nutritif des recettes. Les valeurs en phyto-œstrogènes, en acides gras essentiels et en antioxydants sont indiquées. Une série de cinq astérisques (★★★★★) représente la valeur la plus élevée et un astérisque (★☆☆☆☆), la valeur la plus faible. Le contenu en phyto-œstrogènes n'est qu'une évaluation parce que la teneur en œstrogènes végétaux peut varier d'une marque à l'autre, c'est-à-dire qu'une portion d'une marque de lait de soja ne contiendra pas exactement la même quantité de phyto-œstrogènes qu'une portion d'une autre marque. Même si la recherche sur les produits à base de soja est plus poussée, les aliments n'ont pas encore tous été analysés scientifiquement pour leur contenu en phyto-œstrogènes – le riz en est un exemple. La teneur en fibres n'a pas été étudiée parce qu'elles existent naturellement et en bonne quantité dans les plats.

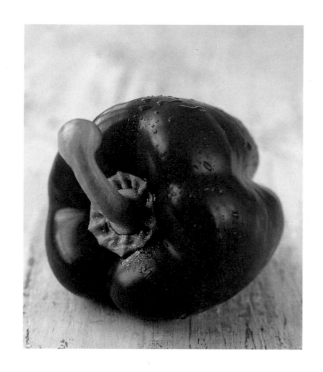

Soupes
&
entrées

Soupe aux tomates fraîches sans cuisson

PHYTO-ŒSTROGÈNES	ACIDES GRAS ESSENTIELS	ANTIOXYDANTS
★★★☆☆	★★☆☆☆	★★★★☆

Cette soupe peut constituer un festin surprenant de tomates, pour autant qu'elles soient bonnes et mûres. Les tomates sont une excellente source de lycopène, un antioxydant reconnu pour aider à protéger les cellules contre les dommages. Les phyto-œstrogènes sont présents dans la crème de soja ou yogourt (yaourt), ainsi qu'en petites quantités dans le persil et le sel de céleri.

Pour peler rapidement les tomates, déposez-les dans un bol résistant à la chaleur et versez de l'eau bouillante dessus. Attendez une minute, puis jetez l'eau. La peau devrait s'enlever facilement. Cette soupe a une jolie texture légère, mais pour obtenir une consistance plus crémeuse, incorporez 150 ml (5 oz) de crème de soja ou 100 ml (3 ½ oz) de yogourt (yaourt) nature épais, idéalement de soja.

POUR 4 PERSONNES

PRÉPARATION : 10 minutes, plus le temps de refroidissement

1 kg (2 ¼ lb) de tomates bien mûres, pelées, équeutées et hachées grossièrement
1 petite poignée de persil commun (à feuilles plates)
Quelques brins de basilic et quelques feuilles pour la garniture (facultatif)
2 c. à soupe de concentré de tomate
Sel de mer et poivre noir fraîchement moulus
1 trait de sauce Worcestershire sans sucre
½ c. à thé de sel de céleri
2 c. à thé de miel

- Au robot culinaire ou au mélangeur, réduire en une purée légère et mousseuse les tomates, les fines herbes et la pâte de tomate. Goûter et rectifier l'assaisonnement avec le sel, le poivre, la sauce Worcestershire, le sel de céleri et le miel.
- Bien faire refroidir (pas plus de 3 heures sinon le goût des tomates s'atténuera).
- Bien mélanger et parsemer de quelques feuilles de basilic ciselées avant de servir.

Bortsch sans cuisson

PHYTO-ŒSTROGÈNES	ACIDES GRAS ESSENTIELS	ANTIOXYDANTS
★★★☆☆	★★☆☆☆	★★★★☆

Cette soupe traditionnelle d'Europe de l'Est (voir la photographie, page 14) est vraisemblablement l'une des meilleures utilisations de la betterave, un légume hautement nutritif. Riche en antioxydants, une betterave cuite contient exceptionnellement plus de nutriments qu'une betterave crue. Ces nutriments comprennent de bons taux de vitamine C et de potassium, lequel aide à contrôler la rétention d'eau. La betterave renferme aussi de la bétaïne, une substance qui aide à faire baisser l'homocystéine, une substance naturelle produite par l'organisme. Des taux trop élevés d'homocystéine ont été reliés aux cardiopathies et à l'ostéoporose.

Le bortsch renferme beaucoup d'autres ingrédients sains pour la santé. Le bouillon de miso, l'ail et le céleri fournissent tous des phyto-œstrogènes. L'ail est reconnu pour ses bienfaits face au système immunitaire et pour faire baisser le cholestérol. Les choux appartiennent à la famille des crucifères, qui comprend le brocoli, les choux de Bruxelles et le chou-fleur. Ces légumes aident à accélérer le métabolisme des œstrogènes dans l'organisme et à ce que ces derniers soient éliminés sous une forme inoffensive, offrant ainsi une protection contre le cancer, particulièrement les cancers du sein et de l'utérus. Le vinaigre de cidre permet de favoriser l'absorption du calcium contenu dans les aliments, lequel est extrêmement utile lorsque vous tentez de maintenir une bonne densité osseuse.

POUR 6 À 8 PERSONNES

PRÉPARATION : environ 15 minutes, plus le temps de refroidissement

350 g (¾ lb) de grosses betteraves cuites, pelées et coupées en gros morceaux
225 g (½ lb) de chou de Savoie ou de chou rouge, haché grossièrement
4 ciboules, coupées en quatre
1 gousse d'ail
2 branches de cœur de céleri, hachées grossièrement
1 litre (35 oz) d'eau bouillante, de Bouillon de miso (voir page 176) ou de Bouillon de légumes (voir page 177)

150 ml (5 oz) de crème sure (aigre), et un peu plus pour
    servir
1 c. à soupe de vinaigre de cidre
Sel de mer et poivre noir fraîchement moulu
Muscade fraîchement râpée
Concombre râpé (avec la peau), pour servir
Raifort râpé, pour servir (facultatif)

- Au robot culinaire ou au mélangeur, réduire en une purée les betteraves, le chou, les ciboules, l'ail et le céleri. Verser dans un grand bol ou dans une casserole et incorporer l'eau ou le bouillon de miso ou de légumes, la crème sure (aigre) et le vinaigre de cidre. Goûter et rectifier l'assaisonnement avec du sel, du poivre et de la muscade.
- Bien faire refroidir. Pour servir, déposer sur la soupe une spirale de crème sure (aigre) et parsemer de concombre râpé. Le raifort râpé offre une jolie présentation pour ceux qui aiment un goût piquant.

SOUPE AUX PETITS POIS FRAIS SANS CUISSON

PHYTO-ŒSTROGÈNES	ACIDES GRAS ESSENTIELS	ANTIOXYDANTS
★★★★☆	★★☆☆☆	★★☆☆☆

Voici une délicieuse recette contenant une grande variété de phyto-œstrogènes provenant du miso, de la crème de tofu ou du yogourt (yaourt) de soja, des petits pois et du céleri. Le céleri est particulièrement bénéfique, car il renferme du potassium qui aide à prévenir la rétention d'eau. Ce légume possède aussi des propriétés anti-inflammatoires, ce qui est utile dans les cas de douleurs articulaires et d'arthrite. Les ciboules sont bonnes pour les os et les algues en flocons contiennent de hauts taux d'oligo-minéraux, surtout de l'iode qui régularise le métabolisme – un bienfait à la ménopause lorsqu'on manque d'énergie.

Des paquets de petits pois frais écossés sont maintenant offerts sur le marché et sont une bénédiction pour le cuisinier occupé. Les traditionalistes dans l'âme peuvent ajouter une cuillerée à thé ou deux de menthe fraîche hachée ou remplacer la ciboule par de la menthe pour servir. Gardez la crème à fouetter (fraîche) pour des occasions spéciales.

POUR 4 PERSONNES
PRÉPARATION : environ 15 minutes, plus le temps de refroidissement si la soupe est servie froide

700 g (1 ½ lb) de petits pois du jardin frais, écossés
    (environ 2 kg (4 ½ lb) non écossés)
4 ciboules, coupées en quatre
2 branches de cœur de céleri, hachées grossièrement
1,1 litre (40 oz) d'eau bouillante, de **Bouillon de miso**
    (voir page 176) ou de **Bouillon de légumes** (voir page
    177)
1 à 2 c. à soupe d'arrowroot (facultatif)
Sel de mer et poivre noir fraîchement moulu
1 trait de sauce Worcestershire sans sucre
100 g (3 ½ oz) de **Crème au tofu** (voir page 183),
    100 ml (3 ½ oz) de yogourt (yaourt) nature épais, de
    préférence de soja ou 150 ml (5 oz) de crème à fouetter
    (fraîche)
1 ½ c. à soupe de flocons d'algues séchées mélangées
1 petite botte de ciboulette

- Au robot culinaire ou au mélangeur, réduire en purée les petits pois, les ciboules et le céleri. Verser dans un grand bol ou dans une casserole et incorporer l'eau ou le bouillon de miso ou de légumes. Selon la texture des petits pois et votre goût, épaissir le mélange avec un peu d'arrowroot. Goûter et rectifier l'assaisonnement avec du sel, du poivre et un trait de sauce Worcestershire.
- Pour une soupe froide, faire refroidir le plus longtemps possible avant de servir. Au moment de servir, déposer une spirale de crème de tofu, de yogourt ou de crème dans chaque bol et parsemer de flocons d'algues et de ciboulette ciselée.
- Pour une soupe chaude, ajouter la crème de tofu, le yogourt ou la crème et faire chauffer doucement, en remuant. Parsemer de flocons d'algues et de ciboulette ciselée juste avant de servir.

GASPACHO

PHYTO-ŒSTROGÈNES	ACIDES GRAS ESSENTIELS	ANTIOXYDANTS
★☆☆☆	★★★★☆	★★★★☆

Ce merveilleux plat d'été possède des qualités qui protègent du vieillissement et du cancer à cause du lycopène, un antioxydant que contiennent les tomates et d'autres antioxydants qui sont fournis par les poivrons. Les concombres renferment certains antioxydants qui aident à empêcher les œstrogènes à se fixer aux cellules. Les ciboules offrent une protection osseuse et l'huile de lin est une source d'acides gras essentiels Omega 3 et Omega 6. L'huile est excellente pour le cœur et la prévention de maladies dégénératives.

Le gaspacho est encore meilleur lorsqu'il est préparé la veille et réfrigéré toute la nuit, afin de permettre aux saveurs de se développer. Lorsque c'est possible, il devrait être consommé glacé. Cette soupe est parfois servie avec des glaçons qui flottent à la surface, mais cela la dilue beaucoup trop. À la place, surtout si vous voulez lui donner un petit air sophistiqué pour un dîner de fête par exemple, faites congeler un peu de votre meilleure huile d'olive extravierge dans des bacs à glaçons – en prenant soin de mettre quelques feuilles de cerfeuil ou de persil commun dans chaque cavité – et faites flotter quelques-uns de ces cubes dans la soupe.

Pour une dose supplémentaire de phyto-œstrogènes, vous pouvez utiliser un mélange en parts égales d'huile d'olive et d'huile de lin ou d'huile de noix dans la soupe.

POUR 4 PERSONNES
PRÉPARATION : 20 minutes, plus le temps de refroidissement

450 g (1 lb) de tomates mûries sur pied ou de tomates italiennes, pelées (voir page 50)
½ concombre
1 poivron vert
1 poivron jaune
4 ciboules
2 gousses d'ail
1 poignée de fines herbes, comprenant idéalement du persil commun (à feuilles plates), de la ciboulette, du cerfeuil et du basilic

2 c. à soupe d'huile d'olive extravierge
1 à 2 c. à soupe de vinaigre de cidre
300 ml (10 oz) de jus de tomate en conserve, réfrigéré
Sel de mer fraîchement moulu
½ c. à thé de paprika, ou au goût
2 œufs durs, écalés et hachés finement, pour garnir

POUR LES CROÛTONS À L'AIL :
2 c. à soupe d'huile d'olive extravierge
1 gousse d'ail, hachée finement
3 tranches de pain de blé complet, écroûtées et coupées en cubes

- Équeuter les tomates et les hacher grossièrement.
- Couper un quart du demi-concombre et réserver. Peler le reste et le hacher grossièrement. Épépiner les poivrons et les hacher grossièrement. Parer les ciboules et les hacher grossièrement. Prendre le morceau de concombre non pelé et le hacher très fin. Recommencer avec le quart de chaque légume préparé. Réserver dans des petits bols individuels afin de les servir en accompagnement avec la soupe.
- Au mélangeur, réduire en purée les légumes grossièrement hachés, les gousses d'ail, les fines herbes, l'huile, le vinaigre et un peu du jus de tomate. Incorporer le reste du jus de tomate et rectifier l'assaisonnement avec du sel et du paprika (ne pas oublier que la réfrigération atténue les saveurs, d'où l'importance de bien assaisonner). Faire refroidir la soupe pendant au moins 1 heure au réfrigérateur, de préférence toute la nuit.
- Pendant que la soupe refroidit, préparer les croûtons à l'ail : dans une poêle, faire chauffer l'huile et y faire revenir l'ail jusqu'à ce qu'il dégage tout son arôme. Ajouter les cubes de pain et faire revenir en remuant pour bien les enrober d'huile et d'ail et leur permettre de dorer uniformément. Les faire égoutter sur du papier absorbant.
- Servir la soupe froide accompagnée des bols de légumes en dés, des œufs hachés et des croûtons.

MINESTRONE PRIMAVERA

PHYTO-ŒSTROGÈNES	ACIDES GRAS ESSENTIELS	ANTIOXYDANTS
★★★★★	★☆☆☆☆	★★★☆☆

Par le grand nombre de légumes qui le composent, le minestrone est une excellente soupe qui permet d'obtenir une bonne variété de phyto-œstrogènes. Le soja contenu dans le bouillon de miso en est une source riche, tout comme les haricots cannellini et borlotti. D'autres phyto-œstrogènes se trouvent dans le céleri, les carottes, les petits pois, les haricots verts, les pommes de terre et l'ail. Les courgettes sont une excellente source de bêta-carotène, de vitamine C et d'acide folique. Le chou offre une protection efficace contre le cancer en permettant d'éliminer les œstrogènes sous une forme inoffensive.

Une fois la soupe préparée, vous pouvez la garnir d'une spirale de sauce au pesto (voir page 181).

POUR 6 À 8 PERSONNES
PRÉPARATION : 20 minutes, plus une nuit de trempage
CUISSON : de 2 à 2 ½ heures

55 g (2 oz) de haricots cannellini secs
55 g (2 oz) de haricots borlotti
2 c. à soupe d'huile d'olive
40 g (1 ½ oz) de flocons d'algues séchées
1 gros oignon, haché
1 gousse d'ail, hachée
1 feuille de laurier
3 jeunes poireaux, coupés en morceaux de la taille d'une petite bouchée
175 g (6 oz) de jeunes carottes, coupées en morceaux de la taille d'une petite bouchée
3 ou 4 cœurs de céleri, coupés en morceaux de la taille d'une petite bouchée
175 g (6 oz) de jeunes courgettes, coupées en gros dés
175 g (6 oz) de haricots verts fins, coupés en longueurs d'une petite bouchée
55 g (2 oz) de petits pois écossés
1,5 litre (50 oz) d'eau bouillante, de **Bouillon de miso** *(voir page 176) ou de* **Bouillon de légumes** *(voir page 177)*

2 c. à soupe de vin rouge
175 g (6 oz) de jeune chou vert, émincé
175 g (6 oz) de pommes de terre nouvelles, coupées en deux
225 g (8 oz) de tomates, pelées (voir page 52) et hachées grossièrement
Sel de mer et poivre noir fraîchement moulus
85 g (3 oz) de pâtes pour la soupe, telles que ditalini ou vermicelles
3 c. à soupe de persil commun (à feuilles plates), haché
1 poignée de basilic
Croûtons à l'ail (voir page 52), pour servir
Parmesan fraîchement râpé, pour servir

- Couvrir généreusement les haricots d'eau et les laisser tremper toute la nuit. Le lendemain, les égoutter et bien les rincer.

- Faire chauffer l'huile dans une grande casserole à fond épais et ajouter les algues. Faire revenir doucement pendant 1 minute environ, puis ajouter l'oignon, la gousse d'ail et la feuille de laurier. Faire revenir pendant 5 minutes environ. Ajouter les poireaux, les carottes et le céleri et poursuivre la cuisson de 2 à 3 minutes. Égoutter les haricots et les mettre dans la casserole. Faire revenir 5 minutes. Ajouter les courgettes, les haricots verts et les petits pois et poursuivre la cuisson 5 minutes.

- Mouiller avec l'eau ou le bouillon de miso ou de légumes et le vin ; ajouter le chou, les pommes de terre et les tomates. Porter à ébullition et laisser mijoter très doucement pendant 1 ¾ à 2 heures, jusqu'à ce que les haricots soient tendres.

- Assaisonner au goût, ajouter les pâtes, le persil et le basilic et poursuivre la cuisson pendant 10 à 15 minutes, jusqu'à ce que les pâtes soient tendres.

- Servir la soupe accompagnée de croûtons et de parmesan râpé.

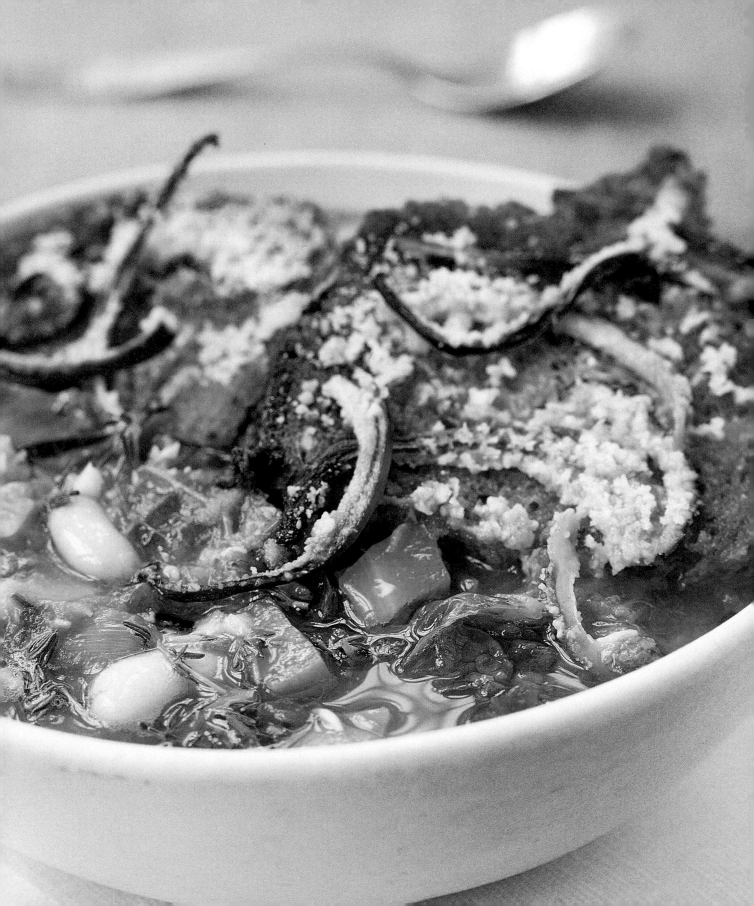

SOUPE AUX HARICOTS (RIBOLLITA)

PHYTO-ŒSTROGÈNES	ACIDES GRAS ESSENTIELS	ANTIOXYDANTS
★★★★☆	★☆☆☆☆	★★★☆☆

La ribollita est une délicieuse soupe aux haricots qui vient de Toscane et qui fait un délicieux repas réconfortant par temps froid. Les haricots cannellini se combinent délicieusement bien avec le bouillon de miso, le céleri, les carottes, l'ail et le pain complet.

Le merveilleux mélange légumes et haricots fournit des phyto-œstrogènes en abondance. Les carottes, tout en étant phyto-œstrogéniques, contiennent des taux élevés de bêta-carotène, l'antioxydant indispensable dans la prévention des dommages aux cellules ; le lycopène dans les tomates a la même fonction. Le chou est excellent dans la prévention du cancer et l'ail, un membre de la famille des allium, *est particulièrement bon pour le système immunitaire.*

POUR 6 À 8 PERSONNES
PRÉPARATION : environ 30 minutes, plus une nuit de trempage
CUISSON : environ 2 ½ heures

225 g (8 oz) de haricots cannellini secs
4 c. à soupe d'huile d'olive
2 oignons, hachés finement
2 poireaux, hachés finement
2 carottes, hachées
2 branches de céleri, hachées
400 g (14 oz) de tomates italiennes en conserve
115 g (4 oz) de cavolo nero ou de chou, émincé
1 piment chili rouge
1 c. à thé d'origan frais haché ou ½ c. à thé d'origan séché
1 c. à thé de romarin frais haché ou ½ c. à thé de romarin séché
2 litres (70 oz) de Bouillon de miso (voir page 176) ou de Bouillon de légumes de bonne qualité (voir page 177)
100 ml (3 ½ oz) de vin blanc sec (facultatif)
Sel de mer et poivre noir fraîchement moulus
8 tranches minces de pain complet croûté de bonne qualité
4 gousses d'ail

1 c. à thé de thym frais haché ou ½ c. à thé de thym séché
1 oignon rouge, émincé
55 g (2 oz) de parmesan, fraîchement râpé

- Couvrir généreusement les haricots d'eau et les faire tremper toute la nuit.
- Le lendemain, les égoutter et bien les rincer. Dans une grande casserole à fond épais, faire chauffer 2 c. à soupe d'huile, y faire revenir l'oignon brièvement, jusqu'à ce qu'il soit translucide, puis ajouter les légumes, le piment chili, l'origan et le romarin. Faire revenir pendant 5 minutes environ, jusqu'à ce que les légumes soient bien enrobés d'huile et commencent à ramollir. Ajouter les haricots et mélanger pour bien les enrober.
- Mouiller avec le bouillon de miso ou de légumes et le vin. Porter à ébullition, baisser le feu et laisser mijoter pendant 1 ½ heure environ, jusqu'à ce que les haricots soient relativement tendres. Assaisonner au goût (ne pas saler avant cette étape, sinon les fèves durciront). Laisser refroidir légèrement et retirer le piment chili.
- Préchauffer le four à 180 °C (350 °F), ou à 4 pour une cuisinière au gaz. Retirer à la louche environ la moitié du contenu de la casserole (essayer de retirer les haricots plutôt que les légumes) et réduire en purée au robot culinaire ou par portions au moulin à légumes. Remettre dans la casserole et bien mélanger.
- Frotter le pain avec une ou deux gousses d'ail, le faire légèrement griller et réserver. Hacher finement le reste de l'ail. Dans une poêle, faire chauffer le reste de l'huile et y faire revenir l'ail doucement avec le thym et beaucoup de poivre noir, jusqu'à ce qu'il ramollisse et dégage tout son arôme. Incorporer à la soupe et rectifier l'assaisonnement au besoin.
- Verser la moitié du contenu dans une casserole allant au four, déposer les tranches de pain dessus, puis verser le reste de la soupe. Disposer des tranches d'oignon rouge sur le dessus et parsemer de fromage.
- Faire cuire au four pendant 30 minutes, jusqu'à ce que la surface soit dorée.

SOUPE AUX CAROTTES ET À LA CORIANDRE

PHYTO-ŒSTROGÈNES	ACIDES GRAS ESSENTIELS	ANTIOXYDANTS
★★★★☆	★☆☆☆☆	★★★★☆

Pour bien des gens, le mélange carottes-coriandre est ce qu'il y a de meilleur – et ils ont raison. Ces deux ingrédients se complètent merveilleusement.

Le grand nombre de phyto-œstrogènes contenu dans cette recette provient de plusieurs sources : le bouillon de miso, la crème de tofu ou le yogourt (yaourt) de soja, le lait de soja et l'ail. Les carottes renferment une excellente quantité d'antioxydants puissants, de bêta-carotène, qui est efficace pour retarder le vieillissement et pour la prévention du cancer. L'oignon est spécialement utile pour la protection des os.

De l'eau, du bouillon de miso ou de légumes peuvent servir de base à cette soupe ; il va de soi qu'elle aura plus de saveur si vous utilisez du bouillon, mais elle n'en est pas moins délicieuse lorsqu'on l'apprête avec de l'eau.

POUR 4 PERSONNES
PRÉPARATION : environ 20 minutes
CUISSON : environ 40 minutes

500 g (1 lb 2 oz) de bébés carottes, hachées menu
1 gros oignon, haché menu
2 gousses d'ail
Zeste râpé et jus de 1 orange biologique
1 c. à thé de graines de coriandre moulues
1 grosse poignée de coriandre fraîche, avec les racines, plus quelques feuilles pour garnir
600 ml (20 oz) d'eau bouillante, de Bouillon de miso (voir page 176) ou de Bouillon de légumes (voir page 177)
300 ml (10 oz) de lait de soja
Sel de mer et poivre noir fraîchement moulus
2 c. à thé de miel
100 ml (3 ½ oz) de Crème au tofu (voir page 183), de yogourt (yaourt) nature épais, de préférence de soja, ou de crème à fouetter (facultatif)

- Dans une grande casserole à fond épais, mettre les carottes, l'oignon, l'ail, le zeste d'orange, les graines de coriandre moulues et les feuilles de coriandre, avec les racines, nouées ensemble par quelques tiges. Mouiller avec l'eau, le bouillon de miso ou de légumes et le lait de soja, et faire frémir. Faire cuire doucement pendant 30 minutes environ, jusqu'à ce que tous les ingrédients soient tout à fait tendres.
- Transférer dans le bol du robot culinaire ou du mélangeur avec la plupart des feuilles de coriandre et le jus d'orange, et réduire en purée. Rincer la casserole et y verser la soupe, goûter et rectifier l'assaisonnement avec du sel, du poivre et du miel.
- Incorporer la crème de tofu, le yogourt ou la crème (facultatif), et faire chauffer doucement en remuant. Parsemer des feuilles de coriandre réservées avant de servir.

SOUPE AUX NOUILLES ET AUX CHAMPIGNONS À LA THAÏLANDAISE

PHYTO-ŒSTROGÈNES	ACIDES GRAS ESSENTIELS	ANTIOXYDANTS
★★★★☆	★★☆☆☆	★☆☆☆☆

Les champignons shiitake proviennent d'Extrême-Orient et sont habituellement utilisés sous leur forme séchée. En plus d'être une bonne source de phyto-œstrogènes que fournit la famille des champignons, il a été démontré que les shiitake offraient d'autres bienfaits pour la santé, dont la protection contre les cardiopathies et le cancer.

Les phyto-œstrogènes sont aussi présents dans le tofu, les germes de haricots, le bouillon de miso et l'ail. Le gingembre est excellent pour favoriser la circulation sanguine et il a été traditionnellement utilisé pour réduire l'inflammation articulaire et soulager dans les cas d'arthrite. Il peut aussi aider pour les nausées, un problème dont se plaignent certaines femmes au moment de la ménopause.

La pâte pour soupe aigre-douce tom yum est offerte dans les meilleurs supermarchés et les boutiques de produits naturels spécialisés. Ce mélange broyé de fèves de soja, de citronnelle, d'échalotes thaïlandaises, de piments chili, d'ail et de pâte de crevettes donne instantanément une saveur distincte à n'importe quelle soupe thaïlandaise.

Soupe aux nouilles et aux champignons à la thaïlandaise

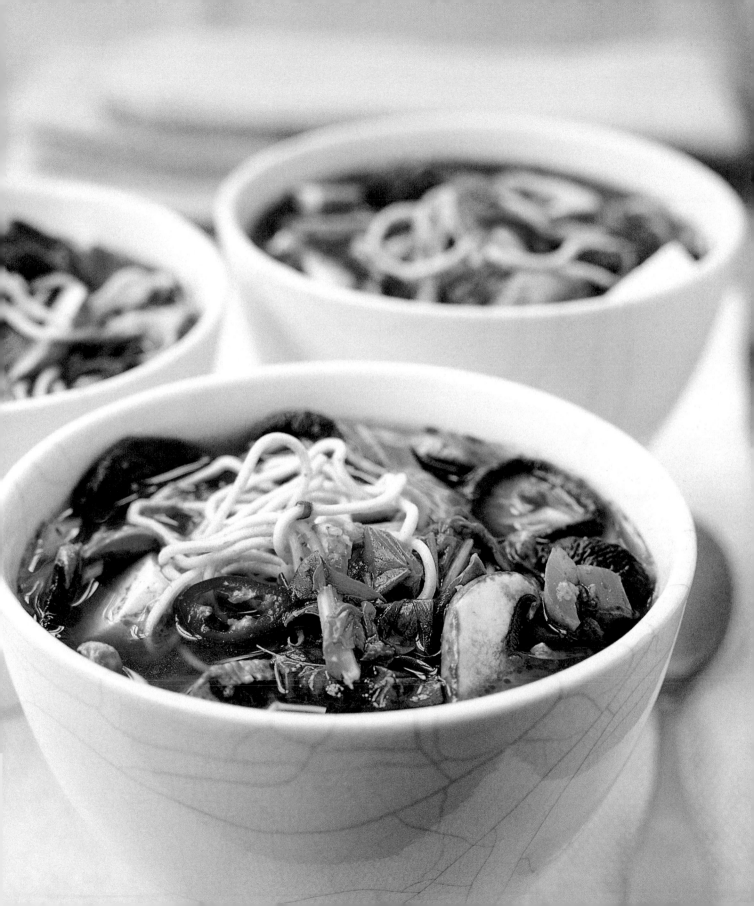

POUR 4 PERSONNES

PRÉPARATION : environ 25 minutes, plus 10 minutes de trempage

CUISSON : environ 20 minutes

25 g (1 oz) de champignons shiitake ou autres champignons séchés
150 ml (5 oz) d'eau bouillante
175 g (6 oz) de champignons café frais
1 botte de ciboules
1,1 litre (40 oz) de Bouillon de miso *(voir page 176)*
2 c. à soupe de pâte tom yum
1 c. à soupe de sauce soja
½ petit piment chili rouge, émincé (facultatif)
1 morceau de 2,5 cm (1 po) de racine de gingembre, pelée et râpée
2 gousses d'ail, émincées
2 c. à soupe de sauce de poisson sans sucre
85 g (3 oz) de nouilles étroites aux œufs
175 g (6 oz) d'épinards émincés ou de germes de haricot
200 g (7 oz) de tofu, coupé en dés

- Faire d'abord tremper les champignons séchés dans de l'eau bouillante pendant 10 minutes environ. Les égoutter et réserver le liquide de trempage. Trancher ensuite les champignons café et les ciboules.
- Amener presque à ébullition le bouillon de miso et le liquide de trempage des champignons, puis incorporer la pâte *tom yum*. Ajouter les champignons tranchés, les champignons shiitake réservés, les ciboules, la sauce soja, le piment chili (facultatif), le gingembre, l'ail et la sauce de poisson. Laisser mijoter pendant 10 minutes environ.
- Incorporer les nouilles, les épinards et le tofu et poursuivre la cuisson de 3 à 5 minutes, ou jusqu'à ce que les nouilles soient *al dente*.
- Pour servir, répartir la soupe et les nouilles entre des bols de service réchauffés.

GUACAMOLE

PHYTO-ŒSTROGÈNES	ACIDES GRAS ESSENTIELS	ANTIOXYDANTS
★☆☆☆☆	★★☆☆☆	★★★★☆

L'avocat est un fruit merveilleux, mais on lui a donné mauvaise réputation parmi les aliments amaigrissants parce qu'il est riche en calories. En fait, ces calories se présentent sous forme de gras monoinsaturés bénéfiques, exceptionnellement faciles à digérer. Les avocats sont riches en potassium, le minéral qui aide à prévenir la rétention d'eau, et sont aussi d'excellentes sources de vitamines E, C et B6, de riboflavine et de manganèse. Il a aussi été démontré qu'ils facilitaient la production de collagène qui donne l'élasticité à la peau et tout ce qui est essentiel pour maintenir une ossature forte.

De plus, les limes contiennent de bonnes quantités de vitamine C, qui permettent le développement de la matrice collagène des os. Les ciboules sont utiles pour les os, et les tomates contiennent du lycopène, un antioxydant qui aide à contrer les dommages aux cellules et le vieillissement prématuré.

La tradition veut que l'on serve cette trempette mexicaine avec des croustilles de maïs, mais elle est tout aussi délicieuse – et saine – accompagnée de crudités. Lorsqu'ils sont offerts, privilégiez les avocats Hass à la peau noire, car ils sont souvent plus mûrs et savoureux.

POUR 4 PERSONNES

PRÉPARATION : 15 minutes

4 ciboules
1 grosse poignée de feuilles de coriandre
Zeste râpé et jus de 2 limes
3 gros avocats mûrs
2 petits piments chili rouges, épépinés et émincés
500 g (1 lb 2 oz) de tomates très mûres, sans la peau (voir page 50), le pédoncule retiré et hachées finement
Sel de mer et poivre noir fraîchement moulus

- Au robot culinaire, hacher grossièrement les ciboules, puis ajouter la coriandre, sauf quelques brins, le zeste et le jus des limes et la chair de deux avocats. Réduire en purée.
- Ajouter le reste des avocats, le piment chili et les tomates, en en réservant quelques cuillerées, et broyer doucement

jusqu'à ce que la chair des avocats se défasse en petits morceaux. Ne pas trop mélanger. Assaisonner généreusement au goût avec le sel et le poivre.

◆ Verser dans des bols, déposer un peu de tomates hachées réservées au centre de chaque bol et garnir des feuilles de coriandre réservées.

HOUMMOS ET TAHINI

PHYTO-ŒSTROGÈNES	ACIDES GRAS ESSENTIELS	ANTIOXYDANTS
★★★★★	★★★★★	★★☆☆☆

Ce plat est un de mes préférés pour la ménopause, parce qu'il est délicieux et extrêmement bénéfique pour nous. Les pois chiches sont une très bonne source de phyto-œstrogènes parce qu'ils contiennent les quatre isoflavones. Les olives et l'huile d'olive sont bonnes pour réduire le cholestérol et aider le cœur. Les graines de sésame dans le tahini renferment d'importantes quantités de calcium et d'acides gras essentiels. Pour augmenter le contenu en acides gras essentiels, lorsque le hoummos est prêt, arrosez-le d'une légère couche d'huile d'olive et d'huile de lin.

La pâte de tahini peut facilement se préparer chez soi en réduisant des graines de sésame en purée. Le hoummos, la purée de pois chiches, est si souvent mélangé à du tahini que cette préparation est bien souvent appelée hoummos, tout simplement. Bien qu'il soit délicieux servi en hors-d'œuvre et en trempette avec du pain pita ou du pain de seigle, le hoummos fait aussi une sauce délicieuse pour les légumes ou les poissons grillés ou cuits sur le barbecue. Il contient tellement de bonnes choses sur le plan nutritionnel qu'il devrait aussi être servi en goûter savoureux (délicieux sur les galettes d'avoine) – et si vous voulez augmenter encore la teneur en phyto-œstrogènes, parsemez-le de noix de pin légèrement grillées.

POUR 6 À 8 PERSONNES
PRÉPARATION : environ 15 minutes, plus une nuit de trempage si vous utilisez des pois chiches secs
CUISSON : environ 1 heure (si vous utilisez des pois chiches secs)

450 g (1 lb) de pois chiches secs ou 800 g (28 oz) de pois chiches en conserve, égouttés
4 grosses gousses d'ail
2 piments chili rouges
Jus d'environ 3 citrons
Environ 150 ml (5 oz) de pâte de tahini
85 g (3 oz) d'olives noires dénoyautées, plus quelques-unes pour garnir
2 c. à thé de cumin moulu
Environ 1 c. à thé de sel de mer fraîchement moulu
Huile d'olive extravierge, pour servir
Un peu de paprika, pour garnir
Persil commun (à feuilles plates), haché, pour garnir
Pain pita chaud, pour servir

◆ Si les pois chiches sont secs, les faire tremper toute la nuit dans de l'eau. Le lendemain, jeter l'eau de trempage, les couvrir de nouveau d'eau froide et porter à ébullition. Baisser le feu, ajouter une gousse d'ail et les piments chili et laisser mijoter pendant 1 heure, jusqu'à ce que les pois chiches soient tendres. Égoutter, réserver l'eau de cuisson et jeter la gousse d'ail et les piments chili.

◆ Réserver quelques pois chiches entiers et mettre le reste dans le robot culinaire avec le jus de citron, le tahini, les olives, le cumin, 150 ml (5 oz) d'eau de cuisson réservée (ou de l'eau ou du *Bouillon de miso*, voir page 176, si les pois chiches sont en conserve) et le sel. Hacher le reste de l'ail, l'ajouter aux ingrédients dans le robot culinaire et réduire en une purée grossière. La consistance ne devrait pas être lisse ; des morceaux de pois chiches devraient lui donner de la texture. Ajouter de l'eau si le mélange est trop sec. Rectifier le goût en ajoutant du tahini, du jus de citron et du sel.

◆ Étaler le hoummos dans des assiettes individuelles, en traçant des cercle sur la surface, avec les dents d'une fourchette. Verser un peu d'huile d'olive dessus, parsemer de quelques pois chiches et d'olives, saupoudrer de paprika et garnir de persil commun. Servir accompagné de pain pita chaud.

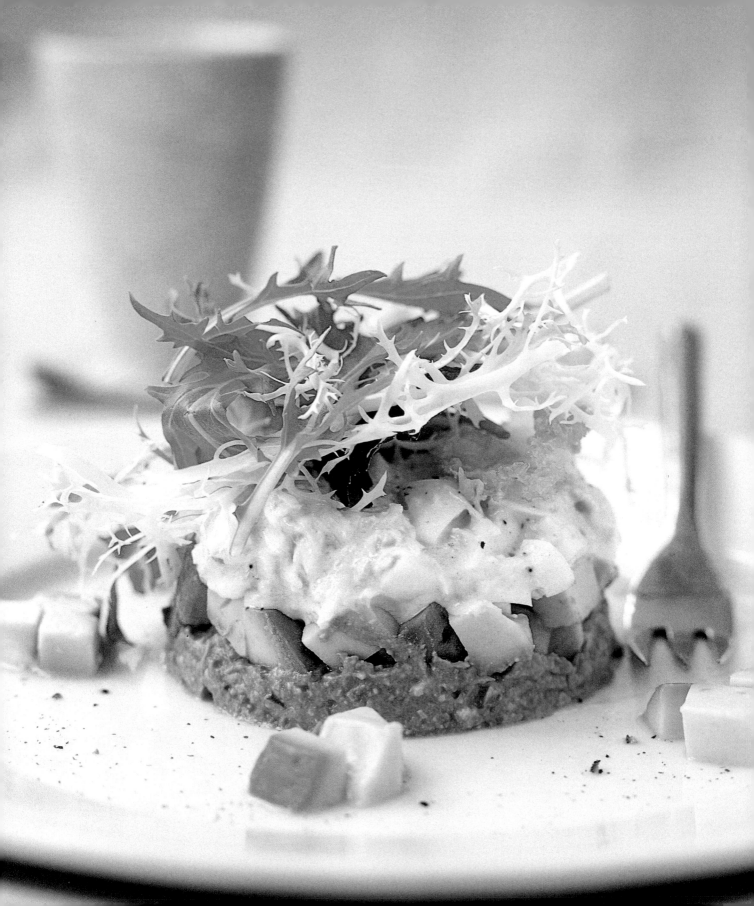

SALADE DE CRABE ET D'AVOCAT

PHYTO-ŒSTROGÈNES	ACIDES GRAS ESSENTIELS	ANTIOXYDANTS
★★★☆☆	★★★☆☆	★★★☆☆

Cette salade au goût délicat (voir la photographie ci-contre) fournit de bonnes quantités d'antioxydants par le biais des avocats et du crabe. Le crabe contient du zinc et du magnésium, ainsi que du sélénium, qui offre une protection contre le cancer et le vieillissement. C'est aussi une bonne source d'acides gras essentiels, lesquels sont importants pour lubrifier la peau, le vagin et les articulations.

Il a été démontré que les avocats aident à produire du collagène, lequel est important pour maintenir la peau et les os en santé. Ils contiennent aussi de grandes quantités de potassium, un minéral qui aide à prévenir la rétention d'eau. Les graines de lin sont une excellente source de phyto-œstrogènes et fournissent des acides gras essentiels.

POUR 4 PERSONNES
PRÉPARATION : environ 15 minutes
CUISSON : 10 minutes (pour les œufs)

1 gros avocat, de préférence Hass
Jus de 1 citron
200 g (7 oz) de chair de crabe fraîche parée (brune et blanche)
½ c. à thé de pâte d'anchois
½ c. à thé de moutarde en poudre
2 c. à soupe de graines de lin dorées
Sel de mer et poivre noir fraîchement moulus
2 gros œufs, durs, écalés et hachés
3 c. à soupe de mayonnaise (du commerce ou voir page 179)
Feuilles de salades mixtes, pour servir

- Peler les avocats, les couper en deux, les dénoyauter et couper la chair en dés. Arroser du jus d'un demi-citron.
- S'assurer qu'il ne reste aucun morceau de cartilage dans la chair de crabe. Mettre la chair brune dans un bol et la blanche, défaite en flocons, dans un autre bol. À la chair brune, incorporer le reste du jus de citron, la pâte d'anchois, la moutarde en poudre, les graines de lin ; assaisonner au goût. À la chair blanche, incorporer délicatement les œufs et la mayonnaise avec le jus de citron

qui reste du trempage des avocats et un peu d'assaisonnement.

- Disposer les feuilles de salades dans des assiettes de service. Il existe deux façons de servir cette salade : soit en mélangeant les contenus des deux bols avec les dés d'avocat et en déposant la préparation sur la salade, soit en présentant la salade par étage, en dressant l'avocat sur la salade, puis la chair brune et finalement la blanche. Dresser cette salade dans un emporte-pièce rond pour lui donner une forme nette et attrayante.

SALADE NIÇOISE

PHYTO-ŒSTROGÈNES	ACIDES GRAS ESSENTIELS	ANTIOXYDANTS
★★☆☆☆	★★★★★	★★★☆☆

Non seulement cette salade est-elle délicieuse et raffinée, mais elle est incroyablement bonne pour votre bien-être. Des portions saines de phyto-œstrogènes sont fournies par les pommes de terre, les haricots verts et les fines herbes, surtout si vous choisissez d'utiliser du persil et de la sauge. La vinaigrette contient des phyto-œstrogènes supplémentaires provenant de l'ail. De bonnes quantités d'huiles monoinsaturées sont apportées aussi bien par les olives noires que par l'huile d'olive. Les œufs sont une excellente source saine de protéines et sont remplis de nutriments, surtout de vitamine B (la vitamine anti-stress) et de zinc (essentiel pour l'équilibre hormonal et des os en santé). Les acides gras essentiels sous la forme Omega 3 sont contenus dans les anchois et, à un niveau moindre, dans le thon.

POUR 4 À 6 PORTIONS
PRÉPARATION : 20 minutes
CUISSON : 15 à 20 minutes (pour les pommes de terre et les œufs)

225 g (8 oz) de petites pommes de terre nouvelles
175 g (6 oz) de haricots verts fins
2 ou 3 œufs
1 laitue romaine ou 2 mini-laitues romaines
1 petite botte de ciboules
½ concombre
225 g (8 oz) de tomates

Salade de crabe et d'avocat

1 poivron rouge

200 g (7 oz) de thon en morceaux dans l'huile en conserve

Environ 100 g (3 ½ oz) de filets d'anchois, rincés et égouttés

115 g (4 oz) d'olives noires dénoyautées, de préférence aromatisées à l'ail

Plusieurs poignées de fines herbes fraîches, surtout du persil commun (à feuilles plates), de la ciboulette, du basilic, du cerfeuil et de l'estragon

POUR LA VINAIGRETTE :

1 gousse d'ail

3 c. à soupe d'huile d'olive extravierge

2 c. à soupe d'huile de lin

1 c. à soupe de vinaigre balsamique

Sel de mer et poivre noir fraîchement moulus

- Faire chauffer une casserole d'eau. Gratter les pommes de terre et les peler seulement si c'est nécessaire. Lorsque l'eau bout, ajouter les haricots verts et les faire blanchir de 1 à 2 minutes seulement. Les retirer avec une cuillère à égoutter et les déposer dans un bol d'eau froide.

- Mettre les pommes de terre dans l'eau bouillante et les faire cuire à bon feu jusqu'à ce qu'elles soient encore à peine fermes – elles ne doivent pas être en bouillie. Faire bouillir une autre casserole d'eau et y faire cuire les œufs pendant 12 minutes, pas plus.

- Pendant que les pommes de terre et les œufs cuisent, préparer les autres légumes. Déchiqueter les feuilles de laitue et en tapisser le fond d'un grand saladier. Parer les ciboules et les ciseler sur les feuilles de laitue. Détailler le concombre dans le sens de la longueur en 2 ou 3 tranches épaisses, puis couper ces tranches en longues lanières ; finalement, couper ces lanières en morceaux de 2 cm (¾ po). Couper les tomates en quartiers, puis en deux si les quartiers sont trop gros. Couper le poivron en deux, l'épépiner, puis trancher la chair en fines lanières. Ajouter tous ces ingrédients dans le saladier.

- Égoutter le thon, en défaire la moitié en flocons et l'ajouter dans le saladier. Avec des ciseaux, couper les anchois en deux, les ajouter dans le saladier avec la moitié des olives. Ciseler la moitié des fines herbes et les ajouter dans le saladier.

- Égoutter les pommes de terre cuites et les assécher légèrement à feu très doux, puis les laisser refroidir légèrement sur une assiette. Égoutter les œufs et les plonger dans de l'eau froide. Jeter l'eau de cuisson des haricots verts et faire égoutter ceux-ci sur du papier absorbant.

- Pour préparer la vinaigrette : écraser l'ail dans les huiles mélangées, ajouter le vinaigre et assaisonner au goût avec le sel et le poivre. Bien mélanger jusqu'à l'obtention d'une émulsion lisse et rectifier l'assaisonnement.

- Couper les pommes de terre en bouchées, au besoin, et les mettre dans le saladier avec les haricots verts. Verser la vinaigrette sur la salade et mélanger pour bien incorporer. Goûter et rectifier l'assaisonnement.

- Écaler les œufs, les couper en quartiers et les disposer sur la salade avec le reste de thon, d'olives et d'anchois. Ciseler dessus le reste des fines herbes.

POIVRONS AVEC ANCHOIS, À LA PIÉMONTAISE

PHYTO-ŒSTROGÈNES	ACIDES GRAS ESSENTIELS	ANTIOXYDANTS
★★☆☆☆	★★★☆☆	★★★★☆

Ce plat (voir la photographie ci-contre) n'est pas seulement un délicieux hors-d'œuvre, mais il est aussi excellent pour la ménopause.

Les phyto-œstrogènes sont présents dans l'ail et les poivrons et aident à prévenir le cancer et le vieillissement prématuré. Les poivrons peuvent contenir deux fois plus de vitamine C que les oranges – ce qui peut en surprendre plusieurs. La vitamine C est essentielle pour les os car elle produit le collagène, qui compose 90 % de la matrice osseuse.

Les anchois renferment des acides gras essentiels sous la forme d'huile Omega 3, qui aide à lubrifier les articulations et à garder la peau et le vagin doux et souples. Ces huiles peuvent aussi réduire les risques de cardiopathies. Le basilic est reconnu pour son effet tranquillisant sur l'organisme – ce qui est important au moment de la ménopause à cause de nos sautes d'humeur – et l'origan est bon pour la digestion.

Poivrons avec anchois, à la piémontaise

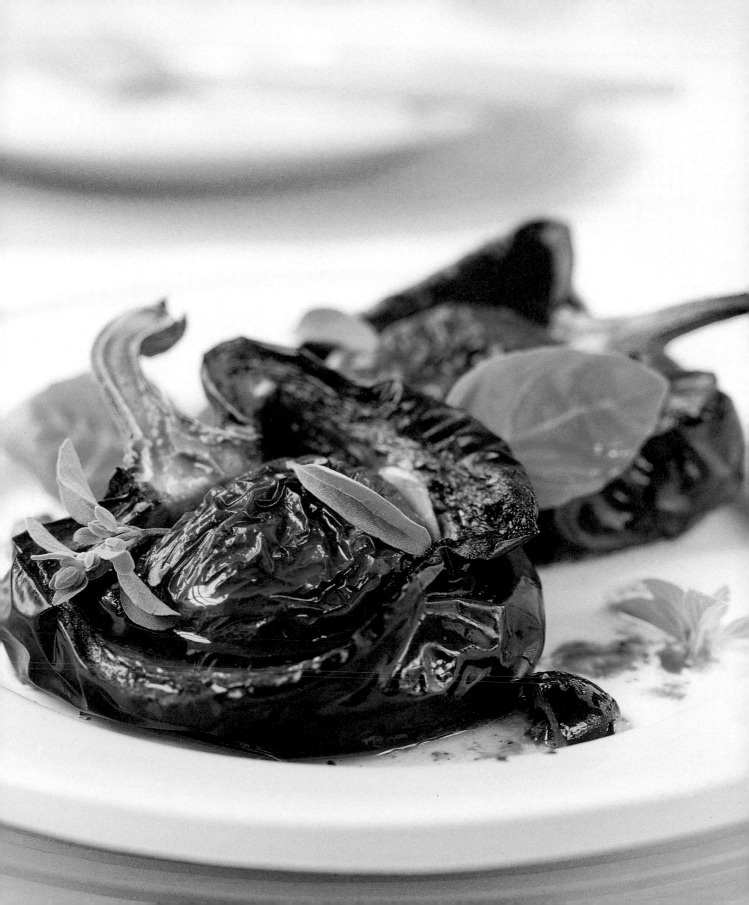

POUR 4 PERSONNES
PRÉPARATION : 10 minutes
CUISSON : de 25 à 30 minutes

4 poivrons rouges ou jaunes
4 gousses d'ail, tranchées
50 g (2 oz) d'olives noires dénoyautées, hachées
4 filets d'anchois, rincés, égouttés et hachés
1 c. à soupe de câpres, rincées et égouttées
4 tomates italiennes, coupées en deux
3 c. à soupe d'huile d'olive extravierge, et un peu plus pour
  graisser
Sel de mer et poivre noir fraîchement moulus
1 grosse poignée de basilic frais, haché grossièrement
2 c. à soupe d'origan frais, haché grossièrement

◆ Préchauffer le four à 220 °C (425 °F), ou à 7 pour une cuisinière au gaz. Couper les poivrons en deux, puis les épépiner sans retirer les pédoncules. Les placer du côté de la peau sur une plaque de cuisson légèrement huilée.

◆ Répartir des tranches d'ail dans les demi-poivrons, parsemer d'olives, de morceaux d'anchois et de câpres, puis couvrir d'une demi-tomate italienne, le côté coupé vers le bas. Arroser d'huile, assaisonner et faire cuire pendant 10 minutes.

◆ Baisser le four à 200 °C (400 °F), ou à 6 pour une cuisinière au gaz, et poursuivre la cuisson de 15 à 20 minutes, jusqu'à ce que les poivrons et les tomates soient tendres.

◆ Servir les poivrons chauds ou froids, parsemés de fines herbes fraîches.

SALADE MAROCAINE AUX CAROTTES ET À L'ORANGE

PHYTO-ŒSTROGÈNES	ACIDES GRAS ESSENTIELS	ANTIOXYDANTS
★★★☆☆	★★★☆☆	★★★★★

Vous pouvez appeler ce plat Salade marocaine antioxydante à cause de sa couleur éclatante : elle est remplie de bêta-carotène, dont la quantité est particulièrement élevée dans les oranges et les légumes. Les carottes renferment aussi de bonnes quantités de phyto-œstrogènes, tout comme les graines de lin, qui sont également ment riches en acides gras essentiels.

En plus d'être un hors-d'œuvre idéal pour l'été, cette salade accompagne agréablement les plats de légumes épicés et de légumineuses et rehausse fortement les plats de poissons. Vous pouvez aussi y incorporer quelques morceaux de tofu pour créer un excellent repas ou un goûter léger. Un tel ajout signifiera que le contenu en phyto-œstrogène augmentera de ★★★☆☆ à ★★★★☆. (Voir la photographie, page 16.)

POUR 4 PERSONNES
PRÉPARATION : 10 minutes, plus le temps de refroidissement

2 grosses oranges navel juteuses
350 g (12 oz) de bébés carottes
1 pomme de chicorée
1 pincée de cannelle ou 1 c. à soupe d'eau de fleur
  d'oranger (facultatif)

POUR LA SAUCE À SALADE :
1 c. à soupe de miel clair
2 c. à soupe d'huile d'olive extravierge
1 c. à soupe d'huile de lin
1 c. à soupe de graines de lin dorées
1 c. à soupe de jus de citron
2 c. à soupe de coriandre, finement hachée (facultatif)
Sel de mer et poivre noir fraîchement moulus

◆ Peler les oranges à vif. Avec un couteau bien effilé, couper le fruit horizontalement en tranches très minces, puis couper ces tranches en deux, en réservant le jus pour la sauce à salade.

◆ Parer les carottes et les râper en filaments. Couper la chicorée à la base et jeter les feuilles extérieures. Séparer les feuilles intérieures. Mettre les carottes râpées, les feuilles de chicorée et les tranches d'orange dans un saladier. Faire refroidir brièvement.

- Juste avant de servir, battre ensemble les ingrédients de la sauce à salade avec le jus d'orange réservé, jusqu'à ce que le mélange soit bien incorporé. Assaisonner au goût. Verser la sauce sur la salade et mélanger délicatement pour bien en enrober tous les ingrédients. Parsemer d'un peu de cannelle ou arroser d'un peu d'eau de fleur d'oranger, si désiré.

Variante : cette salade est aussi délicieuse parsemée de quelques noix de pin légèrement grillées.

CROSTINIS AUX CHAMPIGNONS

PHYTO-ŒSTROGÈNES	ACIDES GRAS ESSENTIELS	ANTIOXYDANTS
★★☆☆☆	★☆☆☆☆	★☆☆☆☆

Avec son mélange d'ail, de champignons, de fines herbes et d'huile d'olive, cette entrée irrésistible sent et goûte délicieusement bon.

Tous ces ingrédients sont bons pour vous, de diverses façons. Par exemple, les deux membres de la famille de l'allium – l'ail et les échalotes – sont excellents pour le système immunitaire et l'ail est particulièrement efficace contre les tumeurs. Les phyto-œstrogènes sont contenus dans les champignons, la sauge, l'ail, le persil et le pain.

POUR 4 PERSONNES
PRÉPARATION : 15 minutes, plus 20 minutes de trempage
CUISSON : environ 25 minutes

40 g (1 ½ oz) de cèpes séchés
1 c. à soupe d'huile d'olive
1 noix de beurre
2 échalotes, hachées finement
2 gousses d'ail, écrasées
1 c. à thé de sauge fraîche hachée finement
1 trait de vinaigre balsamique

150 g (5 oz) de champignons café
1 petite poignée de persil commun (à feuilles plates), et un peu plus pour garnir
Sel de mer et poivre noir fraîchement moulus
1 pain italien ciabatta, *coupé en 4 dans le sens de la longueur et chaque morceau coupé en deux en travers*

- Rincer soigneusement les champignons séchés sous l'eau froide, puis les faire tremper dans un petit bol rempli d'eau chaude, pendant 20 minutes environ. Les retirer, les assécher et les hacher grossièrement. Filtrer l'eau de trempage et réserver.
- Faire chauffer l'huile et le beurre dans une grande poêle et y faire revenir les échalotes jusqu'à ce qu'elles soient translucides. Ajouter l'ail et faire revenir rapidement jusqu'à ce qu'il dégage son arôme, puis ajouter les champignons réhydratés avec 150 ml (10 oz) de liquide de trempage filtré, la sauge et le vinaigre. Couvrir et faire cuire à feu doux pendant 15 minutes.
- Entre-temps, essuyer les champignons avec du papier absorbant. Les trancher pas trop mince. Monter le feu sous la poêle et y jeter les champignons et le persil, en gardant quelques brins pour garnir. Faire cuire à feu moyen, à découvert, de 5 à 7 minutes, en remuant de temps à autre, jusqu'à ce que le liquide soit presque complètement évaporé. Assaisonner au goût.
- Faire griller des tranches de pain et y étaler une généreuse couche de préparation aux champignons. Servir immédiatement, garni des brins de persil réservés.

Variante : pour transformer cette entrée en un goûter plus copieux, ajouter une couche de fromage, comme de la mozzarella ou du parmesan râpé.

TOASTS AUX CREVETTES ET AU SÉSAME

PHYTO-ŒSTROGÈNES	ACIDES GRAS ESSENTIELS	ANTIOXYDANTS
★☆☆☆☆	★★☆☆☆	★☆☆☆☆

Les crevettes sont une bonne source de vitamine B12 ainsi qu'une importante source de sélénium, un minéral qui est un antioxydant puissant et bénéfique pour prévenir le cancer et le vieillissement. Le pain complet fournit des phyto-œstrogènes, tout comme les graines de sésame et le persil, si on en utilise. Comme il s'agit d'un plat frit, gardez-le pour des occasions spéciales seulement.

Achetez des crevettes fraîches et fermes pour préparer ce plat. Rincez-les bien et asséchez-les dans du papier absorbant. Si vous utilisez des crevettes surgelées, assurez-vous qu'elles sont bien dégelées et égouttées – vous aurez aussi besoin du double du poids des crevettes fraîches, car une fois qu'elles seront dégelées, vous serez surpris de la quantité qu'il restera.

POUR 4 PERSONNES (ENVIRON 48 TOASTS)
PRÉPARATION : 10 minutes
CUISSON : de 15 à 20 minutes

4 ciboules
225 g (8 oz) de crevettes cuites, décortiquées
Brin de coriandre, plus quelques feuilles pour garnir (facultatif)
1 morceau de gingembre frais de 2 cm (¾ po), pelé et écrasé avec un presse-ail
2 c. à thé de farine de maïs
½ c. à thé de miel
2 c. à thé de sauce soja légère
1 c. à thé de xérès sec
1 bon trait de sauce de piment (Tabasco) (facultatif)
½ c. à thé d'huile de sésame foncée
1 œuf
Sel de mer et poivre noir fraîchement moulus
Huile d'olive, pour la friture

12 tranches minces de pain complet rassis, écroûté
4 c. à soupe de graines de sésame
Quartiers de lime, pour servir (facultatif)

- Hacher grossièrement les ciboules dans le bol du robot culinaire. Ajouter les crevettes, la coriandre, le gingembre (y compris le jus et les morceaux), la farine de maïs, le miel, la sauce soja, le xérès, la sauce de piment au goût (facultatif) et l'huile de sésame et mélanger jusqu'à ce que les ciboules et les crevettes soient finement hachées.

- Ajouter l'œuf, saler et poivrer généreusement au goût et mélanger de nouveau rapidement jusqu'à l'obtention d'une pâte lisse.

- Verser environ 1 cm (½ po) d'huile d'olive dans un wok ou dans une grande poêle et faire chauffer jusqu'au moment où un petit cube de pain grillera en 40 secondes environ.

- Entre-temps, étaler un peu de garniture aux crevettes sur chaque tranche de pain. Parsemer de graines de sésame.

- Couper chaque tranche de pain en 4 triangles ou en longues lanières. Les faire griller plusieurs à la fois, le côté garniture vers le haut, pendant 1 minute environ, puis retourner et faire frire l'autre côté très brièvement (15 à 20 secondes environ), jusqu'à ce que les morceaux de pain soient dorés uniformément. Les retirer alors immédiatement, les égoutter sur du papier absorbant et les garder au chaud, à découvert.

- Servir dès que toutes les tranches de pain sont cuites, en les accompagnant de quartiers de citron et en les parsemant de quelques brins de coriandre, si désiré.

Variantes : varier la saveur de la préparation aux crevettes en remplaçant la coriandre par du persil et le gingembre par des algues hachées.

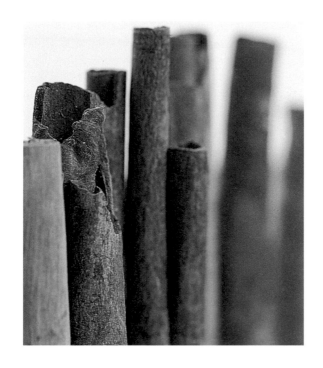

Plats du matin

Pour débuter la journée

CASSEROLE DE RIZ, LENTILLES ET AIGLEFIN

PHYTO-ŒSTROGÈNES	ACIDES GRAS ESSENTIELS	ANTIOXYDANTS
★★★★★	★★☆☆☆	★★★★☆

Ce plat renferme une excellente variété de phyto-œstrogènes contenus dans le lait de soja, la crème de soja, les lentilles, le riz brun, la cannelle et le persil. Les épices sont bénéfiques pour l'appareil digestif : le cumin est traditionnellement connu pour aider à combattre la flatulence, la cardamome est utilisée pour favoriser la digestion et le poivre de Cayenne agit comme tonique général pour l'appareil digestif.

Si vous voulez servir ce plat réconfortant le matin ou au brunch, vous pouvez en rehausser la saveur en faisant frire un ou deux oignons émincés avec quelques gousses d'ail jusqu'à ce qu'ils soient croquants. Les incorporer au plat ou les parsemer sur le dessus.

POUR 4 À 6 PERSONNES
PRÉPARATION : 15 minutes
CUISSON : environ 25 minutes

225 g (8 oz) de riz basmati brun
225 g (8 oz) de lentilles rouges cassées
Environ 450 g (1 lb) de filet de haddock (aiglefin) fumé non coloré
Environ 150 ml (5 oz) de lait de soja
1 ou 2 feuilles de laurier
1 bâton de cannelle
4 ou 5 grains de poivre noir
6 gousses de cardamome
1 lime, et une autre pour servir (facultatif)
1 grosse poignée de persil commun (à feuilles plates), et un peu plus pour garnir
1 grosse poignée de coriandre, et un peu plus pour garnir
3 à 4 c. à soupe de crème de soja
1 pincée de cumin moulu
Sel de mer et poivre noir fraîchement moulus
1 ou 2 pincées de poivre de Cayenne
2 ou 3 œufs durs, coupés en quartiers

• Tout d'abord, faire tremper le riz et les lentilles dans un grand bol, en les couvrant généreusement d'eau.

• Bien rincer le haddock sous l'eau froide et le mettre dans une casserole avec suffisamment de lait de soja pour le couvrir (couper le poisson en morceaux, au besoin). Ajouter une feuille de laurier ou deux, la moitié du bâton de cannelle et les grains de poivre noir, et porter à ébullition. Laisser pocher doucement de 2 à 4 minutes, jusqu'à ce que le poisson soit ferme et commence à se défaire en flocons (le temps de pochage dépendra de l'épaisseur du poisson). Égoutter le poisson et le laisser refroidir un peu.

• Lorsque le poisson est suffisamment froid pour être manipulé, l'émietter dans un bol en prenant soin d'en retirer toutes les arêtes.

• Porter à ébullition une grande casserole d'eau légèrement salée. Écraser un peu les gousses de cardamome et les mettre dans l'eau avec le reste de la cannelle. Égoutter le riz et les lentilles à l'aide d'une passoire et bien les rincer sous l'eau froide jusqu'à ce que l'eau de rinçage devienne claire.

• Plonger le riz et les lentilles dans l'eau chaude et porter à ébullition. Remuer, couvrir et laisser cuire jusqu'à ce que le riz et les lentilles soient juste tendres, soit de 20 à 30 minutes selon la sorte.

• Lorsque le riz et les lentilles sont cuits, bien les égoutter. Les remettre dans la casserole et retirer les morceaux de cannelle et de cardamome (ils seront probablement regroupés en un même endroit). Faire chauffer à feu doux en aérant le riz une ou deux fois à l'aide d'une fourchette pour l'aider à sécher.

• Râper le zeste de lime et le verser dans le jus. Ciseler les poignées de persil et de coriandre et les incorporer. Ajouter la crème de soja incorporée au cumin. Bien mélanger à feu moyen pour réchauffer la préparation, puis ajouter le poisson. Assaisonner au goût avec le sel, le poivre et le poivre de Cayenne.

• Dresser sur un plat de service réchauffé, garnir des quartiers d'œufs durs et parsemer des feuilles de persil réservées et de quelques feuilles de coriandre.

• Servir avec des quartiers de lime, si désiré.

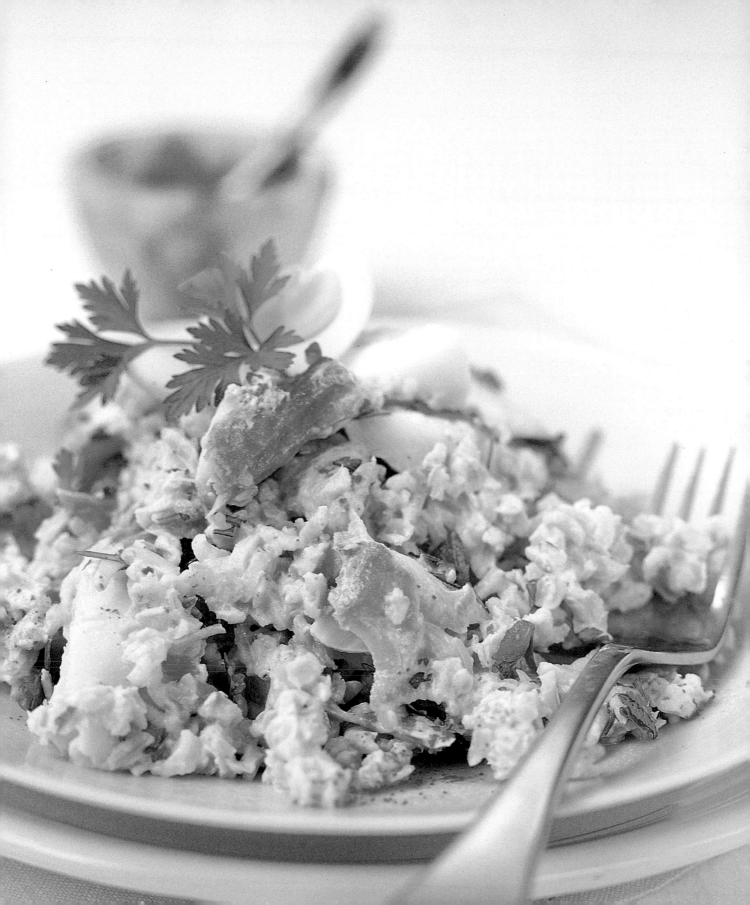

Papayes à la mousse de poisson fumé

PHYTO-ŒSTROGÈNES	ACIDES GRAS ESSENTIELS	ANTIOXYDANTS
★★★☆☆	★★★☆☆	★☆☆☆☆

Avec ses couleurs vives, en plus d'être un plaisir pour les yeux, ce plat est merveilleusement savoureux. Le maquereau est très bon pour la santé grâce à sa haute teneur en acides gras essentiels sous forme d'huiles Omega 3. La crème de soja fournit un bon supplément de phyto-œstrogènes.

POUR 4 À 6 PORTIONS
PRÉPARATION : environ 10 minutes

2 papayes
1 lime

POUR LA MOUSSE :
350 g (12 oz) de filets de maquereau fumé, sans la peau
150 ml (5 oz) de crème de soja
Jus de 1 lime, et un peu plus si nécessaire
Sel de mer et poivre noir fraîchement moulus
1 à 2 c. à soupe de raifort en crème
Sauce de piment (Tabasco)

- Premièrement, préparer la mousse : émietter le poisson dans un grand bol et ajouter la crème de soja et le jus de lime. Avec une fourchette, bien mélanger en une purée lisse. Assaisonner avec le sel, le poivre, le raifort, la sauce de piment et du jus de lime au goût.
- Couper les papayes en deux, les épépiner et les éplucher. On peut servir la mousse dans les cavités (couper une fine tranche à la base de chaque demi-papaye pour qu'elle demeure stable) ou trancher chaque demi-papaye presque jusqu'à la base dans le sens de la longueur, l'ouvrir en éventail et déposer la mousse dans les fentes. D'une façon comme d'une autre, arroser la chair de la papaye de jus de lime pour éviter qu'elle ne s'oxyde et saupoudrer d'un peu de poivre.

Omelette à la portugaise

PHYTO-ŒSTROGÈNES	ACIDES GRAS ESSENTIELS	ANTIOXYDANTS
★★☆☆☆	★☆☆☆☆	★☆☆☆☆

Conçus pour le développement des poussins, les œufs sont une excellente source de nutriments. Malgré leur taux élevé de cholestérol, ils sont faibles en gras saturés. Le jaune d'œuf est riche en lécithine, qui transporte les graisses dans le sang, et peut aider à prévenir le développement de plaques dans les artères. Cela diminue le risque de cardiopathies que l'on retrouve souvent pendant et après la ménopause. Les phyto-œstrogènes se trouvent dans le persil et le blé entier des croûtons. Le poivre de Cayenne est bon pour l'appareil digestif.

POUR 1 PERSONNE
PRÉPARATION : environ 15 minutes, plus la préparation des croûtons
CUISSON : environ 5 minutes

1 poignée de croûtons à l'ail froids (voir page 52)
2 c. à soupe de parmesan, râpé
1 c. à soupe de persil, haché
1 pincée de poivre de Cayenne
2 gros œufs
1 trait de sauce Worcestershire sans sucre
Sel de mer et poivre noir fraîchement moulus
1 grosse noix de beurre ou 1 c. à soupe d'huile d'olive
1 c. à soupe de graines de pavot
1 c. à thé de graines de lin

- Placer d'abord les croûtons dans un sac de plastique avec le parmesan, le persil et le poivre de Cayenne et secouer jusqu'à ce qu'ils soient bien enrobés.
- Dans un bol, battre légèrement les œufs avec la sauce Worcestershire et assaisonner au goût.
- À feu moyen, faire fondre le beurre ou chauffer l'huile dans une poêle à omelettes. Lorsque le beurre devient mousseux, ajouter les œufs. Pendant la cuisson, avec une fourchette, ramener le pourtour de l'omelette vers le centre jusqu'à l'accumulation de grumeaux mous au milieu et d'œufs encore coulants autour, avec le dessous ferme et brun. Parsemer une moitié de l'omelette des

croûtons et des graines de pavot et de lin, et replier l'autre moitié par-dessus. Faire glisser l'omelette dans une assiette réchauffée.

PAIN PERDU (PAIN DORÉ)

PHYTO-ŒSTROGÈNES	ACIDES GRAS ESSENTIELS	ANTIOXYDANTS
★★☆☆☆	★☆☆☆☆	★☆☆☆☆

Vous pouvez utiliser toutes sortes de pain pour préparer cette recette, dans la mesure où il est suffisamment rassis pour être presque sec, sinon il absorbera trop les œufs et se brisera pendant la cuisson. Préparez-le avec du pain complet, de la brioche ou du challa, de la baguette tranchée ou même des croissants. Il est délicieux arrosé de sirop d'érable ou accompagné d'une Compote de fruits séchés (voir page 79) ou de baies comme les framboises et les bleuets (myrtilles).

Ce plat doit vraiment être gardé pour une occasion spéciale, même si le lait de soja et le pain complet fournissent une bonne quantité de phyto-œstrogènes.

POUR 8 PERSONNES
PRÉPARATION : environ 10 minutes
CUISSON : de 10 à 20 minutes

4 œufs
1 pincée de sel de mer fraîchement moulu
225 ml (8 oz) de lait de soja
½ c. à thé d'extrait de vanille
½ c. à thé de cannelle moulue, et un peu plus pour servir
Beurre ou huile d'olive, pour graisser
8 tranches de pain légèrement rassis (voir ci-dessus)
Sirop d'érable, Compote de fruits séchés (voir page 79) ou baies fraîches, pour servir

- Dans un bol, battre légèrement les œufs et ajouter le sel, le lait de soja, la vanille et la cannelle. Battre de nouveau jusqu'à ce que le mélange soit mousseux.
- Graisser une poêle gril avec le beurre ou l'huile et la faire chauffer. Tremper chaque tranche de pain dans la préparation aux œufs afin qu'elle en soit bien enrobée et la faire cuire dans la poêle chaude jusqu'à ce qu'elle soit dorée des deux côtés (vous devrez peut-être procéder par petites quantités et les garder au chaud).
- Servir saupoudré de cannelle et arrosé de sirop d'érable ou avec de la compote de fruits ou des baies.

Variante : ajouter le zeste râpé et le jus d'une grosse orange à la préparation aux œufs.

TOFU BROUILLÉ

PHYTO-ŒSTROGÈNES	ACIDES GRAS ESSENTIELS	ANTIOXYDANTS
★★★★☆	★☆☆☆☆	★☆☆☆☆

Ce plat est une merveilleuse façon de commencer la journée, car le tofu et le persil qu'il contient sont remplis de phyto-œstrogènes. Servez-le avec du pain complet nature ou rôti ou avec des tomates grillées.

POUR 4 PERSONNES
PRÉPARATION : environ 10 minutes
CUISSON : de 6 à 8 minutes

1 c. à soupe de basilic frais, ciselé, ou 1 c. à thé de basilic séché
2 c. à soupe de persil commun (à feuilles plates), haché finement
1 c. à soupe de sauce soja
2 c. à thé d'huile d'olive
2 ciboules, hachées
225 g (8 oz) de tofu mou, écrasé

- Dans un bol ou à l'aide d'un mortier et d'un pilon, piler le basilic et le persil tout en mélangeant avec la sauce soja. Réserver.
- Faire chauffer l'huile dans une poêle et y faire revenir les ciboules jusqu'à ce qu'elles soient flétries. Incorporer le tofu, puis la préparation aux fines herbes et faire frire pendant encore 3 à 4 minutes.

FRITTATA ORIENTALE

PHYTO-ŒSTROGÈNES	ACIDES GRAS ESSENTIELS	ANTIOXYDANTS
★★★☆☆	★★☆☆☆	★★★☆☆

Cette recette est excellente grâce à son contenu en phyto-œstrogènes qui proviennent de la crème de soja et des germes de haricots, l'une étant une source d'isoflavones et l'autre, de coumestans. L'huile d'olive est une bonne source de gras monoinsaturés qui peut aider à diminuer le cholestérol, donc à maintenir le cœur en santé.

Les crevettes contiennent de faibles quantités de gras saturés et sont riches en protéines. Elles sont aussi une excellente source de vitamine B12 et une bonne source de sélénium, un minéral qui agit comme un antioxydant puissant dans la lutte contre le cancer et qui aide à prévenir le vieillissement prématuré.

Traditionnellement, le gingembre a été utilisé pour soulager les douleurs articulaires et arthritiques, car il peut diminuer l'inflammation. Il est aussi utilisé pour faciliter la circulation sanguine et la digestion.

Le céleri possède également des propriétés anti-inflammatoires et renferme de bonnes quantités de potassium, qui aide à éliminer la rétention d'eau – souvent une source de prise de poids à la ménopause. Source de phyto-œstrogènes, le céleri est généralement utilisé en médecine orientale pour soigner l'hypertension, un traitement qui a récemment été reconnu en Occident.

POUR 4 PERSONNES
PRÉPARATION : 10 minutes
CUISSON : environ 10 minutes

6 œufs
Sel de mer et poivre noir fraîchement moulus
3 c. à soupe de crème de soja
2 c. à thé de sauce soja, et un peu plus pour la sauce
2 c. à soupe d'huile d'olive
2 ou 3 tranches minces de racine de gingembre, hachées finement
1 branche de cœur de céleri, émincée
6 ciboules, hachées
200 g (7 oz) de germes de haricot
1 c. à soupe de graines de lin
85 g (3 oz) de petites crevettes cuites, décortiquées
Quelques brins de ciboulette, pour garnir (facultatif)

- Préchauffer le gril. Casser les œufs dans un grand bol et les battre jusqu'à ce qu'ils soient mousseux. Assaisonner avec un peu de sel et beaucoup de poivre et incorporer la crème de soja. Ajouter la sauce soja et bien mélanger.

- Faire chauffer la moitié de l'huile dans un wok ou une grande poêle et y faire revenir le gingembre, le céleri et les ciboules jusqu'à ce qu'ils soient flétris. Ajouter ensuite les germes de haricot, les graines de lin et les crevettes ; remuer pour bien les enrober et les faire chauffer – sans trop les faire cuire. Réserver au chaud.

- Badigeonner avec le reste de l'huile le fond et la paroi d'une poêle de taille moyenne résistant à la chaleur, et la faire chauffer à feu moyen-vif. Bien mélanger de nouveau la préparation aux œufs, puis la verser dans la poêle chaude.

- Repousser à deux ou trois reprises vers le centre le pourtour de l'omelette qui se solidifie, puis verser immédiatement dessus la préparation réservée. La répartir uniformément à l'aide d'une fourchette, en enfonçant les ingrédients dans les œufs, et poursuivre la cuisson à feu légèrement plus doux pendant 3 minutes environ ou jusqu'à ce que la base soit bien prise.

- Placer sous le gril aussi près que possible de la source de chaleur. Faire griller jusqu'à ce que le dessus soit doré et à point. Servir en pointes, garnir de quelques brins de ciboulette et arroser d'un peu de sauce soja, si vous aimez.

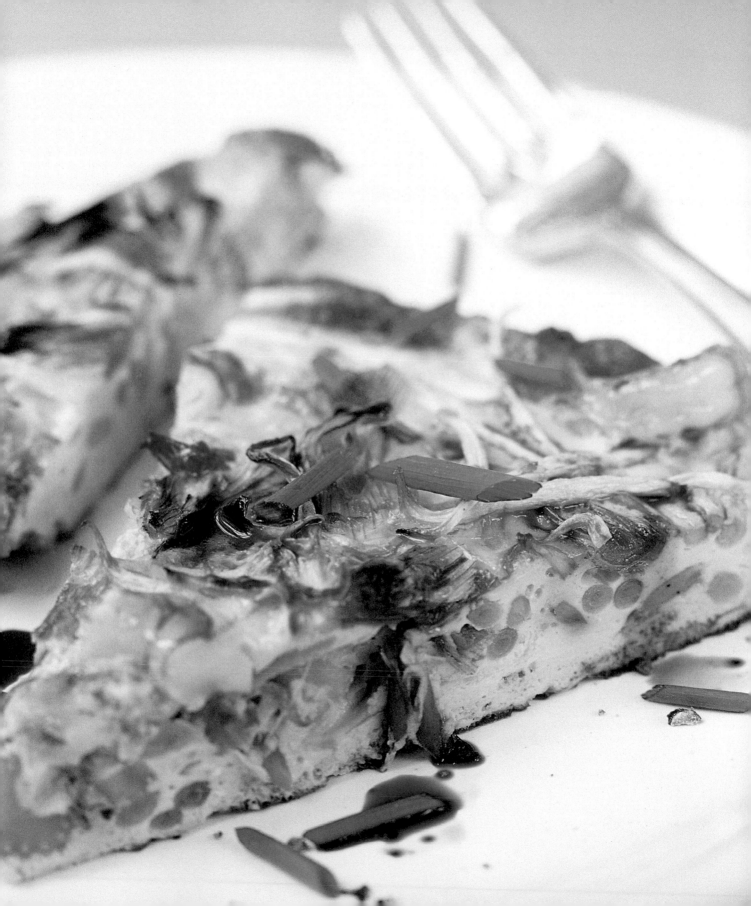

ŒUFS À LA FLORENTINE

PHYTO-ŒSTROGÈNES	ACIDES GRAS ESSENTIELS	ANTIOXYDANTS
★★★★☆	★☆☆☆☆	★☆☆☆☆

À différents points de vue, les œufs sont bons pour la santé. Même s'ils ont mauvaise réputation à cause de leur contenu élevé en cholestérol, ils sont faibles en gras saturés et sont une source saine de protéines. Le jaune d'œuf contient de la lécithine, qui aide à diminuer les risques de cardiopathies en empêchant des dépôts de s'accumuler dans les artères.

Les phyto-œstrogènes sont présents en bonnes quantités dans la farine de soja et la crème de soja, ainsi que dans le pain de blé complet.

POUR 4 PERSONNES
PRÉPARATION : environ 20 minutes
CUISSON : environ 20 minutes

350 g (12 oz) d'épinards, sans les tiges
Sel de mer et poivre noir fraîchement moulus
15 g (½ oz) de farine de soja
2 à 3 c. à soupe de crème de soja
Muscade fraîchement râpée
4 tranches de pain de blé complet
Beurre ou huile d'olive, pour graisser et faire frire
Quelques gouttes de vinaigre de cidre ou de vinaigre de vin rouge
4 œufs très frais

POUR LA SAUCE MORNAY :
15 g (½ oz) de beurre
2 c. à soupe de farine
300 ml (10 oz) de lait de soja
Sel de mer et poivre noir fraîchement moulus
Muscade fraîchement râpée
175 g (6 oz) de cheddar fort, râpé

- Mettre les épinards dans une casserole avec seulement l'eau de rinçage sur les feuilles. Couvrir hermétiquement et faire cuire à feu doux pendant 2 minutes. Ajouter une pincée de sel de mer, couvrir de nouveau, monter le feu à moyen et poursuivre la cuisson pendant 5 minutes ou jusqu'à ce que les épinards soient tendres.

- Bien les égoutter dans une passoire en pressant dessus avec le dos d'une cuillère pour en exprimer toute l'eau, puis les remettre dans la casserole.

- Mélanger la farine de soja à la crème de soja, ajouter de la muscade au goût, puis incorporer ce mélange aux épinards. Laisser mijoter doucement jusqu'à ce que la préparation épaississe et qu'il ne s'en échappe plus d'humidité lorsqu'on la tasse sur une paroi de la casserole. Garder au chaud.

- Préchauffer le gril et porter à faible ébullition une casserole d'eau pour faire cuire les œufs.

- Découper des cercles dans les tranches de pain, de sorte qu'ils couvrent le fond de quatre grands ramequins. Les faire dorer des deux côtés dans du beurre ou de l'huile d'olive.

- Entre-temps, préparer la sauce Mornay : faire fondre le beurre ou chauffer l'huile dans une casserole à fond épais et y incorporer la farine. Faire cuire à feu moyen de 1 à 2 minutes, jusqu'à ce que le mélange commence à se colorer. Incorporer le lait de soja et fouetter pour obtenir une sauce lisse. Porter à ébullition et laisser mijoter pendant 5 minutes environ.

- Assaisonner au goût avec le sel, le poivre et la muscade, puis incorporer le cheddar. Goûter et rectifier l'assaisonnement au besoin. Garder au chaud.

- Ajouter quelques gouttes de vinaigre à l'eau frémissante et y faire pocher les œufs doucement jusqu'à ce qu'ils soient opaques, pendant quelques minutes. Verser un peu d'eau froide dans la casserole pour arrêter la cuisson des œufs, mais les laisser dans l'eau pour les garder chauds.

- Avec du beurre ou de l'huile d'olive, graisser l'intérieur des ramequins. Placer les croûtons au fond et déposer la garniture aux épinards dessus. Bien égoutter les œufs avec une cuillère à égoutter et les déposer sur les épinards, puis couvrir de sauce Mornay. Passer rapidement sous le gril, jusqu'à la formation de bulles. Servir immédiatement.

CRÊPES DU MOYEN-ORIENT

PHYTO-ŒSTROGÈNES	ACIDES GRAS ESSENTIELS	ANTIOXYDANTS
★★★☆☆	★★★☆☆	★☆☆☆☆

Les phyto-œstrogènes sont présents dans la farine de soja, le lait de soja, la farine de blé entier et la cannelle. La culture contenue dans le yogourt (yaourt) biologique est excellente pour la flore intestinale.

Les amandes sont une bonne source d'acides gras essentiels, les huiles dont nous avons besoin pour lubrifier les articulations et la peau, et une excellente source de vitamine E, un antioxydant. Les dattes sont riches en magnésium (un tranquillisant naturel) tout autant qu'en potassium, un minéral très utile pour diminuer la rétention d'eau.

POUR 4 À 6 PERSONNES (ENVIRON 12 CRÊPES)
PRÉPARATION : 15 minutes, plus 20 minutes de repos
CUISSON : environ 30 minutes

POUR LA PÂTE :
85 g (3 oz) de farine
25 g (1 oz) de farine de soja
1 pincée de sel de mer fraîchement moulu
150 ml (5 oz) de yogourt (yaourt) nature
1 œuf
175 ml (6 oz) de lait de soja
Zeste de ½ citron râpé finement

POUR LA GARNITURE :
75 g (3 oz) d'amandes moulues
1 blanc d'œuf, légèrement battu
1 c. à soupe d'eau de fleur d'oranger
3 c. à soupe de sirop de datte
Zeste de ½ citron râpé finement
2 c. à thé de cannelle moulue
115 g (4 oz) de dattes dénoyautées, hachées
Beurre ou huile, pour graisser et faire frire

POUR LE NAPPAGE :
Jus de 1 citron
2 c. à soupe de sirop de datte
55 g (2 oz) de pistaches, hachées

- Pour préparer la pâte à crêpes : tamiser les farines et le sel dans un grand bol. Creuser un puits au centre, y ajouter le yogourt, y casser un œuf et battre jusqu'à l'obtention d'une pâte lisse. Incorporer graduellement, en battant, le lait de soja, puis le zeste de citron. Laisser reposer, à couvert, pendant 20 minutes environ.

- Pour préparer la garniture : dans un bol, mélanger ensemble les amandes moulues, le blanc d'œuf, l'eau de fleur d'oranger et le sirop de datte jusqu'à ce que le mélange soit lisse. Incorporer le zeste de citron, la cannelle et les dattes.

- Préchauffer le gril.

- Graisser légèrement une crêpière de 17,5 cm (7 po) de diamètre avec du beurre ou de l'huile et la faire chauffer à feu vif. Baisser ensuite le feu à moyen et verser 1 c. à soupe de pâte dans la crêpière. Pencher la crêpière pour étaler la pâte sur toute la surface. Faire cuire pendant 1 minute, retourner la crêpe et faire cuire l'autre côté de la même façon. Renverser sur une feuille de papier sulfurisé et replier le papier par-dessus pour garder la crêpe chaude. Recommencer avec le reste de pâte, en essuyant et en graissant la crêpière entre chaque crêpe. Empiler les crêpes les unes sur les autres en les séparant d'une feuille de papier sulfurisé.

- Déposer une bonne cuillerée de garniture au centre de chaque crêpe, replier un côté de la crêpe par-dessus, replier ensuite chacune des extrémités, puis rouler. Graisser un plat résistant à la chaleur suffisamment grand pour contenir les crêpes en une seule couche et y disposer les crêpes.

- Pour le nappage : incorporer le jus de citron au sirop de datte et en napper les crêpes. Parsemer de pistaches et faire griller jusqu'à ce que le sirop fasse des bulles et que les crêpes soient légèrement colorées.

- Servir avec de bonnes cuillerées de yogourt (yaourt) et un peu de sirop de datte.

MUFFINS DU MATIN

PHYTO-ŒSTROGÈNES	ACIDES GRAS ESSENTIELS	ANTIOXYDANTS
★★★★★	★★☆☆☆	★★★★★

Cette recette regorge de délices, surtout avec l'utilisation de farine de soja, de lait de soja et de farine de blé entier. Ce sont toutes de bonnes sources de phyto-œstrogènes, tout comme le sont aussi la cannelle, les canneberges et le zeste d'orange.

Les bleuets (myrtilles) et les canneberges contiennent des proanthocyanidines, d'excellents antioxydants qui jouent un rôle majeur dans la prévention des cardiopathies et des crises cardiaques. Comme ils aident à préserver l'intégrité des capillaires, ils jouent un rôle dans la prévention des varices. Les proanthocyanidines contribuent aussi à prévenir l'ostéoporose, à cause de leur effet sur le collagène : en entrecroisant les fibres de collagènes, ils renforcent la matrice collagène et enrayent sa destruction.

Les noix et les fruits séchés sont particulièrement riches en nutriments. Les pacanes contiennent de bonnes quantités d'acides gras essentiels et de vitamine B, et sont souvent classées dans les « aliments calmants ». Les abricots constituent une excellente source de bêta-carotène, un antioxydant. De plus, le séchage augmente les niveaux de bêta-carotène. Les abricots renferment aussi de bons taux de potassium, un minéral dont les bienfaits consistent à diminuer l'hypertension et la rétention d'eau. Finalement, les raisins secs fournissent de bonnes quantités de potassium et sont faibles en gras.

Ces muffins sont délicieux dégustés seuls, et sont encore meilleurs accompagnés de beurre et de miel ou de confiture sans sucre. Ils font aussi un merveilleux goûter pour apporter, riche en phyto-œstrogènes, qui vous aidera à tenir le coup pendant la journée.

POUR 12 MUFFINS
PRÉPARATION : environ 20 minutes
CUISSON : de 20 à 25 minutes, plus le temps de refroidissement

Huile d'olive pour graisser
200 g (7 oz) de farine
3 c. à soupe de farine de soja
1 pincée de sel de mer fraîchement moulu
2 c. à thé de levure chimique
2 œufs
55 g (2 oz) de beurre, fondu

175 ml (6 oz) de lait de soja
125 ml (4 ½ oz) de sirop d'érable
125 g (4 ½ oz) de bleuets (myrtilles) frais
125 g (4 ½ oz) de canneberges séchées, hachées
125 g (4 ½ oz) de raisins secs sans pépins
125 g (4 ½ oz) d'abricots secs, hachés
50 g (2 oz) de pacanes, hachées
1 c. à thé de zeste d'orange râpé
1 c. à thé de cannelle moulue

- Préchauffer le four à 200 °C (400 °F), ou à 6 pour une cuisinière au gaz. Avec l'huile d'olive, graisser un moule à muffins ayant 12 coupelles de 6 cm (2 ½ po) de diamètre.
- Tamiser les farines, le sel et la levure chimique dans un bol. Dans un autre bol, battre légèrement les œufs, puis incorporer le beurre fondu, le lait de soja et le sirop d'érable. Verser dans le bol contenant la farine, puis ajouter le reste des ingrédients et mélanger rapidement sans trop travailler la pâte (il peut rester quelques grumeaux dans le mélange qui sera collant plutôt que liquide). Déposer le mélange dans les coupelles du moule à muffins.
- Faire cuire au four de 20 à 25 minutes, jusqu'à ce que les muffins aient bien levé et bruni. Laisser refroidir dans le moule pendant quelques minutes avant de démouler, puis les laisser complètement refroidir avant de servir ou de les ranger dans un contenant hermétique.

Variante : *si vous le préférez et si vous en avez le temps, vous pouvez tout d'abord réhydrater les fruits séchés en les faisant tremper dans du jus d'orange pendant 30 minutes environ, en remuant de temps à autre. Vous obtiendrez des muffins encore plus moelleux.*

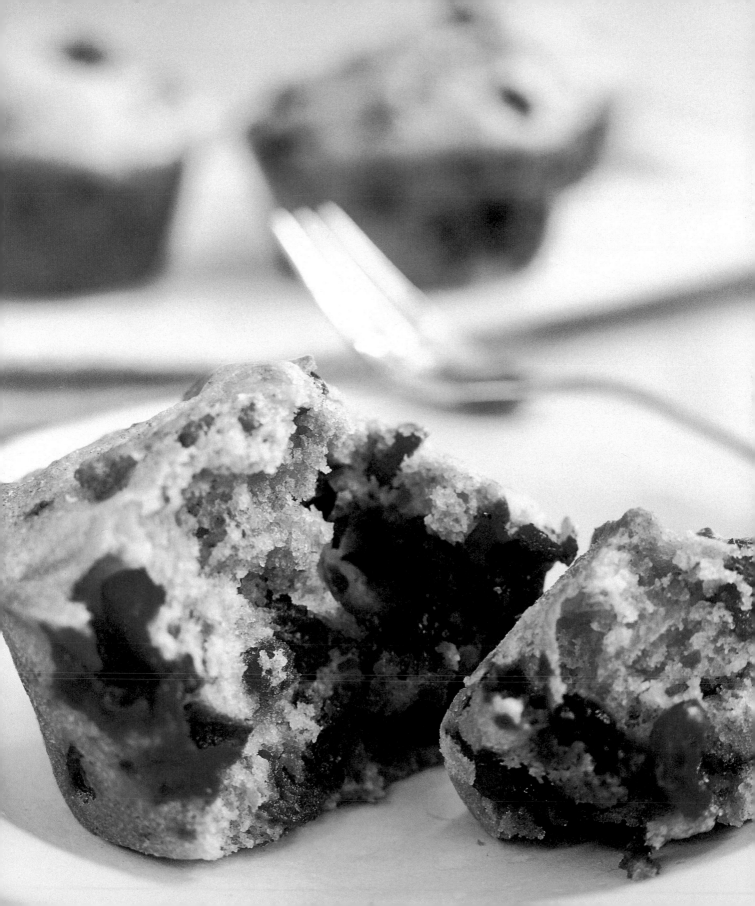

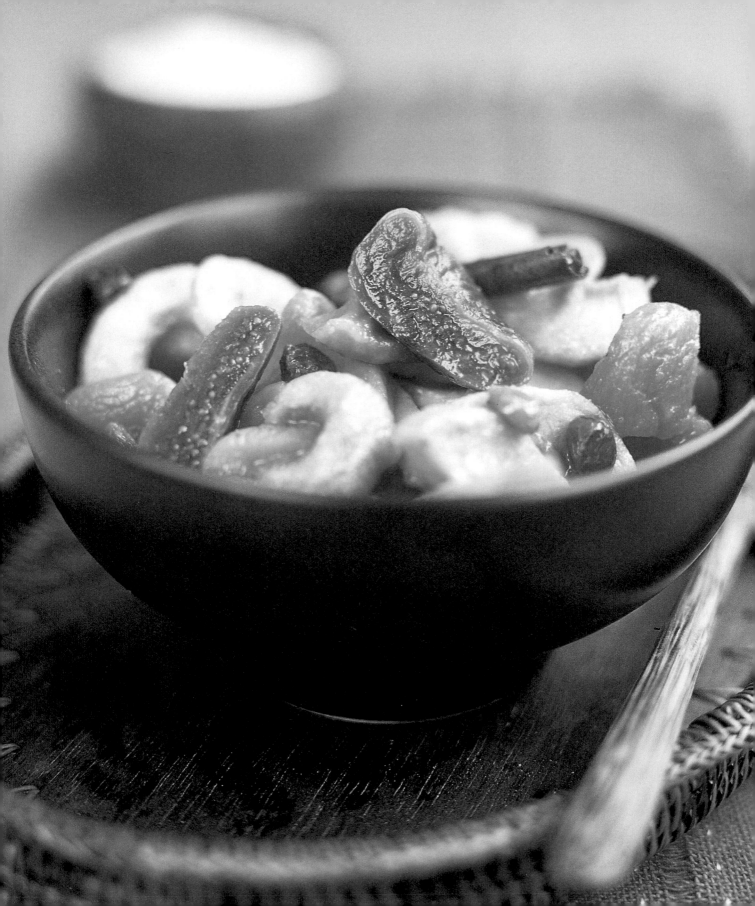

COMPOTE DE FRUITS SÉCHÉS AVEC FROMAGE FRAIS AU GINGEMBRE

PHYTO-ŒSTROGÈNES	ACIDES GRAS ESSENTIELS	ANTIOXYDANTS
★☆☆☆☆	★☆☆☆☆	★★★★☆

Si vous avez une rage de sucre, les fruits séchés sont sucrés tout en étant bons pour la santé. Ils sont utiles pour prévenir la constipation et contiennent des quantités élevées d'antioxydants. Les figues séchées sont riches en pectine, une fibre soluble qui permet d'abaisser le taux de cholestérol. Les figues et les abricots sont tous deux riches en potassium, un minéral qui aide à éliminer la rétention d'eau. Finalement, le gingembre est bon pour la circulation sanguine. (Voir la photographie ci-contre.)

POUR 4 À 6 PERSONNES
PRÉPARATION : 10 minutes
CUISSON : 20 minutes, plus le temps de trempage

85 g (3 oz) de rondelles de pommes séchées, coupées en deux
85 g (3 oz) de figues séchées, coupées en morceaux d'une bouchée
85 g (3 oz) d'abricots séchés, coupés en morceaux d'une bouchée
40 g (1 ½ oz) de rondelles de bananes séchées
40 g (1 ½ oz) de tranches d'ananas séchées, brisées en morceaux
40 g (1 ½ oz) de raisins de Smyrne
150 ml (5 oz) de cidre sec
150 ml (5 oz) de jus d'orange ou de pomme
¼ de bâton de cannelle
1 c. à soupe d'eau de fleur d'oranger, pour servir

POUR LE FROMAGE AU GINGEMBRE FRAIS :
1 gros morceau de racine de gingembre frais
2 c. à soupe de sirop d'érable ou de datte, chaud
285 g (10 oz) de fromage frais

- Mettre les fruits séchés dans une casserole et les mouiller avec le cidre et le jus de pomme ou le jus d'orange. Ajouter le bâton de cannelle. Faire chauffer lentement juste sous le point d'ébullition, couvrir et laisser mijoter très doucement pendant 15 minutes. Retirer du feu et laisser les fruits tremper tout en refroidissant pendant au moins 1 heure, idéalement toute la nuit.
- Pour le fromage au gingembre frais : presser la racine de gingembre avec un presse-ail et incorporer le jus qui en coule au sirop. Incorporer ensuite ce mélange au fromage frais.
- Retirer le bâton de cannelle de la compote (vous pouvez le laisser pour la présentation, si vous désirez, mais assurez-vous que personne ne le croque). Servir chaud, tiède ou froid, arrosé d'eau de fleur d'oranger et accompagné de fromage frais.

Variante : remplacer le fromage frais par du yogourt (yaourt) nature, de préférence de soja.

DOUCEUR AUX FRAISES

PHYTO-ŒSTROGÈNES	ACIDES GRAS ESSENTIELS	ANTIOXYDANTS
★★★☆☆	★★☆☆☆	★★★★☆

L'été, cette boisson des plus rafraîchissantes vous mettra en forme pour la journée. Le lait de soja offre de bonnes quantités de phyto-œstrogènes et les fruits, d'antioxydants. Les fraises contiennent plus de vitamine C que les autres petits fruits. Elles sont donc bonnes pour le système immunitaire et facilitent la production du collagène nécessaire pour une peau et des os en santé.

DONNE ENVIRON 550 ML (19 OZ) (2 À 3 BONS VERRES)
PRÉPARATION : environ 10 minutes

225 g (8 oz) de fraises, tranchées
225 ml (8 oz) de lait de soja
1 c. à soupe de jus d'orange concentré surgelé, dégelé
1 banane, en morceaux
Miel au goût (facultatif)

- Au robot culinaire, mélanger tous les ingrédients avec une poignée de glaçons pour obtenir une préparation lisse. Au besoin, sucrer avec un peu de miel.

Compote de fruits séchés avec fromage frais au gingembre

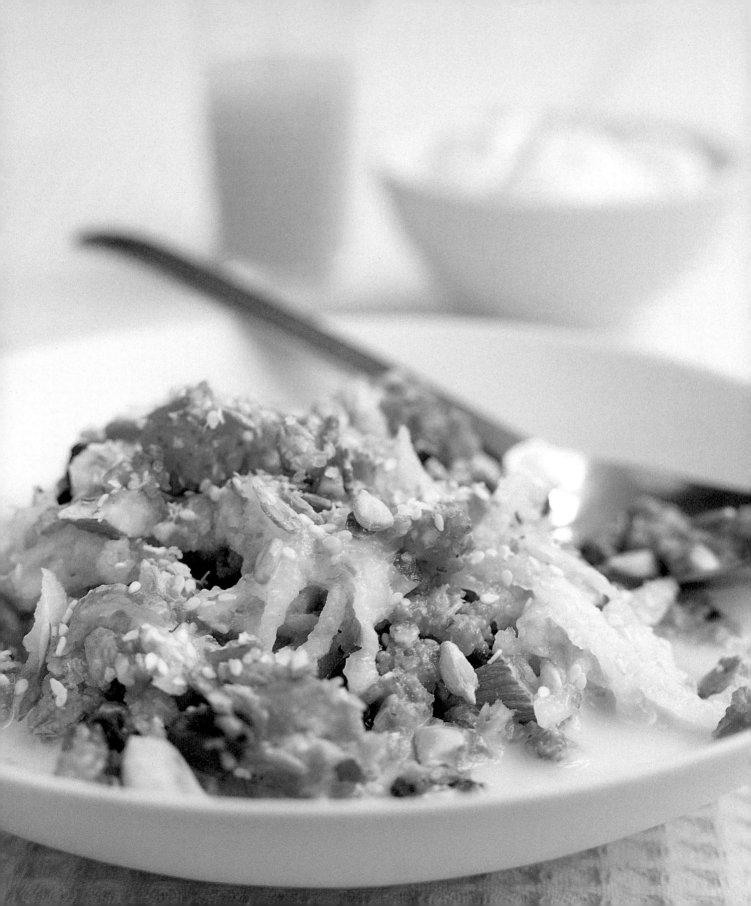

MUESLI DE LUXE

PHYTO-ŒSTROGÈNES	ACIDES GRAS ESSENTIELS	ANTIOXYDANTS
★★★★☆	★★★★★	★★★★★

Il est merveilleux de penser que l'on peut obtenir tant de nutriments seulement dans ce muesli de luxe (voir la photographie ci-contre). De plus, il vous mettra en forme pour le reste de la journée et vous empêchera d'avoir un creux durant la matinée.

La farine de soja est remplie de phyto-œstrogènes, tout comme l'avoine et l'orge. Ces deux derniers ingrédients sont également d'excellentes sources de fibres, remarquables pour leur capacité de diminuer les cardiopathies. Les graines sont aussi phyto-œstrogéniques et fournissent, avec les noix, des acides gras essentiels. Les abricots sont riches en antioxydant bêta-carotène, et les oranges, les pommes et les poires contiennent de bonnes quantités de vitamine C. Finalement, le yogourt (yaourt) biologique est recommandé pour l'appareil digestif, car il renferme une bactérie bienfaitrice.

POUR 4 PERSONNES
PRÉPARATION : 15 minutes, plus une nuit de trempage

4 c. à soupe de flocons d'avoine
4 c. à soupe d'orge en grains ou en flocons
55 g (2 oz) de farine de soja
4 c. à soupe de raisins secs
55 g (2 oz) d'abricots séchés, coupés en morceaux
2 grosses oranges
2 pommes
2 poires
Jus de 1 citron
4 c. à soupe de miel liquide de bonne qualité ou de sirop d'érable
4 c. à soupe de noix mélangées non salées, hachées
1 c. à soupe de graines de lin
1 c. à soupe de graines de tournesol
1 c. à soupe de graines de sésame
Lait de soja et yogourt (yaourt) nature biologique, pour servir

• La veille, mettre dans un bol l'avoine, l'orge, la farine de soja et les fruits séchés. Prélever le zeste d'une orange et exprimer le jus des deux oranges. Verser dans le bol contenant les céréales (avec la pulpe d'orange qui reste sur la râpe) et bien mélanger. Laisser tremper toute la nuit.

• Le matin, râper grossièrement les pommes et les poires non pelées sur les céréales ayant trempé toute la nuit. Arroser du jus de citron. Ajouter le miel ou le sirop d'érable et les noix hachées, et bien mélanger.

• Terminer en parsemant de graines de lin, de tournesol et de sésame. Servir avec du lait de soja et un peu de yogourt nature.

PORRIDGE RAFFINÉ

PHYTO-ŒSTROGÈNES	ACIDES GRAS ESSENTIELS	ANTIOXYDANTS
★★★★★	★★☆☆☆	★★★★☆

L'avoine, très nutritive, est l'un des meilleurs aliments qui, tout en étant phyto-œstrogénique, aide à contrôler le cholestérol. Grâce au lait et à la crème de soja ainsi qu'à la cannelle — toutes des sources de phyto-œstrogènes —, ce porridge particulier vous apportera un petit regain de santé.

Les fruits séchés sont une excellente source d'antioxydants aussi bien que de potassium, un minéral qui aide à prévenir la rétention d'eau. Si vous ajoutez de la purée de fruits préparée, surtout à partir de petits fruits, vous vous offrirez un surplus d'antioxydants par le biais des bioflavonoïdes qu'ils renferment. Les bioflavonoïdes renforcent la matrice collagène des os, permettant ainsi de prévenir l'ostéoporose.

POUR 4 PERSONNES
PRÉPARATION : environ 5 minutes, plus une nuit de trempage (si vous utilisez de l'avoine concassée)
CUISSON : environ 30 minutes pour de l'avoine concassée, de 5 à 10 minutes pour le porridge ou les flocons d'avoine, et quelques minutes pour le refroidissement

55 g (2 oz) d'avoine
450 ml (15 oz) de lait de soja
100 ml (3 ½ oz) de crème de soja
3 c. à soupe de jus d'orange
1 c. à thé de cannelle moulue
3 c. à soupe de sirop d'érable
55 g (2 oz) de raisins secs sans pépins

55 g (2 oz) de figues séchées, hachées
55 g (2 oz) d'abricots séchés, hachés
**Sirop d'érable ou purée de fruits frais ou Compote de
fruits séchés** *(voir page 79), pour servir*

- Si vous utilisez de l'avoine concassée, la faire tremper
  dans de l'eau toute la nuit.
- Mettre l'avoine (bien égouttée) dans une grande casserole à fond épais et mouiller avec le lait de soja. Porter
  à ébullition, baisser le feu et laisser mijoter de 20 à
  30 minutes pour l'avoine concassée ou de 3 à 4 minutes
  (vérifier les instructions sur l'emballage) pour le porridge ou les flocons d'avoine.
- Retirer la casserole du feu et laisser refroidir légèrement.
- Ajouter la crème de soja, le jus d'orange, la cannelle et
  le sirop d'érable ; bien mélanger, puis incorporer les
  fruits séchés.
- Servir le porridge chaud ou froid, garni d'un peu de
  sirop d'érable, ou d'une purée de fruits frais tels que
  framboises ou fraises, ou une *Compote de fruits séchés* (voir
  page 79).

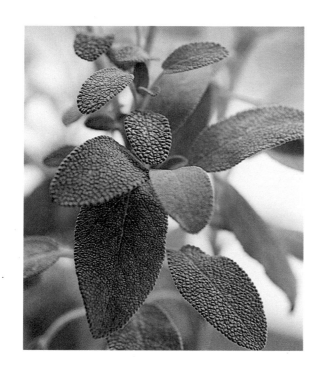

Plats du midi

Goûters

& repas

légers

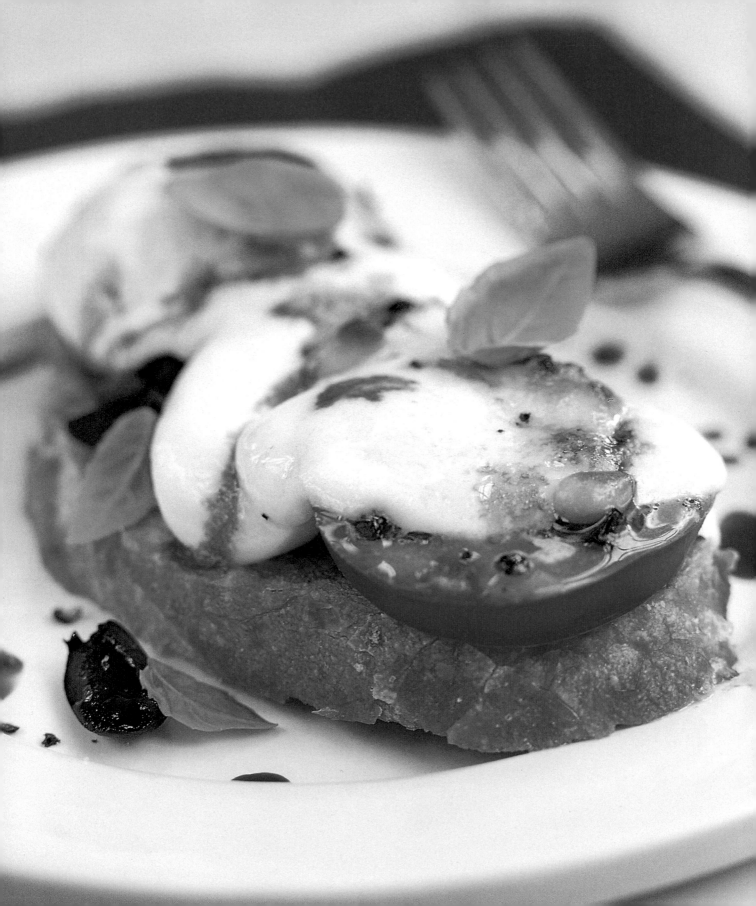

MOZZARELLA ET TOMATES GRATINÉES

PHYTO-ŒSTROGÈNES	ACIDES GRAS ESSENTIELS	ANTIOXYDANTS
★☆☆☆☆	★☆☆☆☆	★★★☆☆

L'insalata tricolore demeure un des mets préférés de plusieurs ; ce plat (voir la photographie ci-contre) marie merveilleusement bien la mozzarella, la tomate et le basilic et devient encore plus tentant lorsqu'on fait fondre le fromage.

Les tomates sont une excellente source de lycopène, qui peut avoir un effet préventif contre le cancer, les cardiopathies et les troubles dégénératifs des yeux. Les olives apportent des bienfaits au cœur.

POUR 4 PERSONNES
PRÉPARATION : environ 15 minutes
CUISSON : environ 5 minutes

350 g (12 oz) de tomates mûries sur pied, tranchées
Sel de mer et poivre fraîchement moulus
Une poignée de basilic, ciselé, et quelques brins pour garnir
2 c. à soupe d'olives noires dénoyautées, tranchées
2 c. à soupe de noix de pin
3 fromages mozzarella frais (de préférence de bufflonne), d'environ 100 g (3 ½ oz) chacun, tranchés
Vinaigre balsamique

- Préchauffer le gril. Disposer les tranches de tomate dans le fond d'un plat à gratin de taille moyenne et bien les assaisonner. Parsemer de basilic ciselé, d'olives tranchées et de la moitié des noix de pin.
- Couvrir des tranches de fromage, parsemer du reste des noix de pin et arroser de quelques gouttes de vinaigre balsamique. Poivrer de nouveau.
- Faire griller jusqu'à ce que la mozzarella soit fondue et que les tomates soient chaudes.
- Servir aussitôt, garni des brins de basilic réservés.

Variante : pour un plat plus substantiel, ajouter entre les tomates et le fromage quelques filets d'anchois préalablement rincés et égouttés. Ils donnent une saveur plus relevée. Ce gratin est aussi délicieux servi comme crostins sur d'épaisses tranches de pain italien ciabatta *plutôt que dans un plat.*

Mozzarella et tomates gratinées

RISOTTO AUX COURGETTES

PHYTO-ŒSTROGÈNES	ACIDES GRAS ESSENTIELS	ANTIOXYDANTS
★★★☆☆	★☆☆☆☆	★★★☆☆

Ce risotto semble bien ordinaire, mais préparez-le avec de jeunes courgettes fraîches bien fermes et vous apprécierez et le risotto et les légumes comme jamais vous ne l'avez fait.

Le bouillon de miso vous apporte une bonne quantité de phyto-œstrogènes et les courgettes sont une excellente source de bêta-carotène, de vitamine C et d'acide folique. Le bêta-carotène est un antioxydant puissant, efficace pour retarder le vieillissement et prévenir le cancer. Cela vous surprendra peut-être, mais une petite portion de courgettes (100 g (3 ½ oz)) vous fournit plus du quart de votre besoin quotidien en vitamine C — lequel correspond à une portion de ce délicieux plat crémeux.

De nos jours, le riz arborio est probablement, parmi toutes les variétés de riz, le riz italien le plus utilisé pour faire un risotto, mais si vous en avez l'occasion, essayez les riz carnarole, Roma ou vialone pour changer.

POUR 4 PERSONNES
PRÉPARATION : environ 5 minutes
CUISSON : de 35 à 40 minutes

1,75 litre (65 oz) de Bouillon de miso (voir page 176) ou de Bouillon de légumes (voir page 177)
85 g (3 oz) de beurre
2 c. à soupe d'huile d'olive
1 oignon, coupé en dés
350 g (12 oz) de riz pour risotto
4 c. à soupe de vin blanc sec (facultatif)
Sel de mer et poivre noir fraîchement moulus
450 g (1 lb) de courgettes, tranchées en biais, pas trop mince
55 g (2 oz) de parmesan râpé

- Faire chauffer le bouillon de miso ou de légumes jusqu'au point d'ébullition. Baisser alors le feu et maintenir un léger frémissement.
- Faire chauffer la moitié du beurre avec l'huile dans une casserole à fond épais et y faire revenir les oignons jusqu'à ce qu'ils soient translucides. Ajouter le riz et mélanger de 1 à 2 minutes jusqu'à ce que les grains soient bien

enrobés de corps gras et luisants. (Facultatif : mouiller avec le vin et faire cuire jusqu'à ce qu'il s'évapore, en remuant.) Ajouter le bouillon une louche à la fois et bien remuer. Attendre qu'il soit entièrement absorbé avant d'en ajouter une autre louche.

◆ Après environ 10 minutes, assaisonner et ajouter les courgettes. Continuer à ajouter du bouillon et à remuer. Goûter après 20 minutes. Le riz devrait toujours avoir un croquant perceptible sous la dent et la texture du risotto devrait être onctueuse, semblable à celle du porridge. S'il ne reste plus de bouillon et que le riz n'est pas encore cuit à point, terminer en ajoutant une louche d'eau bouillante.

◆ Retirer le risotto du feu, incorporer le reste du beurre et le fromage, couvrir et laisser reposer pendant 3 minutes. Servir immédiatement.

Variante : pour une occasion particulière, ajouter au bouillon une bonne pincée de filaments de safran et quelques feuilles de basilic ciselées à la fin de la cuisson, en même temps que le beurre et le fromage.

PÂTES AVEC VINAIGRETTE AUX NOIX BROYÉES

PHYTO-ŒSTROGÈNES	ACIDES GRAS ESSENTIELS	ANTIOXYDANTS
★★★☆☆	★★★☆☆	★☆☆☆☆

L'intéressante saveur de noix qui imprègne les pâtes rehausse cette recette toute simple. Des graines de lin aux pâtes de blé entier, vous obtiendrez des phyto-œstrogènes et l'huile d'olive sera bénéfique pour le cœur. Les noix de Grenoble sont riches en acides gras essentiels et, de ce fait, sont particulièrement bonnes pour le cœur et les articulations.

POUR 4 PERSONNES
PRÉPARATION : environ 10 minutes
CUISSON : environ 15 minutes, selon la sorte de pâtes

Sel de mer et poivre noir fraîchement moulus
450 g (1 lb) de pâtes courtes, comme les coquilles ou les spirales, de préférence de blé entier
50 g (2 oz) de parmesan râpé, pour servir

POUR LA VINAIGRETTE AUX NOIX BROYÉES :
2 c. à soupe d'huile d'olive extravierge
1 c. à soupe d'huile de lin
2 c. à thé de vinaigre balsamique
85 g (3 oz) de noix de Grenoble écalées, grossièrement hachées ou broyées

◆ Verser environ 4,5 litres (160 oz) d'eau dans une grande casserole et porter à ébullition. Saler et ajouter les pâtes. Faire cuire en remuant de temps à autre, jusqu'à ce que les pâtes soient *al dente*, c.-à-d. tendres, mais encore croquantes sous la dent. Pendant la cuisson des pâtes, préparer la vinaigrette en fouettant bien tous les ingrédients (ou en les secouant bien dans un bocal fermé hermétiquement), en réservant environ 1 c. à soupe de noix hachées pour la garniture et en assaisonnant au goût.

◆ Bien égoutter les pâtes, verser la vinaigrette dessus et mélanger pour bien les en enrober. Garnir des noix réservées et d'un peu de parmesan et servir immédiatement accompagné d'un bol contenant le reste du fromage râpé.

PÂTES AU BROCOLI ET AUX ANCHOIS

PHYTO-ŒSTROGÈNES	ACIDES GRAS ESSENTIELS	ANTIOXYDANTS
★★☆☆☆	★★★☆☆	★☆☆☆☆

Les anchois sont une excellente source d'acides gras essentiels Omega 3, lesquels sont bons pour le cœur, la peau et les articulations. Les pâtes de blé entier fournissent les phyto-œstrogènes nécessaires et le brocoli, une protection contre le cancer.

POUR 4 PERSONNES

PRÉPARATION : environ 10 minutes

CUISSON : environ 15 minutes, selon la sorte de pâtes

Sel de mer et poivre noir fraîchement moulus
450 g (1 lb) de pâtes, comme les tagliatelles (de préférence de blé entier)
450 g (1 lb) de brocoli, coupé en morceaux d'une bouchée
3 c. à soupe d'huile d'olive
6 gousses d'ail, émincées
4 à 6 filets d'anchois, rincés, égouttés et hachés
Parmesan râpé, pour servir

- Faire cuire les pâtes selon la méthode décrite dans la recette précédente. Pendant leur cuisson, porter une grande casserole d'eau salée à ébullition. Y faire blanchir le brocoli pendant 1 minute en calculant à partir du moment où l'eau s'est remise à bouillir. Égoutter, passer sous l'eau froide pour arrêter la cuisson et bien égoutter de nouveau.
- Faire chauffer l'huile dans une grande poêle et, lorsqu'elle est presque chaude, y faire dorer légèrement l'ail. Ajouter le brocoli, les anchois et les assaisonnements et faire revenir pendant 1 ou 2 minutes.
- Bien égoutter les pâtes cuites et les remettre dans la casserole ou les verser dans un bol de service chaud. Verser dessus le contenu de la poêle, ajouter plus d'assaisonnements au besoin, et bien mélanger. Servir accompagné de fromage.

PÂTES AUX FEUILLES DE SAUGE FRITES

PHYTO-ŒSTROGÈNES	ACIDES GRAS ESSENTIELS	ANTIOXYDANTS
★★★☆☆	★★☆☆☆	★☆☆☆☆

Voici une autre recette de pâtes simple, mais au goût rafraîchissant, qui utilise de la sauge, une herbe importante à la ménopause. La sauge est reconnue pour aider à diminuer les bouffées de chaleur et, si on tient compte des phyto-œstrogènes que contiennent les pâtes de blé entier, nous obtenons une combinaison saine. (Voir la photographie, page 21.)

POUR 4 PERSONNES

PRÉPARATION : environ 10 minutes

CUISSON : environ 15 minutes, selon la sorte de pâtes

Sel de mer et poivre noir fraîchement moulus
450 g (1 lb) de pâtes, comme des tagliatelles (de préférence de blé entier)
2 c. à soupe d'huile d'olive
25 g (1 oz) de beurre
Une grosse poignée de sauge
55 g (2 oz) de noix de pin
55 g (2 oz) de parmesan râpé, et un peu plus pour servir

- Faire cuire les pâtes comme dans la recette des *Pâtes avec vinaigrette aux noix broyées* (voir page 86).
- Pendant que les pâtes cuisent, faire chauffer l'huile et le beurre dans une grande poêle et y faire frire la moitié des feuilles de sauge des deux côtés, jusqu'à ce qu'elles soient croustillantes. Les retirer de la poêle avec des pinces et les égoutter sur du papier absorbant. Hacher finement la sauge qui reste et l'incorporer aux noix de pin.
- Bien égoutter les pâtes cuites et les remettre dans la casserole ou les verser dans un grand bol de service chaud. Verser dessus le contenu de la poêle, ajouter le parmesan et assaisonner au goût.
- Mélanger avec toutes les feuilles de sauge pour servir, accompagner de fromage râpé.

TORTILLAS AUX HARICOTS FRITS AVEC SALSA AUX TOMATES

PHYTO-ŒSTROGÈNES	ACIDES GRAS ESSENTIELS	ANTIOXYDANTS
★★★★★	★☆☆☆☆	★★★★★

Les tortillas aux haricots frits contiennent beaucoup de phyto-œstrogènes qui proviennent des haricots, du miso, de l'ail et du maïs. Les tomates dans la salsa fournissent un bon taux d'antioxydants, que l'on trouve aussi dans le poivron rouge.

Les oignons sont réputés pour aider à prévenir l'ostéoporose et l'ail, pour ses effets anticancérogènes. Les limes sont une excellente source de vitamine C, qui aide à combattre les radicaux libres et à prévenir le vieillissement prématuré.

Ce plat est excellent pour les fêtes, si vous détaillez les tortillas en petits quartiers de la taille d'une bouchée et que vous les garnissez de haricots. Ces bouchées sont aussi délicieuses servies avec du Guacamole *(voir page 58).*

POUR 4 PERSONNES
PRÉPARATION : environ 20 minutes
CUISSON : environ 20 minutes, plus la cuisson des haricots s'ils ne sont pas en conserve

6 c. à soupe d'huile d'olive
450 g (1 lb) de haricots pinto ou haricots rouges cuits
   (ou en conserve)
Sel de mer et poivre noir fraîchement moulus
3 à 4 c. à soupe de Bouillon de miso *chaud (voir page 176)*
4 à 6 ciboules, hachées
115 g (4 oz) de cheddar, râpé
8 tortillas de maïs ou 4 tortillas de farine
1 cœur de laitue romaine, déchiqueté

POUR LA SALSA AUX TOMATES :
6 grosses tomates mûres mais fermes, de préférence
   des tomates italiennes ou mûries sur pied
1 oignon rouge, coupé en dés
1 gousse d'ail, hachée très finement
1 gros poivron rouge, épépiné et coupé en dés
1 ou 2 piments chili rouges, épépinés et hachés

Jus de 2 limes
1 grosse poignée de coriandre, hachée, et quelques feuilles
   pour garnir
Sel de mer et poivre noir fraîchement moulus

- Tout d'abord, préparer la salsa : couper les tomates en deux, en retirer les pépins et les jeter. Détailler la pulpe en dés, avec la peau, et la mettre dans un bol avec l'oignon rouge, l'ail, le poivron, le piment chili, le jus de lime, la coriandre hachée et les assaisonnements. Bien mélanger, couvrir et mettre au réfrigérateur pendant la cuisson des haricots.

- Pour préparer les haricots : faire chauffer la moitié de l'huile dans une grande poêle et y ajouter les haricots (après les avoir égouttés s'ils sont en conserve). Assaisonner et, si les haricots sont très secs, ajouter quelques cuillerées de bouillon de miso chaud. Faire frire les haricots à feu vif, en remuant souvent avec une cuillère de bois. Lorsque les fèves s'attendrissent, presser dessus avec la cuillère pour les tasser afin de former un grand gâteau. Poursuivre la cuisson jusqu'à ce que le gâteau soit luisant et ne forme qu'une seule pièce dans la poêle.

- Déplacer le gâteau d'un côté de la poêle et le retourner comme une crêpe, puis faire cuire l'autre côté de la même façon que le premier. Éteindre le feu sous la poêle et parsemer les haricots de ciboules, puis de fromage. Couvrir.

- Parallèlement, faire cuire les tortillas : faire chauffer le reste de l'huile dans une poêle et y plonger chaque tortilla, une à la fois, pendant environ 15 secondes chacune.

- Une fois le fromage fondu, servir les haricots frits sur un lit de laitue déchiquetée avec les tortillas (casser les tortillas en morceaux) et la salsa dans des bols séparés.

Variante : *pour une version plus consistante et remplie de phyto-œstrogènes, parsemer les haricots de quelques morceaux de brocoli de la taille d'une bouchée, en même temps que les ciboules.*

ENCHILADAS AU CRABE

PHYTO-ŒSTROGÈNES	ACIDES GRAS ESSENTIELS	ANTIOXYDANTS
★★★☆☆	★☆☆☆☆	★★★★☆

Si vous craignez que des aliments épicés n'entraînent des bouffées de chaleur, alors omettez les piments chili dans cette recette. Le chili, tout comme la moutarde et l'ail, possède en fait la capacité de contrer l'excès de mucus, ce qui peut soulager grandement. Le miso donne à ce plat une riche saveur tout en étant une source de phyto-œstrogènes, tout comme le céleri, un excellent légume. Le céleri contient du potassium qui aide à éliminer la rétention d'eau, souvent responsable d'une prise de poids à la ménopause. Ce légume possède aussi des propriétés anti-inflammatoires.

Le crabe ne donne pas seulement une saveur délicate aux plats, mais il est aussi une excellente source de plusieurs nutriments. Ceux-ci comprennent les vitamines B2 et B5, de bonnes quantités de magnésium et de zinc – tous deux essentiels pour les os – et du potassium, qui aide à prévenir la rétention d'eau. Les tomates sont riches en lycopène, un antioxydant. Le persil est une source de calcium, de vitamines A et C ainsi que de fer et de potassium, ce qui en fait un bon diurétique. Le maïs, une céréale traditionnelle utilisée dans plusieurs cultures, est aussi une bonne source de potassium et de fer.

POUR 4 PERSONNES
PRÉPARATION : environ 25 minutes
CUISSON : environ 20 minutes

200 g (7 oz) de chair de crabe fraîche parée (brune ou blanche)
Jus de 1 lime
2 c. à soupe de coriandre hachée, plus quelques feuilles pour garnir
1 branche de céleri, finement hachée
½ bulbe de fenouil avec les feuilles, haché finement
1 trait de sauce Worcestershire sans sucre
Environ 3 c. à soupe d'huile d'olive, et un peu plus pour graisser
8 tortillas de maïs
200 g (7 oz) de mozzarella, râpée en filaments

POUR LA SAUCE TOMATE AU CHILI :
2 c. à soupe d'huile d'olive
1 gros oignon, coupé en dés
1 gousse d'ail, hachée finement
1 ou 2 piments rouges chili, épépinés et hachés finement
100 ml (3 ½ oz) de vin rouge (facultatif)
400 g (14 oz) de tomates italiennes hachées, en conserve
3 c. à soupe de concentré de tomate
1 c. à soupe de persil, haché
1 à 2 c. à thé de miso dissous dans 300 ml (10 oz) d'eau bouillante
Sel de mer et poivre noir fraîchement moulus

- Tout d'abord, préparer la sauce tomate au chili : faire chauffer l'huile dans une poêle à fond épais et y faire revenir l'oignon doucement jusqu'à ce qu'il soit translucide, puis ajouter l'ail et les piments chili et faire revenir pendant encore 1 minute. (Facultatif : mouiller avec le vin et faire bouillir rapidement jusqu'à l'obtention d'un liquide épais.) Incorporer les tomates avec leur jus, le concentré de tomate, le persil et le miso dissous. Bien mélanger, assaisonner et laisser mijoter pendant 30 minutes environ, jusqu'à ce que la sauce prenne une belle consistance épaisse.

- Préchauffer le four à 200 °C (400 °F), ou à 6 pour une cuisinière au gaz.

- Pour préparer la garniture : mélanger la chair de crabe, le jus de lime, la coriandre, le céleri, le fenouil et la sauce Worcestershire dans la moitié de la sauce tomate au chili. Rectifier l'assaisonnement au goût.

- Faire chauffer l'huile dans une poêle et y plonger chacune des tortillas, une à la fois, pendant 15 secondes environ de chaque côté afin de les assouplir. Déposer un peu de garniture au centre de chacune et rouler sans trop serrer. Dresser dans un plat résistant à la chaleur légèrement huilé, suffisamment grand pour contenir tous les enchiladas en une seule couche.

- Rectifier l'assaisonnement du reste de la sauce tomate et verser sur les enchiladas (chacune devrait presque en être recouverte). Parsemer de fromage et faire cuire au four pendant 15 minutes environ, jusqu'à la formation de bulles.

- Garnir avec des feuilles de coriandre pour servir.

QUICHE VÉGÉTARIENNE AU TOFU

PHYTO-ŒSTROGÈNES	ACIDES GRAS ESSENTIELS	ANTIOXYDANTS
★★★★☆	★★☆☆☆	★★☆☆☆

Cette quiche est une façon inhabituelle de servir le tofu, un changement intéressant. Elle regorge de bons ingrédients pour la santé, dont le tofu, le tahini et le brocoli, lesquels fournissent des phyto-œstrogènes. Fabriqué à partir de graines de sésame, le tahini est aussi une riche source de calcium. Les magasins de produits naturels vendent de savoureuses abaisses précuites, sinon, utilisez une pâte à tarte ordinaire qui convienne aux quiches, mais assurez-vous qu'elle est préparée avec de la farine de blé entier.

POUR 4 PERSONNES
PRÉPARATION : environ 15 minutes
CUISSON : de 25 à 30 minutes

2 c. à soupe de tahini
3 c. à soupe de sauce soja
900 g (2 lb) de tofu mou, écrasé
1 c. à soupe d'arrowroot
450 g (1 lb) de brocoli, coupé en morceaux d'une petite bouchée
1 abaisse non sucrée, précuite

◆ Préchauffer le four à 150 °C (300 °F), ou à 2 pour une cuisinière au gaz.
◆ Mélanger le tahini, la sauce soja et le tofu dans un bol. Dissoudre l'arrowroot dans 75 ml (2 oz) d'eau et mélanger avec la préparation au tahini, dans une casserole. Porter à un léger frémissement et poursuivre la cuisson à feu moyen de 7 à 10 minutes.
◆ Entre-temps, dans une autre casserole, faire cuire le brocoli à l'étuvée jusqu'à ce qu'il commence tout juste à être tendre. Ajouter le brocoli à la préparation au tahini dans la casserole et verser dans l'abaisse. Faire cuire dans le four préchauffé pendant 8 minutes.

HARENGS À L'AVOINE

PHYTO-ŒSTROGÈNES	ACIDES GRAS ESSENTIELS	ANTIOXYDANTS
★★☆☆☆	★★★★☆	★☆☆☆☆

Les harengs (voir la photographie ci-contre) sont riches en huiles Omega 3. L'avoine est non seulement un phyto-œstrogène, mais elle constitue aussi une bonne source de fibres et le son d'avoine (contenu dans l'avoine) est bon pour le cœur.

POUR 4 PERSONNES
PRÉPARATION : environ 10 minutes
CUISSON : environ 25 minutes

4 harengs parés
1 œuf
Sel de mer et poivre noir fraîchement moulus
Environ 100 g (3 ½ oz) de farine d'avoine ou de flocons d'avoine
2 c. à soupe d'huile d'olive
Environ 15 g (½ oz) de beurre
1 c. à soupe de persil haché, pour garnir
Quartiers de citron, pour servir

◆ Pour parer les harengs, couper la tête, puis fendre le ventre de la tête à la queue pour le vider. Passer les pouces le long du dos pour détacher l'arête dorsale, puis la défaire de la peau et de la chair. Avec des pinces à épiler, retirer toutes les arêtes qui restent.
◆ Dans un grand bol peu profond, battre l'œuf avec un peu de sel et de poivre. Dans un autre bol, verser l'avoine et assaisonner.
◆ Faire chauffer l'huile et le beurre dans une grande poêle. Tremper chaque filet de poisson dans l'œuf en s'assurant qu'ils sont bien enrobés, puis les passer dans l'avoine, en pressant fermement. Faire frire à feu moyen pendant environ 6 minutes de chaque côté. Vous devrez probablement procéder par petites quantités, donc empiler les harengs cuits sur du papier absorbant et les garder dans un four chaud.
◆ Servir garni de persil et de quartiers de citron.

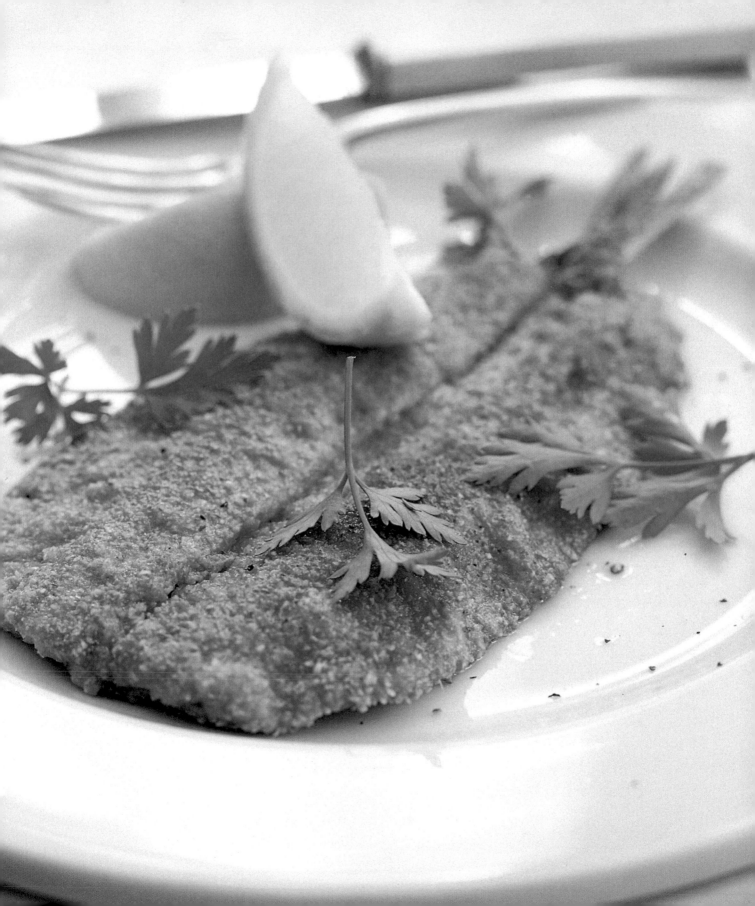

SARDINES GRILLÉES AVEC FENOUIL ET NOIX DE PIN

PHYTO-ŒSTROGÈNES	ACIDES GRAS ESSENTIELS	ANTIOXYDANTS
★★☆☆☆	★★★★☆	★☆☆☆☆

Quel délicieux mélange d'ingrédients contient ce plat, et comme ils sont bons pour vous ! Les sardines et les noix de pin fournissent les acides gras essentiels Omega 3 et Omega 6, si bénéfiques pour la peau et les articulations, et des phyto-œstrogènes sont présents dans le fenouil et le persil.

La Purée aux amandes (voir page 112) fait un excellent accompagnement pour ces succulentes sardines aux aromates.

POUR 4 PERSONNES
PRÉPARATION : environ 20 minutes, plus au moins 1 h de marinage
CUISSON : environ 10 à 15 minutes

Environ 900 g (2 lb) de sardines fraîches, parées
55 g (2 oz) de noix de pin
Quartiers de citron, pour servir

POUR LA MARINADE :
150 ml (5 oz) d'huile d'olive
Jus de 1 citron
Jus de 1 petite orange
2 ou 3 gousses d'ail, écrasées
½ bulbe de fenouil, détaillé en allumettes, en réservant les feuilles pour garnir
2 c. à soupe de persil haché, et quelques brins pour garnir
Sel de mer et poivre noir fraîchement moulus

- Au moins une heure à l'avance, préparer la marinade en mélangeant tous les ingrédients et en assaisonnant bien. Verser dans un bol peu profond et y ajouter les sardines.
- Laisser mariner dans un endroit frais, en retournant les sardines de temps à autre.
- Préchauffer le gril du four, le barbecue ou une poêle gril.
- Retirer les sardines et bien les secouer pour éliminer le plus de marinade possible (réserver la marinade), puis les faire griller de 5 à 8 minutes environ de chaque côté, selon la taille, jusqu'à ce qu'elles soient bien colorées et cuites.
- Pendant la cuisson, verser la marinade dans une petite casserole et porter à légère ébullition. Laisser mijoter de 4 à 5 minutes, jusqu'à ce que le fenouil soit juste tendre. Au même moment, faire légèrement dorer les noix de pin à sec dans une poêle, jusqu'à ce qu'elles dégagent leur arôme.
- Servir les sardines grillées arrosées de marinade et parsemées de noix de pin. Garnir avec les feuilles de fenouil et les brins de persil réservés et servir avec des quartiers de citron.

SALADE INDONÉSIENNE AUX ARACHIDES

PHYTO-ŒSTROGÈNES	ACIDES GRAS ESSENTIELS	ANTIOXYDANTS
★★★★☆	★★★☆☆	★★★★★

Cette salade étonnante (voir la photographie ci-contre), est une combinaison inhabituelle d'ingrédients chauds et froids, avec une sauce aux arachides chaude versée sur une salade croquante. Il ne s'agit pas seulement d'un lunch savoureux, mais aussi d'une excellente source d'ingrédients sains.

Même si nous ne voulons pas consommer beaucoup d'aliments frits, de temps à autre le tofu frit, etc., est bon tant qu'il est équilibré avec d'autres ingrédients. Le tofu contient beaucoup de phyto-œstrogènes, tout comme les germes de haricot. Le chou-fleur est un des légumes de la famille des cruciféracées connu pour ses propriétés anti-cancérogènes tout comme pour son excellent contenu en vitamine C. Le cresson est une excellente source de vitamine C et de bêta-carotène, tout comme les carottes. Les concombres renferment certains bioflavonoïdes spécifiques qui peuvent prévenir la prolifération des cellules de certaines hormones responsables du cancer.

POUR 4 À 6 PERSONNES
PRÉPARATION : environ 25 minutes
CUISSON : environ 15 minutes (pour les pommes de terre, les œufs et les oignons), plus la cuisson de la sauce

Salade indonésienne aux arachides

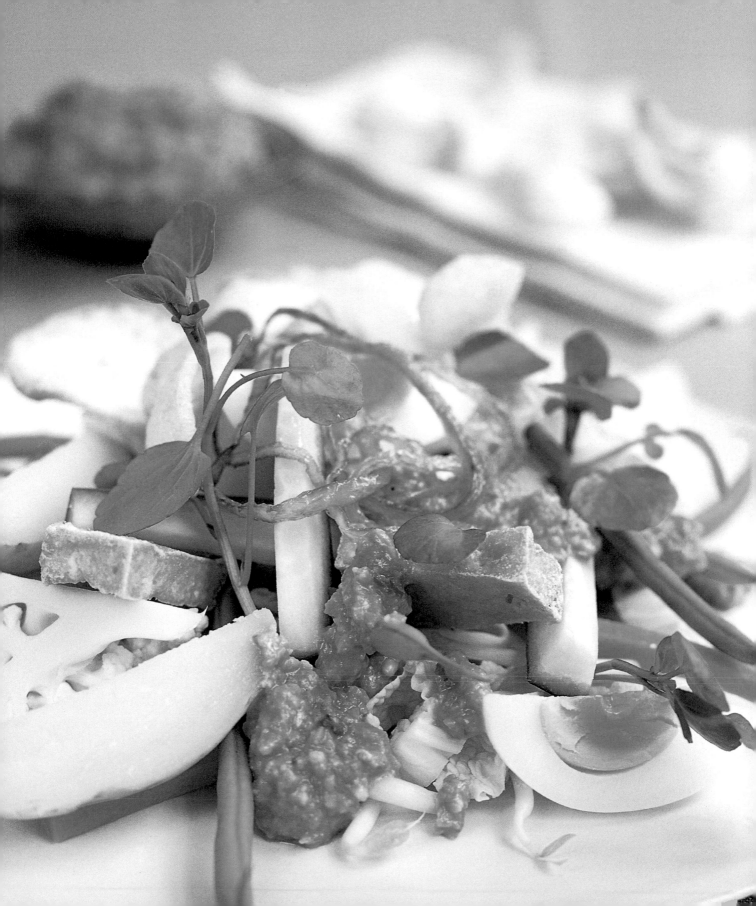

Environ 450 ml (15 oz) de Sauce aux arachides *(voir page 182), réchauffée si c'est nécessaire*

200 g (7 oz) de tofu, coupé en tranches de 1 cm (½ po) d'épaisseur

1 c. à soupe d'huile d'olive

POUR LA SALADE :
4 à 6 carottes, détaillées en allumettes
175 g (6 oz) de germes de haricot
175 g (6 oz) de haricots verts fins
115 g (4 oz) de bouquets de chou-fleur
1 c. à soupe de graines de lin
1 petite pomme de laitue chinoise, émincée

POUR LA GARNITURE :
½ concombre, détaillé en grosses allumettes
4 œufs durs, coupés en quartiers
4 pommes de terre cuites, coupées en quartiers
1 grosse poignée de cresson ou de bébés épinards
1 gros oignon, tranché et frit à sec jusqu'à ce qu'il soit croustillant
1 grosse poignée de craquelins aux crevettes sans sucre

- Tout d'abord, préparer la *Sauce aux arachides* (voir page 182). Garder au chaud. Faire ensuite sauter le tofu dans un peu d'huile d'olive jusqu'à ce qu'il soit croquant.
- Mélanger le tofu sauté et tous les autres ingrédients de la salade (servir en portions individuelles ou dans un grand bol). Arroser la salade de la sauce aux arachides chaude, puis garnir avec les ingrédients pour la garniture : disposer le concombre, les œufs et les pommes de terre autour et empiler le cresson ou les épinards et les oignons frits au centre.
- Servir immédiatement, parsemé de craquelins aux crevettes sans sucre.

SALADE DE PÂTES PRIMAVERA

PHYTO-ŒSTROGÈNES	ACIDES GRAS ESSENTIELS	ANTIOXYDANTS
★★★☆☆	★★★☆☆	★★★☆☆

Tous les légumes printaniers qui sont ajoutés aux pâtes se combinent pour offrir de bons phyto-œstrogènes, surtout les carottes, les petits pois, les haricots verts et le persil. Les tomates et les courgettes fournissent des antioxydants en abondance et les gras essentiels proviennent de l'huile de lin. (Voir la photographie ci-contre.)

POUR 4 PERSONNES
PRÉPARATION : environ 20 minutes
CUISSON : environ 15 minutes, plus le temps de refroidissement

Sel de mer et poivre noir fraîchement moulus
225 g (8 oz) de pâtes courtes (de préférence de blé entier), telles que penne, spirales, boucles, coquilles ou un mélange
6 bébés carottes, entières ou coupées en deux dans le sens de la longueur si elles sont grosses
115 g (4 oz) de haricots verts fins
6 bébés courgettes, coupées en deux dans le sens de la longueur
15 g (½ oz) de beurre
115 g (4 oz) de pois mange-tout, coupés en lanières s'ils sont gros
4 ciboules, coupées en biais, en quatre
115 g (4 oz) de tomates cerises (de préférence italiennes), coupées en deux
55 g (2 oz) d'olives noires entières dénoyautées
55 g (2 oz) de parmesan

POUR LA VINAIGRETTE AU PERSIL :
3 c. à soupe d'huile d'olive
2 c. à soupe d'huile de lin
1 c. à soupe de vinaigre balsamique
1 c. à soupe de persil frais, haché

- Faire cuire les pâtes comme dans la recette de *Pâtes avec vinaigrette aux noix broyées* (voir page 86).
- Pendant la cuisson des pâtes, préparer la vinaigrette : bien

Salade de pâtes primavera

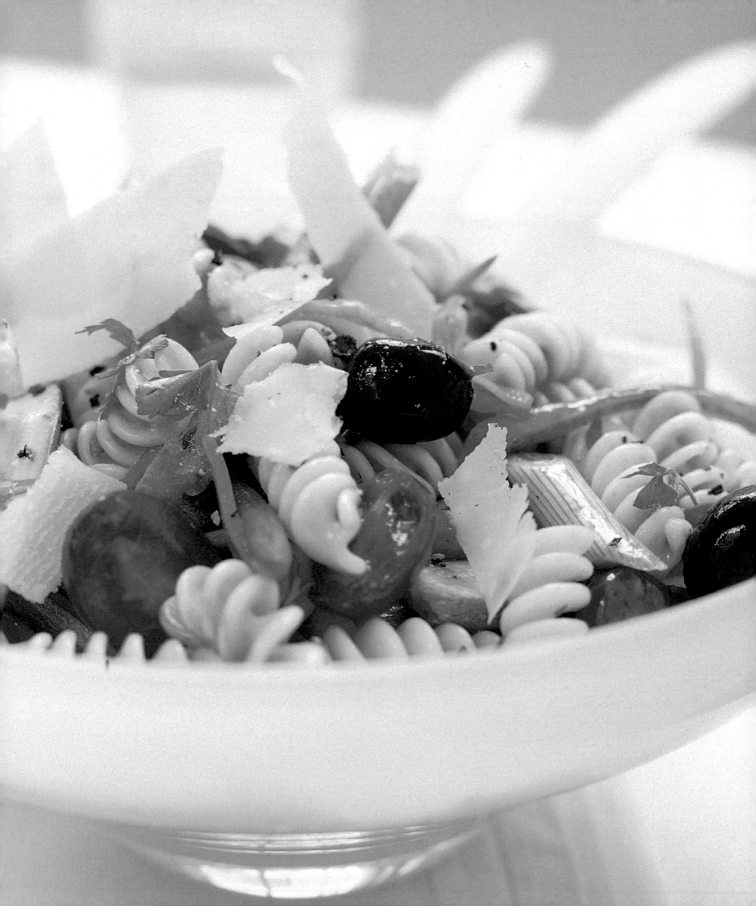

fouetter ensemble tous les ingrédients (ou les mettre dans un bocal hermétique et bien secouer), assaisonner au goût.

- Bien égoutter les pâtes cuites, les arroser de la moitié de la vinaigrette et bien mélanger pour les en enrober, puis laisser refroidir.
- Entre-temps, préparer les légumes : dans des petites casseroles d'eau bouillante salée, faire cuire individuellement les carottes, les haricots verts et les courgettes, jusqu'à ce qu'ils soient juste tendres. Lorsqu'ils sont cuits, les égoutter, les passer sous l'eau froide et les égoutter de nouveau.
- Faire fondre le beurre dans une poêle, à feu moyen-doux, et y faire revenir les pois mange-tout et les ciboules jusqu'à ce qu'ils commencent à flétrir. Ajouter le reste des légumes et bien remuer pour les enrober.
- Dresser dans un plat de service, ajouter la moitié des olives et le reste de la vinaigrette et bien mélanger pour enrober, puis incorporer les pâtes. Garnir avec le reste des olives et de longues languettes de parmesan taillées avec un couteau économe.

SALADE RUSSE DE LUXE AVEC SAUCE AU TOFU

PHYTO-ŒSTROGÈNES	ACIDES GRAS ESSENTIELS	ANTIOXYDANTS
★★★★★	★★★★☆	★★★★★

Cette salade fait honneur à son nom car elle contient une variété intéressante de légumes. Elle fournit un mélange superbe de phyto-œstrogènes sous la forme du tofu, du fenouil, des carottes, des petits pois et des pommes. Le contenu en acides gras essentiels est aussi élevé et provient de l'huile de lin et des noix de Grenoble. Finalement, le mélange des couleurs offert par les petits pois verts, les carottes orange, les betteraves rouges, les raisins noirs et verts et les pommes procure différents antioxydants importants.

POUR 4 PORTIONS
PRÉPARATION : environ 25 minutes
CUISSON : environ 15 à 20 minutes, plus le temps de refroidissement

85 g (3 oz) de pommes de terre, pelées
85 g (3 oz) de bébés carottes, grattées
85 g (3 oz) de petits pois
85 g (3 oz) de betteraves cuites, pelées
½ bulbe de fenouil, évidé et haché finement, les feuilles réservées pour garnir
85 g (3 oz) de raisins sans pépins (noirs et verts), coupés en deux
2 grosses pommes, évidées et coupées en dés, avec la peau
85 g (3 oz) de noix de Grenoble
50 g (2 oz) de câpres
Mini-laitues romaines, déchiquetées, pour servir

POUR LA SAUCE AU TOFU :
250 g (9 oz) de tofu
3 c. à soupe de vinaigre de cidre
2 c. à soupe d'huile d'olive
1 c. à soupe d'huile de lin
1 c. à soupe de sauce soja
Sel de mer et poivre noir fraîchement moulus

- Faire cuire les pommes de terre, les carottes et les petits pois séparément dans des casseroles d'eau bouillante salée, jusqu'à ce qu'ils soient juste tendres. Bien égoutter et, lorsqu'ils sont froids, détailler les pommes de terre et les carottes en cubes de 1 cm (½ po). Couper aussi les betteraves en cubes de même grosseur.
- Mettre tous ces ingrédients dans un grand saladier (de préférence en verre) avec le fenouil, les raisins (en réserver quelques-uns de chaque couleur pour garnir), les pommes, les noix et les câpres. Remuer légèrement pour mélanger.
- Pour préparer la sauce : au robot culinaire, mélanger tous les ingrédients jusqu'à l'obtention d'une consistance lisse. Assaisonner au goût. Verser sur la salade et mélanger pour que tous les ingrédients soient légèrement enrobés de sauce. Servir sur un lit de laitue déchiquetée ; garnir de feuilles de fenouil et de demi-raisins.

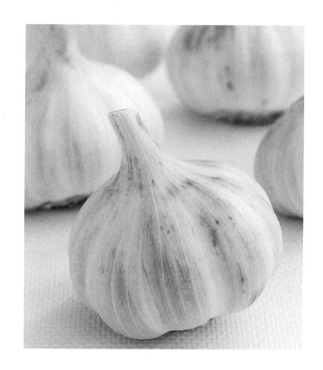

Plats du soir

Repas

de

semaine

Moussaka au yogourt (yaourt) et aux légumes

PHYTO-ŒSTROGÈNES	ACIDES GRAS ESSENTIELS	ANTIOXYDANTS
★★★★☆	★★☆☆☆	★★★★☆

Préparée avec des noix et des fruits séchés, cette moussaka est le plat par excellence pour des réceptions imprévues et, si vous utilisez des champignons sauvages ou ne serait-ce qu'une partie, vous obtiendrez un mets plutôt raffiné.

La moussaka contient des phyto-œstrogènes sous la forme de farine de soja, de yogourt (yaourt) de soja, de lait de soja et de champignons. Les amandes fournissent une bonne quantité d'acides gras essentiels et les antioxydants proviennent des tomates, des abricots et des courgettes, qui sont aussi d'excellentes sources de bêta-carotène, de vitamine C et d'acide folique.

J'ai toujours cru qu'il devait exister une autre façon d'apprêter les aubergines que de les saler pour les faire dégorger, puis de les faire frire dans une grande quantité d'huile. J'ai découvert, dans le New Basics Cookbook rédigé par les cuisiniers du restaurant américain Silver Palate, qu'on pouvait les faire cuire au four enduites d'un enrobage épicé. Cela donne un résultat beaucoup plus léger et savoureux.

POUR 6 À 8 PERSONNES

PRÉPARATION : environ 40 minutes

CUISSON : environ 1 ¼ heure

Environ 4 c. à soupe d'huile d'olive, et un peu plus pour graisser
1 c. à soupe de cumin moulu
1 c. à soupe de gingembre moulu
1 c. à soupe de cannelle moulue
2 c. à thé de muscade fraîchement râpée
85 g (3 oz) de farine de soja
Sel de mer et poivre noir fraîchement moulus
100 ml (3 ½ oz) de lait de soja
900 g (2 lb) de grosses aubergines, émincées
Double recette de Sauce tomate de base (voir page 178)
450 g (1 lb) de courgettes, tranchées
225 g (8 oz) de champignons café, tranchés
25 g (1 oz) de beurre
85 g (3 oz) d'amandes effilées, légèrement grillées (facultatif)

85 g (3 oz) d'abricots séchés, hachés (facultatif)
85 g (3 oz) de raisins secs sans pépins (facultatif)
2 œufs, légèrement battus
450 ml (15 oz) de yogourt (yaourt) nature liquide, idéalement de soja
2 c. à soupe de jus de citron
2 c. à soupe de menthe fraîche, hachée
55 g (2 oz) de parmesan, fraîchement râpé

- Préchauffer le four à 190 °C (375 °F), ou à 5 pour une cuisinière au gaz. Huiler une plaque à cuisson et une grande casserole allant au four.

- Dans un bol peu profond, mélanger la moitié des épices avec la farine, 1 c. à thé de sel et 1 c. à thé de poivre. Verser le lait dans un autre bol peu profond. Tremper les tranches d'aubergine une par une dans le lait de soja, puis dans la farine assaisonnée en secouant tout surplus, et les déposer sur la plaque à cuisson. Faire cuire au four 25 minutes seulement.

- Pendant la cuisson des aubergines, préparer la sauce tomate ; ajouter le reste des épices aux tomates. Dans des casseroles séparées ou les uns après les autres, faire revenir légèrement les courgettes et les champignons dans du beurre et de l'huile jusqu'à ce qu'ils s'attendrissent. Assaisonner au goût et réserver au chaud.

- Lorsque les tranches d'aubergines sont prêtes, les retirer du four et baisser la température à 170 °C (350 °F), ou 4 à la cuisinière au gaz. Étaler le quart des tranches d'aubergines dans la casserole. S'il y a lieu, mélanger les amandes et les fruits séchés à la sauce tomate, lorsqu'elle est prête.

- Étaler le tiers de la sauce sur les aubergines, puis les champignons, puis une autre couche de sauce, une couche de courgettes et finalement une couche d'aubergines.

- Dans un bol, mélanger les œufs avec le yogourt, puis le jus de citron et la menthe. Verser sur les aubergines. Parsemer de parmesan et faire cuire au four 45 minutes, jusqu'à ce que la surface soit uniformément dorée.

CHILI VÉGÉTARIEN

PHYTO-ŒSTROGÈNES	ACIDES GRAS ESSENTIELS	ANTIOXYDANTS
★★★★☆	★★★☆☆	★★★★☆

Le chili est un autre mets familial toujours très populaire. Ce plat comprend des phyto-œstrogènes provenant des haricots, du bouillon de miso et des carottes, de bonnes quantités d'antioxydants dans les carottes, les courgettes et les tomates, et des acides gras essentiels dans les graines de lin si vous décidez d'en ajouter avant le service. De nombreux nutriments essentiels sont aussi fournis par les flocons d'algues, dont l'iode qui assure le bon fonctionnement de la thyroïde.

Si les aliments épicés tendent à vous donner des bouffées de chaleur, vous feriez mieux d'omettre le chili et d'apprécier ce plat pour ses merveilleux légumes et fines herbes.

POUR 4 À 6 PERSONNES
PRÉPARATION : environ 30 minutes
CUISSON : environ 1 heure

4 c. à soupe d'huile d'olive
1 c. à thé de cumin moulu
1 c. à thé de cannelle moulue
1 c. à thé de graines de fenouil
2 c. à thé de graines de sésame
1 c. à thé d'origan séché
Chili en poudre au goût (facultatif)
2 oignons, hachés
2 gousses d'ail, hachées finement
2 poivrons, de préférence de couleur différente, épépinés et coupés en lanières assez larges
2 piments rouges chili, épépinés (pour ne pas que le plat soit trop épicé) et hachés finement
4 c. à soupe de vin rouge (facultatif)
3 ou 4 carottes, coupées en bâtonnets
3 ou 4 courgettes, coupées en bâtonnets
400 g (14 oz) de tomates italiennes hachées, en conserve
3 c. à soupe de concentré de tomate
Environ 850 ml (30 oz) de **Bouillon de miso** *(voir page 176) ou de* **Fumet de poisson ou de fruits de mer** *(voir page 177)*

2 grosses boîtes de conserve de haricots rouges, égouttés
1 poignée de flocons d'algues séchées mélangées
Sel de mer et poivre noir fraîchement moulus
3 c. à soupe de coriandre hachée, plus quelques brins pour garnir
Jus de 1 citron

POUR SERVIR :
Crème sure (aigre)
Oignon rouge, haché
Cheddar fort, râpé

• Faire chauffer l'huile dans une grande casserole profonde, à fond épais. Y faire revenir toutes les épices, les graines et l'origan pendant 1 ou 2 minutes, à feu moyen, jusqu'à ce qu'ils dégagent leur arôme. Baisser le feu et faire revenir les oignons jusqu'à ce qu'ils soient translucides. Ajouter l'ail, les lanières de poivron et les piments chili et faire revenir brièvement jusqu'à ce qu'ils commencent à ramollir. (Facultatif : mouiller avec le vin rouge et faire réduire, à découvert.)

• En même temps, dans une autre casserole, faire revenir les bâtonnets de carottes dans le reste de l'huile pendant 5 minutes environ. Ajouter ensuite les courgettes et poursuivre la cuisson 5 minutes, jusqu'à ce que les légumes soient juste ramollis.

• Lorsque le vin est évaporé, ajouter les tomates, le concentré de tomate et le bouillon dans la casserole avec les haricots, les légumes sautés et les algues. Assaisonner au goût et porter à ébullition. Baisser le feu, couvrir et laisser mijoter doucement pendant 30 minutes environ.

• Incorporer la coriandre et le jus de citron et poursuivre la cuisson pendant 10 minutes. Servir accompagné de crème sure (aigre), d'oignon rouge haché et de fromage râpé.

Variante : pour augmenter le contenu en phyto-œstrogènes de ce plat, incorporer au chili, juste avant de servir, une ou deux cuillerées combles de graines de lin ou de la crème sure.

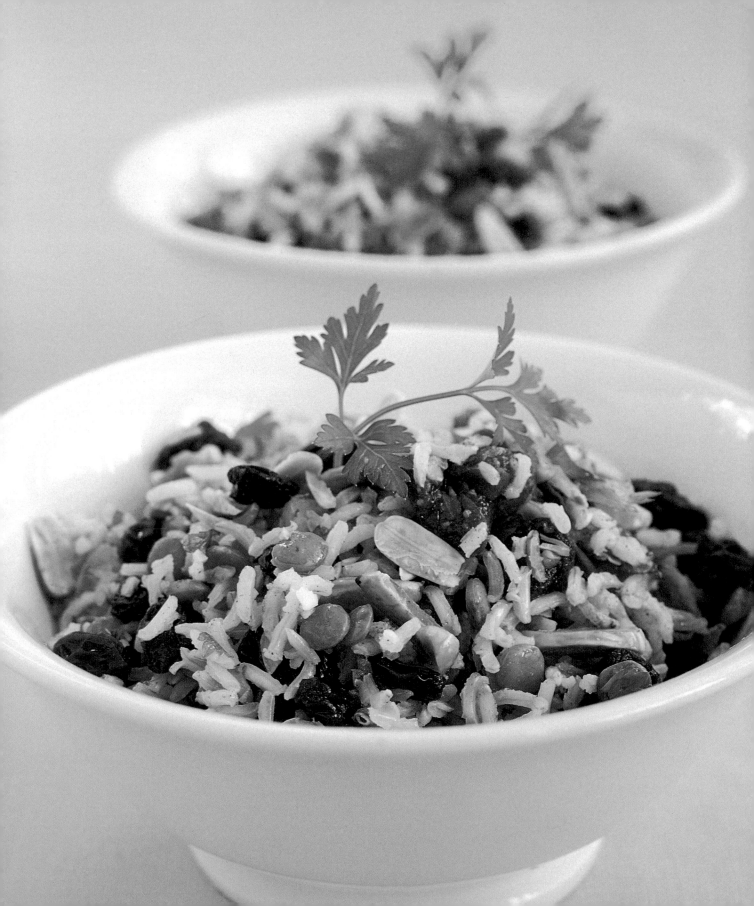

PILAF AUX LENTILLES ET AUX FRUITS

PHYTO-ŒSTROGÈNES	ACIDES GRAS ESSENTIELS	ANTIOXYDANTS
★★★★★	★★☆☆☆	★★☆☆☆

Les lentilles sont une merveilleuse source de phyto-œstrogènes parce qu'elles contiennent les quatre types d'isoflavones. De plus, des hormones végétales se trouvent dans le riz, la cannelle, le persil et le yogourt (yaourt) de soja.

Les amandes très légèrement grillées ou crues fourniront une bonne quantité de gras essentiels, et les fruits séchés sont riches en antioxydants. (Voir la photographie ci-contre.)

POUR 4 PERSONNES
PRÉPARATION : environ 15 minutes
CUISSON : environ 50 minutes

175 g (6 oz) de lentilles vertes
Sel de mer et poivre noir fraîchement moulus
450 g (1 lb) de riz basmati
125 g (4 ½ oz) de raisins secs sans pépins
2 ou 3 dattes dénoyautées, hachées
2 ou 3 figues séchées, hachées
1 c. à soupe d'eau de rose ou de fleur d'oranger
1 c. à thé de cannelle moulue
2 c. à soupe de persil commun (à feuilles plates), haché, et quelques brins pour garnir
125 g (4 ½ oz) d'amandes effilées blanchies, légèrement grillées à sec dans une poêle
3 c. à soupe d'huile d'olive extravierge
Yogourt (yaourt), de préférence de soja, pour servir

- Bien rincer les lentilles et les mettre dans une grande casserole d'eau fraîche. Porter à ébullition et laisser bouillir de 20 à 30 minutes, jusqu'à ce qu'elles soient tendres, en ajoutant le sel seulement lorsque les lentilles commencent à ramollir (sinon leur peau durcira). Bien égoutter.
- Pendant la cuisson des lentilles, bien rincer le riz sous l'eau froide, l'égoutter et le mettre dans une casserole d'eau bouillante salée. Porter à ébullition, bien remuer, baisser le feu et laisser mijoter de 8 à 10 minutes, jusqu'à ce qu'il soit tendre. Bien égoutter.

- Mélanger les fruits séchés, l'eau de rose ou de fleur d'oranger et la cannelle dans un bol.
- Dans une grande casserole à fond épais, mettre par couches le riz, les lentilles et les fruits séchés, en assaisonnant chaque couche et en parsemant le dessus de persil et d'amandes (en réserver un peu pour garnir). Arroser d'huile d'olive, couvrir et faire cuire très doucement de 15 à 20 minutes.
- Servir le pilaf garni de quelques brins de persil et accompagné d'un bol de yogourt.

PAELLA SIMPLE

PHYTO-ŒSTROGÈNES	ACIDES GRAS ESSENTIELS	ANTIOXYDANTS
★★★☆☆	★★★★☆	★★★★☆

La paella est un repas familial parfait : remplie de bons aliments, colorée et savoureuse, elle est facile à préparer. Le bouillon de miso, le fenouil, l'ail et les poivrons fournissent des hormones végétales.

Les moules, en plus d'être une bonne source d'acides gras essentiels, procurent aussi de la vitamine B et sont riches en sélénium, en fer et en iode. L'iode provenant de sources naturelles est particulièrement utile au moment de la ménopause, car il aide à maintenir le métabolisme et assure le bon fonctionnement de la thyroïde. L'iode est aussi présent dans les flocons d'algues, qui apportent un supplément d'oligo-minéraux.

Les poivrons et les tomates fournissent tous deux de bons taux d'antioxydants, qui contribuent fortement à prévenir le vieillissement et le cancer.

POUR 6 À 8 PERSONNES
PRÉPARATION : environ 15 minutes
CUISSON : environ 35 minutes, plus un temps de repos de quelques minutes

2 c. à soupe d'huile d'olive
2 oignons, hachés
2 gousses d'ail, hachées finement
2 poivrons, de préférence de couleur différente, épépinés et coupés en larges lanières
1 petit bulbe de fenouil, évidé et haché, dont on réserve quelques feuilles pour garnir

Pilaf aux lentilles et aux fruits

400 g (14 oz) de tomates italiennes hachées, en conserve

1 pincée de filaments de safran (facultatif)

Sel de mer et poivre noir fraîchement moulus

350 g (12 oz) de riz à grains longs

Environ 850 ml (30 oz) de **Bouillon de miso** *(voir page 176) ou de* **Fumet de poisson ou de fruits de mer** *(voir page 177)*

1 poignée de flocons d'algues séchées mélangées

225 g (8 oz) de crevettes cuites, décortiquées

200 g (7 oz) de moules en conserve, égouttées

85 g (3 oz) d'olives noires, dénoyautées

Quartiers de citron, pour servir

- Faire chauffer l'huile d'olive dans une grande poêle profonde ou dans un plat à paella. Y faire revenir l'oignon jusqu'à ce qu'il soit translucide. Ajouter l'ail, les lanières de poivron et le fenouil et faire revenir brièvement jusqu'à ce qu'ils commencent à ramollir.
- Ajouter les tomates, et le safran (facultatif). Assaisonner au goût et porter à ébullition. Incorporer le riz en remuant bien. Mouiller avec le bouillon, parsemer de flocons d'algues et porter de nouveau à ébullition. Baisser le feu, couvrir et laisser mijoter doucement pendant 20 minutes environ, jusqu'à ce que le riz soit tendre.
- Retirer la casserole du feu, incorporer les crevettes, les moules et les olives, et rectifier l'assaisonnement. Au besoin, ajouter un peu de bouillon ou d'eau bouillante pour humecter la paella – elle ne devrait être ni collante comme un risotto, ni sèche comme un riz pilaf. Couvrir et laisser reposer quelques minutes jusqu'à ce que les fruits de mer soient bien réchauffés.
- Servir la paella garnie des feuilles de fenouil réservées et accompagnée de quartiers de citron.

LÉGUMES SAUTÉS AU GARAM MASALA

PHYTO-ŒSTROGÈNES	ACIDES GRAS ESSENTIELS	ANTIOXYDANTS
★★★☆☆	★☆☆☆☆	★★★☆☆

En plus de constituer un agréable changement pour un repas de semaine, ce mets accompagne de façon surprenante le rôti ou le poisson grillé ou cuit au four. Les légumes offrent un bon supplément d'antioxydants ; le bouillon de miso, les pommes de terre, les carottes et le brocoli sont riches en phyto-œstrogènes.

POUR 4 À 6 PERSONNES COMME PLAT PRINCIPAL

PRÉPARATION : environ 25 minutes

CUISSON : de 30 à 40 minutes

225 g (8 oz) de pommes de terre

Sel de mer et poivre noir fraîchement moulus

2 c. à thé de graines de coriandre

1 c. à thé de graines de fenouil

1 c. à thé de graines de cumin

3 c. à soupe d'huile d'olive

2 gros oignons, hachés

3 ou 4 gousses d'ail, hachées finement

2 ou 3 piments rouges chili, épépinés et hachés finement

1 morceau de racine de gingembre de 1 cm (½ po), haché finement

225 g (8 oz) de carottes, tranchées en biais

½ chou-fleur, divisé en bouquets de la taille d'une bouchée

175 g (6 oz) de brocoli, divisé en bouquets de la taille d'une bouchée, la tige détaillée en cubes

175 g (6 oz) de haricots verts

400 g (14 oz) de tomates italiennes hachées, en conserve

2 c. à soupe de concentré de tomate

1 c. à soupe de miel

300 ml (10 oz) de **Bouillon de miso** *(voir page 176) ou de* **Bouillon de légumes** *(voir page 177)*

2 c. à thé de garam masala

2 c. à soupe de coriandre hachée, plus quelques brins pour garnir

- Tout d'abord, faire bouillir les pommes de terre pendant 10 minutes environ dans beaucoup d'eau bouillante salée. Égoutter et laisser refroidir. Lorsqu'elles sont suffisamment froides pour être manipulées, les couper en cubes de la grosseur d'une bouchée.
- Avec un mortier et un pilon, piler légèrement toutes les épices et les graines.
- Faire chauffer 2 c. à soupe d'huile dans une grande casserole à fond épais et y faire revenir les épices à feu assez vif, jusqu'à ce qu'elles dégagent leur arôme et grésillent. Incorporer les oignons et faire revenir jusqu'à ce qu'ils soient translucides. Ajouter l'ail, les piments chili et le gingembre, et faire sauter encore 1 ou 2 minutes.
- Ajouter tous les légumes frais et remuer ou secouer pendant quelques minutes, à feu moyen, pour bien les enrober d'huile et d'épices. Ajouter les tomates avec leur jus, le concentré de tomate, le miel, le bouillon de miso ou de légumes, et assaisonner au goût. Bien mélanger, couvrir et faire cuire doucement de 15 à 20 minutes environ, jusqu'à ce que les légumes soient juste tendres.
- Faire chauffer le reste de l'huile dans une petite casserole et y faire revenir le garam masala de 1 à 2 minutes. Incorporer aux légumes, ajouter la coriandre et faire cuire de 2 à 3 minutes. Servir garni de brins de coriandre.

LENTILLES AU CHOU

PHYTO-ŒSTROGÈNES	ACIDES GRAS ESSENTIELS	ANTIOXYDANTS
★★★★★	★☆☆☆☆	★★★☆☆

Les lentilles, tout comme les pois chiches, fournissent les quatre isoflavones et constituent donc, avec le riz, une excellente source d'hormones végétales. Le chou, comme les légumes de la famille des cruciféracées, fournit une bonne protection contre le cancer en favorisant l'élimination des œstrogènes sous leur forme la moins dangereuse. Le gingembre aide la circulation sanguine et le lycopène, un puissant antioxydant, provient des tomates.

Servez ce plat avec du riz basmati ou du Riz à la cannelle (voir page 132), ou avec des chapati ou du pain nan. (Voir la photographie, page 23.)

POUR 4 PERSONNES
PRÉPARATION : environ 30 minutes
CUISSON : environ 1 ¾ heure

225 g (8 oz) de masoor dhal (lentilles rouges cassées), bien rincées
1 bonne pincée de curcuma moulu
3 c. à soupe d'huile d'olive
1 c. à thé de graines de cumin
3 gousses d'ail, hachées finement
1 gros oignon, émincé finement
1 piment chili rouge, épépiné et haché finement (facultatif), et du piment chili tranché pour garnir
225 g (8 oz) de chou, émincé finement
Sel de mer et poivre noir fraîchement moulus
½ c. à thé de racine de gingembre râpée finement
400 g (14 oz) de tomates italiennes hachées, en conserve
½ c. à thé de garam masala
1 c. à soupe de feuilles de coriandre hachées finement, plus quelques feuilles pour garnir

- Mettre les lentilles dans une grande casserole à fond épais, ajouter 850 ml (30 oz) d'eau fraîche et porter à ébullition. Écumer et incorporer le curcuma. Baisser le feu, couvrir partiellement et laisser mijoter doucement, en remuant de temps à autre.
- Entre-temps, faire chauffer l'huile dans une grande poêle, à feu moyen. Ajouter les graines de cumin et faire revenir pendant quelques secondes. Ajouter l'ail et remuer jusqu'à ce qu'il commence à changer de couleur, puis ajouter l'oignon, le piment chili et le chou. Faire frire quelques minutes jusqu'à ce que le chou commence à se colorer et à devenir croustillant. Assaisonner et réserver.
- Après 1 ¼ heure de cuisson, incorporer le gingembre, les tomates et le garam masala aux lentilles et assaisonner au goût. Poursuivre la cuisson à feu moyen, partiellement couvert, pendant encore 10 minutes environ.
- Ajouter le contenu de la casserole et la coriandre aux lentilles, faire chauffer doucement et servir, garni de feuilles de coriandre et de chili.

HARICOTS MÉLANGÉS ET TOMATES EN COCOTTE

PHYTO-ŒSTROGÈNES	ACIDES GRAS ESSENTIELS	ANTIOXYDANTS
★★★★★	★★☆☆☆	★★★☆☆

Autre plat appétissant et nourrissant, ce ragoût fournit des phyto-œstrogènes en abondance, contenus dans les différents mélanges de haricots et le bouillon de miso. Les flocons d'algues produisent les oligo-minéraux essentiels et les tomates, du lypocène, un antioxydant qui, croit-on, élimine les troubles cardiovasculaires et les affections dégénératives des yeux. Accompagnez ce ragoût d'une salade verte croquante.

POUR 4 PERSONNES
PRÉPARATION : environ 15 minutes
CUISSON : environ 1 heure

2 c. à soupe d'huile d'olive
2 gros oignons, hachés
2 ou 3 gousses d'ail, hachées finement
1 ou 2 petits piments chili rouges, épépinés et hachés finement (facultatif)
100 ml (3 ½ oz) de vin rouge (facultatif)
800 g (28 oz) de tomates italiennes hachées, en conserve
5 c. à soupe de concentré de tomate
300 ml (10 oz) de Bouillon de miso (voir page 176) ou de Bouillon de légumes (voir page 177)
1 grosse poignée de flocons d'algues séchées mélangées
2 c. à thé de thym séché
2 c. à thé d'origan séché
1 c. à thé de sauge séchée
2 c. à soupe de persil commun (à feuilles plates), haché
Sel de mer et poivre noir fraîchement moulus
400 g (14 oz) de haricots de Lima en conserve, égouttés
400 g (14 oz) de haricots cannellini en conserve ou en bocal, égouttés
400 g (14 oz) de haricots rouges en conserve, égouttés

POUR LA GARNITURE :
25 g (1 oz) de chapelure de blé entier
25 g (1 oz) d'arachides, écrasées
15 g (½ oz) de beurre, fondu

- Préchauffer le four à 180 °C (350 °F), ou à 4 pour une cuisinière au gaz.
- Faire chauffer l'huile dans une grande casserole résistant à la chaleur et y faire revenir les oignons jusqu'à ce qu'ils soient translucides. Ajouter l'ail et les piments chili (facultatif) et faire revenir encore 1 ou 2 minutes. (Facultatif : mouiller avec le vin et faire réduire jusqu'à l'obtention d'un mélange légèrement épais.) Ajouter les tomates et leur jus, le concentré de tomate, le bouillon de miso ou de légumes, les flocons d'algues et les fines herbes séchées et fraîches. Assaisonner au goût, bien mélanger et laisser mijoter pendant 15 minutes environ.
- Étaler le quart de la préparation dans une casserole allant au four, puis couvrir de couches de haricots en intercalant entre chacune d'elles une couche de préparation à la tomate.
- Mélanger les ingrédients de la garniture et la parsemer uniformément sur le plat. Faire cuire au four jusqu'à ce que la garniture soit joliment dorée (30 minutes environ).

SAUTÉ RAPIDE DE LÉGUMES, DE GERMES DE HARICOT ET DE TOFU

PHYTO-ŒSTROGÈNES	ACIDES GRAS ESSENTIELS	ANTIOXYDANTS
★★★★★	★☆☆☆☆	★★★☆☆

Ce plat, facile à préparer, est excellent pour vous, car les nutriments des légumes ne sont pas perdus par une cuisson trop longue. Divers phyto-œstrogènes sont fournis par le tofu, le brocoli, les champignons et les germes de haricot, ainsi qu'un apport abondant d'antioxydants contre le vieillissement et le cancer, contenus dans les poivrons, les pois mange-tout, le maïs sucré, le brocoli et les tomates. (Voir la photographie ci-contre.)

POUR 4 PERSONNES
PRÉPARATION : environ 15 minutes
CUISSON : de 10 à 15 minutes

Sauté rapide de légumes, de germes de haricot et de tofu

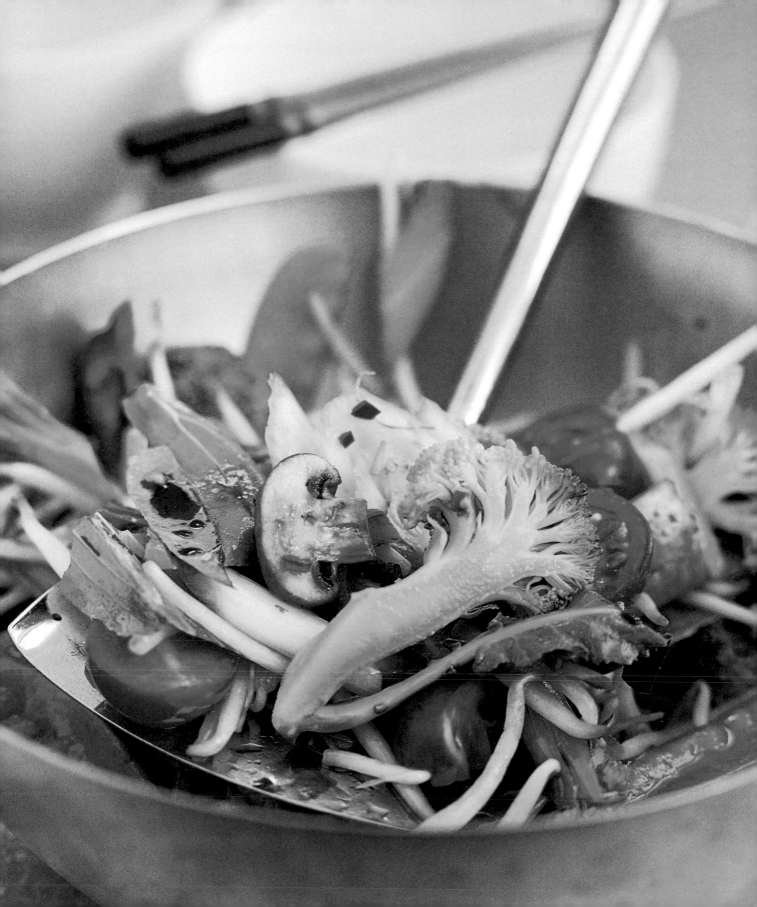

Environ 2 c. à soupe d'huile d'olive

6 ciboules, coupées en biais, en morceaux de 2,5 cm (1 po)

1 ou 2 piments chili, épépinés et hachés finement

285 g (10 oz) de tofu, coupé en cubes de la taille d'une petite bouchée

2 poivrons (de préférence rouge et jaune), épépinés et coupés en lanières

100 g (3 ½ oz) de pois mange-tout

100 g (3 ½ oz) d'épis de maïs miniatures sucrés, coupés en deux

100 g (3 ½ oz) de brocoli, divisé en bouquets de la taille d'une bouchée

100 g (3 ½ oz) de tomates cerises

100 g (3 ½ oz) de champignons café, coupés en deux

100 g (3 ½ oz) de bok choy, choy sum ou autre légume feuillu chinois, déchiqueté en gros morceaux

200 g (7 oz) de germes de haricot

Sauce soja au goût

1 petit trait d'huile de sésame

- Faire chauffer l'huile dans un grand wok jusqu'à ce qu'elle soit bien chaude, puis ajouter les ciboules et les piments chili. Faire revenir jusqu'à ce qu'ils soient flétris et qu'ils dégagent leur arôme, de 2 à 3 minutes. Retirer avec une cuillère à égoutter et garder au chaud dans un bol.
- Ajouter le tofu et faire revenir jusqu'à ce qu'il soit coloré. Retirer du wok avec une cuillère à égoutter et garder au chaud dans un bol.
- Ajouter les poivrons, les petits pois, le maïs et le brocoli et faire revenir de 2 à 3 minutes, puis incorporer les tomates et les champignons et poursuivre la cuisson pendant encore 2 minutes. Verser dans un bol et garder au chaud.
- Ajouter les légumes verts chinois dans le wok et faire revenir jusqu'à ce qu'ils soient flétris. Remettre tous les ingrédients du bol dans le wok, avec les germes de haricot. Baisser le feu à moyen et poursuivre la cuisson pendant 1 minute environ, en assaisonnant avec de la sauce soja et de l'huile de sésame jusqu'à ce que la préparation soit bien chaude. Servir immédiatement.

TOFU ET CHAMPIGNONS À LA STROGANOV

PHYTO-ŒSTROGÈNES	ACIDES GRAS ESSENTIELS	ANTIOXYDANTS
★★★★☆	★☆☆☆☆	★☆☆☆☆

Le Stroganov est une merveilleuse façon de varier le goût du tofu en le faisant mariner afin qu'il absorbe différentes saveurs.

Le riz ou les nouilles apporteront un supplément de phyto-œstrogènes à ceux du tofu et des champignons, et on croit que les oignons aident à prévenir l'amincissement des os.

POUR 4 À 6 PERSONNES

PRÉPARATION : environ 10 minutes, plus 30 minutes de marinage

CUISSON : de 15 à 20 minutes, plus la cuisson du riz ou des nouilles

1 c. à soupe de sauce soja foncée

1 c. à soupe de sauce Worcestershire sans sucre

2 c. à soupe de paprika doux

Sel de mer et poivre noir fraîchement moulus

225 g (8 oz) de tofu mou, coupé en rectangles de la grosseur d'une bouchée

3 c. à soupe d'huile d'olive

2 gros oignons, coupés en deux et tranchés

15 g (½ oz) de beurre

225 g (8 oz) de champignons café, tranchés

300 ml (10 oz) de crème sure (aigre) ou de crème 35 % (fraîche)

Jus de citron au goût

Riz basmati bouilli ou nouilles aux œufs fraîches, pour servir

- Mélanger tout d'abord les sauces soja et Worcestershire dans un bol peu profond, avec la moitié du paprika et quelques assaisonnements.
- Tremper les rectangles de tofu dans la préparation et les laisser mariner pendant au moins 30 minutes, en remuant de temps à autre.
- Faire chauffer 2 c. à soupe d'huile dans une grande poêle et y faire revenir les oignons avec le paprika jusqu'à ce que les oignons soient translucides.
- Ajouter le tofu mariné et le liquide qui reste dans le bol

et poursuivre la cuisson jusqu'à ce que le tofu soit bien brun sur toutes ses faces et les oignons, légèrement dorés. Verser le contenu de la casserole dans un bol et garder au chaud.

- Faire chauffer le reste de l'huile dans la casserole avec le beurre et y faire revenir les champignons jusqu'à ce qu'ils soient colorés. Ajouter le contenu du bol ainsi que la crème sure ou la crème 35 %. Bien mélanger, assaisonner au goût avec le sel, le poivre et le jus de citron, amener à faible ébullition et laisser mijoter pendant 1 ou 2 minutes.

- Servir avec le riz ou les nouilles.

HARICOTS AUX LÉGUMES VERTS

PHYTO-ŒSTROGÈNES	ACIDES GRAS ESSENTIELS	ANTIOXYDANTS
★★★★☆	★☆☆☆☆	★★★☆☆

Voici une version d'un plat familial à base de haricots, qui provient du Mississipi. On dit qu'il apporte la chance s'il est consommé le jour de l'An. Avec une salade mixte, il peut être servi n'importe quel jour de l'année.

Les doliques à œil noir sont riches en phyto-œstrogènes. Pour augmenter le contenu en nutriments de ce mets, faites cuire les haricots avec une lanière de kombu (algue), tel que nous l'avons mentionné dans l'introduction aux recettes (voir pages 45-46).

Les légumes vert foncé feuillus offrent d'excellentes quantités d'antioxydants ainsi que d'autres vitamines et minéraux tels que le fer.

POUR 4 À 6 PORTIONS
PRÉPARATION : environ 20 minutes, plus une nuit de trempage
CUISSON : de 1 ¼ à 1 ½ heure, plus 1 heure de temps de repos

285 g (10 oz) de doliques à œil noir
1 gros oignon, haché
2 gousses d'ail, hachées finement
1 pincée de piments rouges séchés, en flocons
1 feuille de laurier
2 grosses poignées de flocons d'algues séchées mélangées

Sel de mer et poivre noir fraîchement moulus
225 g (8 oz) de feuilles de chou vert ou de chou frisé, émincées
225 g (8 oz) de riz brun à grains longs
25 g (1 oz) de beurre
Poivre de Cayenne

- Faire tremper les doliques à œil noir toute la nuit, dans suffisamment d'eau froide pour les couvrir généreusement.

- Le lendemain, les égoutter, les rincer, puis mesurer leur volume à l'aide d'une tasse à mesurer. Les mettre dans une grande casserole avec 3 ½ fois leur volume d'eau fraîche. Porter à ébullition et faire bouillir à gros bouillons pendant 5 minutes, puis les laisser reposer pendant 1 heure.

- Ajouter l'oignon, l'ail, les piments rouges en flocons, la feuille de laurier, la moitié des flocons d'algues et du poivre noir au goût. Porter de nouveau à ébullition, baisser le feu, couvrir et laisser mijoter de 1 à 1 ½ heure, jusqu'à ce que les haricots soient tendres.

- Vers la fin de la cuisson, faire cuire les légumes verts dans une autre casserole d'eau salée, avec le reste des flocons d'algues, jusqu'à ce qu'ils soient tendres ; bien égoutter et garder au chaud.

- Entre-temps, faire cuire le riz dans une autre casserole d'eau salée jusqu'à ce qu'il soit tendre, mais encore *al dente*. Bien l'égoutter, puis l'aérer à feu très doux.

- Lorsque les doliques à œil noir sont cuits, en écraser légèrement quelques-uns avec une fourchette, puis incorporer les légumes verts, le riz et le beurre. Vous obtiendrez une consistance pas tout à fait homogène. Rectifier l'assaisonnement au goût avec du poivre, du sel et du poivre de Cayenne, et réchauffer doucement avant de servir.

HARICOTS AU FOUR

PHYTO-ŒSTROGÈNES	ACIDES GRAS ESSENTIELS	ANTIOXYDANTS
★★★★☆	★☆☆☆☆	★☆☆☆☆

Il est important de consommer divers légumes pour combler vos besoins en phyto-œstrogènes. Cette fois-ci, ils sont contenus dans les haricots ou les petits haricots blancs. Les flocons d'algues fournissent l'iode, qui est essentiel pour un bon fonctionnement de la thyroïde et pour contrer le cancer. Les antioxydants se trouvent dans le ketchup aux tomates et le vin rouge.

POUR 6 PERSONNES (ET AUTANT POUR LES RESSERVIR)
PRÉPARATION : environ 10 minutes, plus une nuit de trempage
CUISSON : de 3 à 4 ¾ heures, plus la préparation du ketchup

450 g (1 lb) de haricots secs, de préférence des petits
   haricots blancs, rincés et ayant trempé toute la nuit
25 g (1 oz) de beurre
2 c. à soupe d'huile d'olive
3 gros oignons, hachés
4 gousses d'ail, hachées finement
25 g (1 oz) de flocons d'algues séchées mélangées
600 ml (20 oz) de Ketchup aux tomates (voir page 178)
4 c. à soupe de sirop d'érable
4 c. à soupe de mélasse foncée
3 c. à soupe de sauce Worcestershire sans sucre
3 c. à soupe de vin rouge
1 c. à soupe de vinaigre de cidre
2 c. à thé de moutarde en poudre
Sel de mer et poivre noir fraîchement moulus
Persil haché, pour garnir (facultatif)
Pain frais ou pain grillé, de préférence complet, pour servir

- Égoutter les haricots, bien les rincer et les mettre dans une grande casserole à fond épais. Couvrir généreusement d'eau fraîche non salée et porter à ébullition. Baisser le feu et laisser mijoter doucement jusqu'à ce que les haricots soient tendres, de 50 à 90 minutes, selon la sorte. Lorsqu'ils sont cuits, les égoutter et réserver l'eau de cuisson.
- Préchauffer le four à 150 °C (300 °F), ou à 2 pour une cuisinière au gaz.
- Faire chauffer le beurre et l'huile dans une grande casserole résistant à la chaleur, à feu moyen, et y faire revenir les oignons et l'ail jusqu'à ce qu'ils soient translucides.
- Dans 175 ml (6 oz) de liquide de cuisson des haricots réservé, mélanger les algues, le ketchup aux tomates, le sirop d'érable, la mélasse, la sauce Worcestershire, le vin, le vinaigre de cidre et la moutarde. Incorporer ensuite cette préparation au contenu de la casserole, porter à faible ébullition et bien mélanger les haricots. Assaisonner au goût.
- Couvrir et faire cuire au four de 2 à 3 heures, en raclant le fond de la casserole de temps à autre pour éviter que la préparation ne brûle et en ajoutant un peu d'eau si elle semble trop sèche. Retirer le couvercle pour les 30 dernières minutes de cuisson pour que le dessus brunisse et pour vérifier si la préparation a épaissi.
- Servir immédiatement sur du pain grillé ou avec du pain frais et garnir d'un peu de persil haché si vous le désirez.

PIZZA MARINARA

PHYTO-ŒSTROGÈNES	ACIDES GRAS ESSENTIELS	ANTIOXYDANTS
★★★☆☆	★★★★☆	★★☆☆☆

Une pizza qui réserve des surprises ! Elle renferme des phyto-œstrogènes sous la forme de farine de soja et de fenouil. (Voir la photographie ci-contre.) Le poisson gras fournit les gras essentiels Omega 3 qui sont si importants pour une peau et des cheveux en santé et pour maintenir un bon équilibre hormonal.

On a découvert que la consommation d'oignons crus réduisait le cholestérol en augmentant le «bon» cholestérol (HDL). Les oignons crus et les oignons cuits peuvent tous deux aider à prévenir la formation de caillots sanguins et, de ce fait, à éviter les crises cardiaques et les accidents vasculaires cérébraux (AVC). Les algues complètent les ingrédients nutritifs avec leur apport en oligo-minéraux essentiels.

Comme cette pâte à pizza est préparée avec des farines de blé entier et de soja, elle est inévitablement un peu plus lourde que d'autres pâtes à pizza et ressemble davantage à de la pâte à pain. Pour obtenir une belle pâte croustillante, utilisez une tôle à pizza perforée, ce qui permet à l'air chaud d'atteindre la pizza. Veillez aussi à ce que le centre de la pâte soit plus mince que le pourtour.

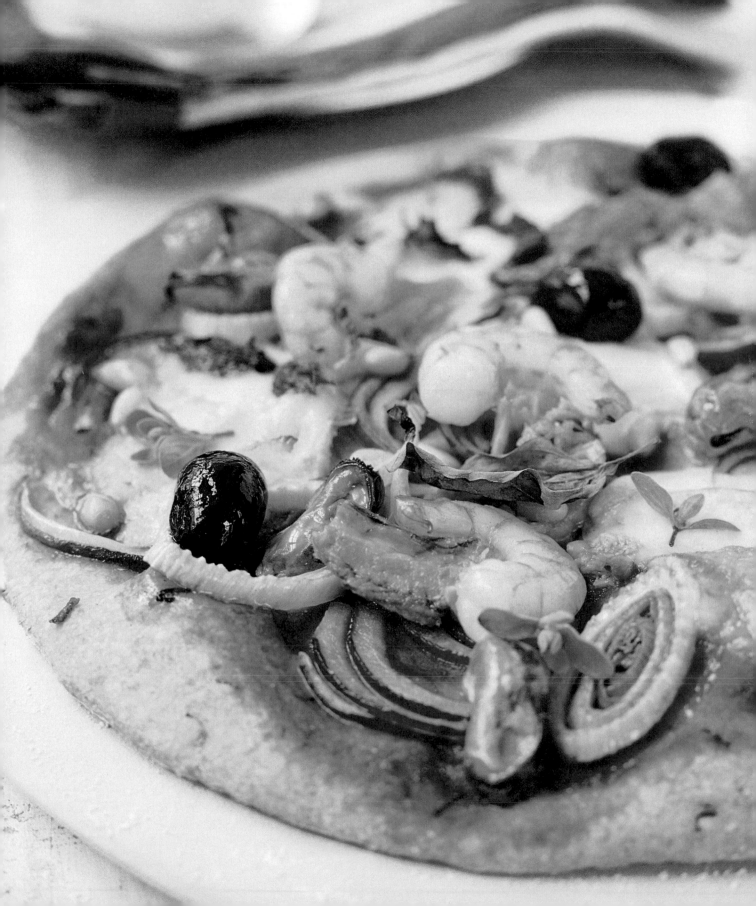

POUR 4 À 6 PERSONNES (donne 1 pizza de 30 cm (12 po) de diamètre)

PRÉPARATION : environ 45 minutes, plus 2 ½ heures pour le temps de levage

CUISSON : de 18 à 20 minutes, plus 5 minutes de repos

POUR LA PÂTE :

265 ml (9 ½ oz) d'eau, à la température corporelle

1 c. à thé de miel

20 g (¾ oz) de levure fraîche ou 1 sachet de levure sèche instantanée

250 g (9 oz) de farine blanche et un peu plus pour saupoudrer

125 g (4 ½ oz) de farine de blé entier

125 g (4 ½ oz) de farine de soja

4 c. à soupe d'huile d'olive extravierge

Quelques tours de moulin de sel de mer fraîchement moulu

Une bonne poignée de flocons d'algues séchées mélangées

POUR LA GARNITURE :

350 g (12 oz) de passata ou de tomates italiennes en conserve, en purée

Sel de mer et poivre noir fraîchement moulus

Sauce soja

Vinaigre balsamique

1 petit bulbe de fenouil, évidé et coupé en morceaux de la taille d'une bouchée

1 petit oignon rouge, coupé en deux et tranché

1 fromage mozzarella frais (de préférence de bufflonne), d'environ 100 g (3 ½ oz), tranché

50 g (2 oz) de moules en conserve, égouttées

85 g (3 oz) de grosses crevettes surgelées, cuites et décortiquées

50 g (2 oz) de thon dans l'huile en conserve, égoutté et divisé en petits morceaux

Jus de ½ citron

Quelques feuilles de basilic

1 poignée d'olives noires dénoyautées

5 œufs de caille (facultatif)

55 g (2 oz) de noix de pin

• Pour préparer la levure, mettre 3 c. à soupe d'eau et le miel dans un grand bol et y mélanger la levure fraîche

(s'il s'agit de levure instantanée, l'ajouter à la farine, jamais aux ingrédients liquides) jusqu'à l'obtention d'une pâte onctueuse. Incorporer 4 c. à soupe de farine blanche et mélanger pour obtenir une pâte molle (ajouter un peu plus de farine ou d'eau, au besoin). Pétrir pendant 3 minutes, saupoudrer de farine, couvrir d'un linge et laisser lever pendant 30 minutes.

• Une fois la pâte levée, réchauffer doucement le reste de l'eau à la température corporelle. Tamiser le reste des farines dans un bol, verser dessus un peu d'eau et mélanger la pâte, la farine et l'eau en pinçant.

• Ajouter graduellement de l'eau et l'incorporer à la pâte en pinçant, jusqu'à ce qu'il ne reste plus d'eau, puis recommencer avec 1 c. à soupe d'huile. Lorsque vous obtenez une boule de pâte molle, pratiquer une fente sur le dessus, puis ajouter un peu de sel, les flocons d'algues et une autre cuillerée à soupe d'huile.

• Pétrir jusqu'à ce que la pâte ne soit plus collante et que les parois intérieures du bol demeurent propres. Renverser la pâte sur une surface de travail farinée et l'étirer pour lui donner une forme plate. Arroser d'une autre cuillère à soupe d'huile et pétrir, puis répéter, et pétrir pendant une bonne minute de plus. La pâte est prête lorsqu'elle est lisse, mais pas trop. Remettre la pâte dans le bol et, avec un couteau, pratiquer une entaille en forme de grosse croix sur le dessus. Saupoudrer de farine, couvrir d'un linge propre et laisser dans un endroit chaud pendant environ 2 heures, jusqu'à ce que la pâte ait doublé de volume.

• Préchauffer le four à 250 °C (475 °F), ou à 9 pour une cuisinière au gaz ou au degré le plus élevé. Fariner légèrement la surface de travail et y pétrir ou rouler la pâte levée pendant quelques minutes, puis l'abaisser en un rond suffisamment grand pour couvrir le fond d'une tôle à pizza de 30 cm (12 po) de diamètre (ou utiliser votre plus grande plaque à pâtisserie). Presser la pâte uniformément dans la tôle, de sorte qu'elle soit légèrement plus mince au centre et en faisant de grosses dentelures avec le bout des doigts. Couper le pourtour, au besoin, et piquer la surface avec une fourchette.

• Pour préparer la garniture : assaisonner la passata ou le concentré de tomate avec le sel, le poivre, un trait de sauce soja et un trait de vinaigre balsamique. Répartir ce mélange sur la pâte à pizza jusque près du pourtour. Parsemer de fenouil, d'oignon et des tranches de fromage. Répartir les moules, les crevettes et le thon dessus. Arroser les fruits de mer de jus de citron et le fromage, d'un trait de vinaigre balsamique. Garnir chaque tranche de fromage de quelques feuilles de basilic et parsemer la pizza d'olives. Casser les œufs (facultatif) dans de petits renfoncements parmi les autres ingrédients. Finalement, bien assaisonner la garniture et la parsemer de noix de pin.

• Faire cuire immédiatement de 18 à 20 minutes, jusqu'à ce que la garniture soit gonflée et dorée. Ne pas ouvrir le four pendant les 15 premières minutes de cuisson, car la chaleur s'en échappera et la pâte ne sera pas croustillante. Sortir du four et laisser reposer pendant 5 minutes environ avant de tailler en portions et de servir.

PÂTES À L'AIL RÔTI ET AUX NOIX DE PIN

PHYTO-ŒSTROGÈNES	ACIDES GRAS ESSENTIELS	ANTIOXYDANTS
★★☆☆☆	★★★☆☆	★☆☆☆☆

L'ail et le persil tout comme les pâtes de blé entier que l'on trouve dans ce plat fournissent beaucoup d'hormones végétales. L'huile de lin et les noix de pin renferment de bonnes quantités d'acides gras Omega 3 et Omega 6, qui sont essentiels.

Vous n'êtes pas obligée de faire griller l'ail spécialement pour ce plat ; la prochaine fois que vous ferez rôtir quelque chose, mettez simplement quelques têtes d'ail en plus dans le four. Utilisez-en quelques-unes et, puisque vous pourrez les utiliser avec tout ce que vous cuisinez (du fait qu'elles sont savoureuses, bien entendu), gardez-en trois au réfrigérateur pour cette préparation. Ce plat ne requiert pas de parmesan, mais libre à vous d'en utiliser. Accompagnez-le d'une salade verte ou d'une salade de tomates.

POUR 4 PERSONNES
PRÉPARATION : environ 20 minutes
CUISSON : environ 40 minutes

3 grosses têtes d'ail
Environ 2 c. à soupe d'huile d'olive
450 g (1 lb) de pâtes (de préférence de blé entier), telles que tagliatelle, tagliarini ou linguine
Sel de mer et poivre noir fraîchement moulus
1 c. à soupe d'huile de lin
65 g (2 oz) de noix de pin, légèrement grillées
3 c. à soupe de persil commun (à feuilles plates) ou de basilic, plus quelques brins pour garnir

• Préchauffer le four à 180 °C (350 °F), ou à 4 pour une cuisinière au gaz. Garder les têtes d'ail intactes et enlever la fine pellicule qui les recouvre. Les badigeonner d'huile d'olive et les mettre dans un petit plat résistant à la chaleur juste assez grand pour les contenir en une seule couche. Ajouter un trait d'eau et couvrir d'un couvercle résistant à la chaleur. Faire cuire pendant environ 30 minutes, jusqu'à ce qu'elles soient tendres. Laisser refroidir jusqu'à ce qu'il soit possible de les manipuler.

• Vers la fin du temps de cuisson, faire cuire les pâtes dans une grande casserole d'eau bouillante salée, jusqu'à ce qu'elles soient *al dente*, c.-à-d. tendres, mais encore croquantes sous la dent.

• Entre-temps, écraser une tête d'ail pour en exprimer la chair ramollie. Réduire en purée avec l'huile de lin et le reste de l'huile d'olive. Peler soigneusement le reste des têtes d'ail et les garder intactes. Les mélanger avec la purée à l'ail, les noix de pin, le persil ou le basilic et les assaisonnements.

• Bien égoutter les pâtes cuites, les verser dans la sauce et mélanger pour les en enrober uniformément. Garnir de quelques brins de persil ou de feuilles de basilic, et servir immédiatement.

SAUCISSES AU TOFU AUX FINES HERBES ET À L'AVOINE, AVEC PURÉE AUX AMANDES

PHYTO–ŒSTROGÈNES	ACIDES GRAS ESSENTIELS	ANTIOXYDANTS
★★★★★	★★☆☆☆	★☆☆☆☆

Voici un plat savoureux qui regroupe toute une variété de délices. Les hormones végétales proviennent du tofu, de l'hoummos (à base de pois chiches), du persil et des pommes de terre. L'avoine, une autre source de phyto-œstrogènes, est particulièrement bonne pour maintenir un taux de cholestérol sain tout en fournissant d'excellentes quantités de fibres, qui empêchent les « vieux » œstrogènes indésirables de circuler dans l'organisme.

Vous pouvez préparer une délicieuse sauce brune pour accompagner ces saucisses en épaississant un peu de Bouillon de miso (voir page 176) avec de l'arrowroot et les servir avec quelques oignons frits auxquels vous aurez incorporé des graines de sésame et de lin.

POUR 8 À 10 PERSONNES

PRÉPARATION : environ 30 minutes, plus un temps de refroidissement de 10 minutes

CUISSON : de 20 à 25 minutes

200 g (7 oz) d'avoine, et un peu plus pour l'enrobage
250 g (9 oz) de tofu velouté
1 poignée de thym frais
1 gros bouquet de ciboulette fraîche
1 grosse poignée de persil commun (à feuilles plates)
1 grosse poignée de flocons d'algues séchées mélangées
3 c. à soupe de Hoummos *(voir page 59 ou de hoummos préparé sans agent de conservation)*
150 g (5 oz) de cheddar fort, râpé grossièrement
1 c. à soupe de miel
2 c. à soupe de sauce soja
1 c. à soupe de sauce Worcestershire sans sucre
1 œuf
Sel de mer et poivre noir fraîchement moulus
Farine, pour saupoudrer
Huile d'olive, pour frire

POUR LA PURÉE AUX AMANDES :
1 kg (2 ¼ lb) de pommes de terre
2 c. à soupe d'huile de noix
2 c. à soupe d'huile d'olive
Sel de mer et poivre noir fraîchement moulus
85 g (3 oz) d'amandes, hachées finement
3 c. à soupe de persil commun (à feuilles plates), haché

- Mettre tous les ingrédients pour les saucisses dans le bol du robot culinaire avec beaucoup d'assaisonnement au goût et mélanger jusqu'à ce que les ingrédients s'amalgament. Ne pas trop mélanger, sinon les saucisses seront trop denses.

- Avec les mains farinées, façonner la préparation en boules de la grosseur d'une balle de tennis, les rouler dans l'avoine et les aplatir pour leur donner la forme de saucisses (leur donner quatre côtés aplatis pour en faciliter la friture). Réfrigérer pendant 10 minutes environ. (S'il est difficile de les façonner avant la réfrigération, cela peut être plus facile après.)

- Pendant que les saucisses refroidissent, faire cuire les pommes de terre pour la purée dans de l'eau bouillante salée jusqu'à ce qu'elles soient tendres. Bien les égoutter et les déposer dans la casserole encore chaude pour les assécher. Garder au chaud.

- Faire frire les saucisses à feu doux dans de l'huile d'olive, en les retournant régulièrement, jusqu'à ce qu'elles soient bien brunies sur toutes les faces, de 15 à 20 minutes en tout.

- Réduire les pommes de terre en purée, en ajoutant les huiles de noix et d'olive et les assaisonnements. Terminer en incorporant les amandes hachées et le persil.

- Servir immédiatement les saucisses avec la purée de pommes de terre aux amandes.

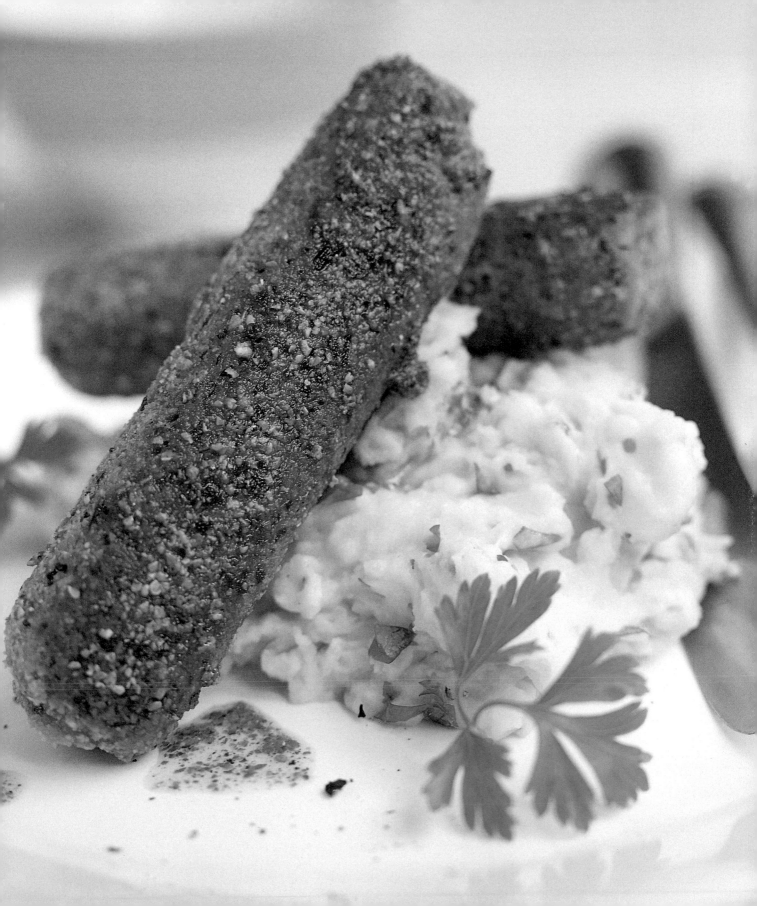

RAGOÛT DE LÉGUMES AVEC QUENELLES AUX FINES HERBES

PHYTO-ŒSTROGÈNES	ACIDES GRAS ESSENTIELS	ANTIOXYDANTS
★★★★☆	★★☆☆☆	★★★★☆

Le ragoût est toujours d'un grand réconfort par temps froid et est tellement riche en saveurs. Ce plat nourrissant contient beaucoup d'antioxydants puissants : le bêta-carotène dans les carottes et le lycopène dans les tomates.

Les phyto-œstrogènes sont fournis par le bouillon au miso, les graines, le lait et la farine de soja. Si les piments chili risquent de provoquer chez vous des bouffées de chaleur, omettez-les tout simplement.

POUR 6 À 8 PERSONNES
PRÉPARATION : environ 35 minutes
CUISSON : environ 1 ¼ heure

2 c. à soupe d'huile d'olive
450 g (1 lb) d'oignons, hachés
3 ou 4 gousses d'ail, hachées finement
2 ou 3 petits piments chili rouges, épépinés et hachés finement (facultatif)
225 g (8 oz) de carottes, coupées en biais, en tranches épaisses
225 g (8 oz) de pommes de terre, coupées en cubes de la taille d'une bouchée
225 g (8 oz) de poireaux, coupés en biais, en tranches épaisses
100 ml (3 ½ oz) de vin rouge (facultatif)
400 g (14 oz) de tomates italiennes hachées, en conserve
300 ml (10 oz) de Bouillon de miso (voir page 176) ou de Bouillon de légumes (voir page 177)
1 bouquet garni
1 c. à soupe de graines de fenouil
1 c. à soupe de graines de céleri
2 c. à soupe de graines de sésame
Sel de mer et poivre noir fraîchement moulus
175 g (6 oz) de petits pois frais ou surgelés
175 g (6 oz) de haricots verts
225 g (8 oz) de courgettes, coupées en biais, en tranches épaisses

POUR LES QUENELLES AUX FINES HERBES :
40 g (1 ½ oz) de beurre froid, râpé en filaments
100 g (3 ½ oz) de farine à pâtisserie, et plus pour saupoudrer
1 c. à soupe de farine de soja
Sel de mer et poivre noir fraîchement moulus
Environ 6 c. à soupe d'un mélange de fines herbes hachées finement, telles que persil, ciboulette, thym et basilic
Environ 5 c. à soupe de lait de soja

- Faire chauffer l'huile dans une grande casserole résistant à la chaleur et y faire revenir les oignons jusqu'à ce qu'ils soient translucides. Ajouter l'ail et les piments chili et faire sauter pendant encore 1 ou 2 minutes. Incorporer les carottes, les pommes de terre et les poireaux et remuer pour bien les enrober. (Facultatif : mouiller avec le vin et porter à ébullition pour qu'il s'évapore et qu'il reste un résidu collant.)

- Ajouter les tomates et leur jus, le bouillon de miso ou de légumes, le bouquet garni et les graines. Bien assaisonner et porter à ébullition. Baisser le feu, couvrir et laisser mijoter doucement (ou faire cuire au four à 150 °C (300 °F) ou 2 à la cuisinière au gaz) pendant 45 minutes environ.

- Vers la fin de la cuisson, préparer les quenelles : dans un bol, tamiser les farines et les assaisonnements au goût, puis incorporer le beurre jusqu'à l'obtention d'une chapelure grossière. Incorporer les fines herbes et juste suffisamment de lait pour obtenir une pâte molle. Avec les mains farinées, façonner la pâte en 18 ou 20 petites boules.

- Après les 45 minutes de cuisson, retirer la casserole du feu ou la sortir du four (s'il y a lieu). Retirer et jeter le bouquet garni. En favorisant surtout les pommes de terre, transférer environ le quart du contenu de la casserole dans le robot culinaire et réduire en une purée grossière.

- Remettre le mélange en purée dans la casserole et y incorporer le reste des légumes, puis faire flotter les quenelles à la surface. Ramener à faible ébullition sur le feu, couvrir et poursuivre la cuisson sur le feu ou au four, pendant encore 20 minutes.

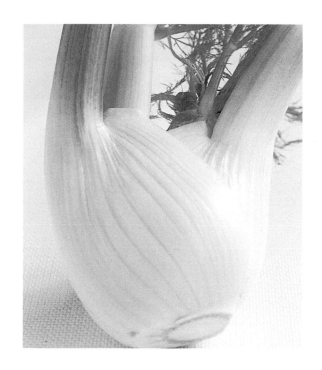

Plats
d'accompagnement
Garnitures

FENOUIL BRAISÉ

PHYTO-ŒSTROGÈNES	ACIDES GRAS ESSENTIELS	ANTIOXYDANTS
★★★★☆	★☆☆☆☆	★★☆☆☆

Ce plat merveilleusement savoureux, rempli de phyto-œstrogènes, est l'accompagnement le plus exquis pour un poisson grillé ou cuit au four. Tous ces phyto-œstrogènes proviennent du fenouil, du bouillon de miso, des carottes et de l'ail. De plus, les carottes fournissent un peu de bêta-carotène, un antioxydant important.

POUR 4 PERSONNES
PRÉPARATION : environ 15 minutes
CUISSON : environ 2 heures

2 gros bulbes de fenouil
Sel de mer et poivre noir fraîchement moulus
2 c. à soupe d'huile d'olive
1 petit oignon, en tranches
1 carotte, en petits dés
1 ou 2 gousses d'ail, hachées finement
Jus de ½ citron
300 ml (10 oz) de Bouillon de miso *(voir page 176) ou de* Bouillon de légumes *(voir page 177)*
1 bouquet garni
1 c. à soupe de graines de coriandre, écrasées
1 poignée de flocons d'algues séchées mélangées
15 g (½ oz) de beurre

- Parer le fenouil en réservant quelques feuilles. Couper les bulbes en deux dans le sens de la longueur, puis retirer le cœur. Faire cuire à demi les morceaux de fenouil pendant 10 minutes environ dans de l'eau bouillante salée. Bien égoutter et réserver.
- Faire chauffer l'huile dans une casserole à fond épais résistant à la chaleur ou dans un plat suffisamment grand pour contenir le fenouil en une seule couche. Faire revenir l'oignon et la carotte pendant 1 ou 2 minutes, jusqu'à ce qu'ils soient ramollis. Ajouter l'ail et faire revenir encore 1 minute.
- Incorporer le jus de citron, le bouillon, le bouquet garni, les graines de coriandre et les algues ; assaisonner au goût.

Couvrir et porter lentement à ébullition. Baisser le feu et laisser mijoter, à couvert, pendant environ 10 minutes.
- Disposer les morceaux de fenouil, le côté coupé vers le bas, sur un lit de légumes. Parsemer de noix de beurre, couvrir de nouveau hermétiquement et faire cuire à feu très doux de 1 à 1 ½ h environ, jusqu'à ce que le fenouil soit bien tendre.
- Retirer le bouquet garni et servir avec les feuilles de fenouil réservées.

Variante : faire braiser le fenouil dans un four préchauffé à 180 °C (300 °F) ou 4 à la cuisinière au gaz. Une excellente variante à ce plat est de mélanger le fenouil avec de jeunes cœurs de céleri.

PURÉE DE POMMES DE TERRE AU CHOU

PHYTO-ŒSTROGÈNES	ACIDES GRAS ESSENTIELS	ANTIOXYDANTS
★★☆☆☆	★☆☆☆☆	★★★★☆

La version de cette recette classique de la cuisine irlandaise est merveilleusement savoureuse tout en étant remplie de délices.

Le lait de soja et les pommes de terre fournissent des phyto-œstrogènes. Le chou, si vous en utilisez, vous donnera une protection plus grande contre le cancer puisque les légumes aident à éliminer, de façon inoffensive pour l'organisme, les œstrogènes indésirables. Cela est particulièrement important à la ménopause. De plus, les légumes verts fournissent d'excellents taux d'antioxydants.

C'est une tradition en Irlande de ne pas ajouter de beurre fondu, mais de le verser dans un renfoncement fait au milieu de la préparation : vous plongez ensuite une fourchetée de purée dans le beurre lorsque vous mangez. L'autre version des pommes de terre en purée traditionnelle se distingue par l'ajout de ciboules comme ingrédient vert.

POUR 6 PERSONNES
PRÉPARATION : environ 15 minutes
CUISSON : environ 20 minutes

1 kg (2 ¼ lb) de pommes de terre farineuses, pelées et hachées

1 kg (2 ¼ lb) de chou frisé ou autre légume vert feuillu, émincé

300 ml (10 oz) de lait de soja

50 g (2 oz) de beurre, et un peu plus pour la friture (facultative)

Sel de mer et poivre noir fraîchement moulus

- Faire cuire les pommes de terre et les légumes verts individuellement, dans des casseroles d'eau bouillante salée, pendant environ 20 minutes, jusqu'à ce qu'ils soient bien tendres. Égoutter soigneusement.
- Réduire les pommes de terre en une purée lisse, incorporer les légumes verts et le lait, puis le beurre et les assaisonnements au goût.

Variante : façonner la préparation en petites galettes et les faire frire dans du beurre jusqu'à ce qu'elles soient croustillantes et brunies des deux côtés. Pour augmenter la quantité de phyto-œstrogènes, incorporer à la purée une ou deux cuillerées à soupe combles de graines de sésame, de graines de lin ou de graines de pavot.

CHOUX DE BRUXELLES À LA SAUCE AUX ARACHIDES

PHYTO-ŒSTROGÈNES	ACIDES GRAS ESSENTIELS	ANTIOXYDANTS
★☆☆☆☆	★★☆☆☆	★★★☆☆

Pour ceux qui, depuis des années, consomment des choux de Bruxelles trop cuits et sont incapables d'apprécier ce légume merveilleux, redécouvrez, grâce à cette recette, leur croquant naturel et leur saveur.

Les choux de Bruxelles, tout comme le chou et le chou-fleur, appartiennent à la famille des cruciféracées qui aident à protéger contre les cancers du sein et de l'utérus reliés aux œstrogènes. Cela s'explique parce que les indoles contenus dans les choux de Bruxelles aident à métaboliser les œstrogènes et à les éliminer sans danger pour l'organisme. Les choux de Bruxelles contiennent aussi de bonnes quantités d'antioxydants, sous la forme de vitamine C et de bêta-carotène. Finalement, les noix de pin sont riches en gras essentiels.

Ce plat accompagne très bien le Tofu et champignons à la Stroganov *(voir page 106),* les Saucisses au tofu aux fines herbes et à l'avoine, avec purée aux amandes *(voir page 112)* ou les Haricots mélangés et tomates en cocotte *(voir page 104).*

POUR 4 PERSONNES

PRÉPARATION : environ 10 minutes

CUISSON : de 7 à 8 minutes, plus la préparation de la sauce

500 g (1 lb 2 oz) de choux de Bruxelles

Sel de mer fraîchement moulu

2 c. à soupe de sauce soja

1 recette de Sauce aux arachides *(voir page 182)*

2 c. à soupe d'huile d'olive

4 c. à soupe de noix de pin, légèrement grillées

- Faire cuire les choux de Bruxelles dans de l'eau bouillante salée pendant 5 à 6 minutes, jusqu'à ce qu'ils soient tendres. Bien égoutter.
- Mélanger la sauce soja avec la sauce aux arachides et réserver.
- Faire chauffer l'huile dans un wok ou dans une grande poêle et y faire revenir rapidement les choux de Bruxelles pendant 2 minutes. Retirer du feu et incorporer la moitié de la sauce aux arachides.
- Verser dans un plat de service chaud, napper du reste de sauce et parsemer de noix de pin.

LÉGUMES-RACINES GRILLÉS AVEC FINES HERBES, GRAINES ET AIL

PHYTO-ŒSTROGÈNES	ACIDES GRAS ESSENTIELS	ANTIOXYDANTS
★★☆☆☆	★☆☆☆☆	★★★★☆

Servez ces légumes somptueux pour accompagner un poisson entier lors d'une occasion spéciale – même à Noël – et vous obtenez un vrai banquet.

Ce festin de légumes vous donne aussi beaucoup d'antioxydants, des substances pour contrer les radicaux libres. Les carottes, en particulier, contiennent d'importantes quantités de bêta-carotène, un antioxydant puissant, qui est efficace pour retarder le vieillissement et prévenir le cancer. Fait inhabituel : la betterave cuite contient plus de nutriments que la betterave crue. Cela signifie de bons taux de vitamine C et de potassium, qui aide à contrôler la rétention d'eau.

Les phyto-œstrogènes sont fournis par les carottes et les pommes de terre, et les noix sont particulièrement bénéfiques pour le cœur à cause de leur effet sur le cholestérol.

POUR 4 PERSONNES
PRÉPARATION : environ 20 minutes
CUISSON : environ 1 heure

1,5 kg (3 ¼ lb) de légumes-racines mélangés, incluant autant que possible des pommes de terre, des panais, des carottes, du céleri-rave, des bébés navets, des betteraves et des échalotes
1 tête d'ail
100 ml (3 ½ oz) d'huile d'olive
1 c. à soupe de miel
2 c. à soupe de graines de sésame
Plusieurs brins de thym et de romarin
Sel de mer et poivre noir fraîchement moulus
55 g (2 oz) de demi-noix de Grenoble

• Préchauffer le four à 200 °C (400 °F), ou à 6 pour une cuisinière au gaz et porter à ébullition une grande casserole d'eau salée. Préparer les légumes-racines, en laissant entiers ceux qui sont très petits ou de la taille d'une bouchée. Couper les pommes de terre en gros morceaux, les carottes en plus petits morceaux (car elles prennent plus de temps à cuire) et le reste de façon à maintenir une uniformité dans la grosseur des morceaux. Séparer l'ail en gousses, mais ne pas les peler.

• Faire bouillir tous les légumes, sauf l'ail, dans l'eau bouillante salée pendant seulement 5 minutes. Bien égoutter et remettre dans la casserole encore chaude pour qu'ils sèchent.

• Dans un petit bol, mélanger l'huile avec le miel, les graines de sésame, les fines herbes et beaucoup d'assaisonnement. Verser dans la casserole contenant les légumes, ajouter l'ail et les noix, et mélanger pour bien les enrober de la préparation.

• Verser le contenu de la casserole dans un plat à rôtir et faire cuire au four de 45 à 60 minutes, en secouant le plat ou en remuant les légumes de temps à autre pour leur permettre de cuire uniformément, jusqu'à ce qu'ils soient tous tendres. (S'ils semblent brunir trop rapidement, les couvrir avec un couvercle pendant la dernière partie de la cuisson.)

CHOU ROUGE BRAISÉ ET FRUITS D'HIVER

PHYTO-ŒSTROGÈNES	ACIDES GRAS ESSENTIELS	ANTIOXYDANTS
★☆☆☆☆	★☆☆☆☆	★★★★☆

Le chou rouge est un superbe ingrédient, dont les qualités dans la lutte contre le cancer et les bienfaits antioxydants sont appréciés. Les phyto-œstrogènes sont présents dans la cannelle, les graines de carvi et les pommes. Les algues en flocons vous fourniront les nutriments valables, y compris l'iode, pour une thyroïde en santé. On trouve aussi beaucoup de bioflavonoïdes différents dans la grande variété de fruits que contient cette recette. (Voir la photographie ci-contre.)

Si l'on ajoute des châtaignes à ce plat, elles augmenteront les taux d'antioxydants, car elles contiennent de bonnes quantités de vitamine E. Accompagnez ce plat de Harengs à l'avoine *(voir page 90), ou de* Morue rôtie enrobée de noix *(voir page 144).*

POUR 4 À 6 PERSONNES
PRÉPARATION : environ 15 minutes
CUISSON : environ 1 ¼ heure

Chou rouge braisé et fruits d'hiver

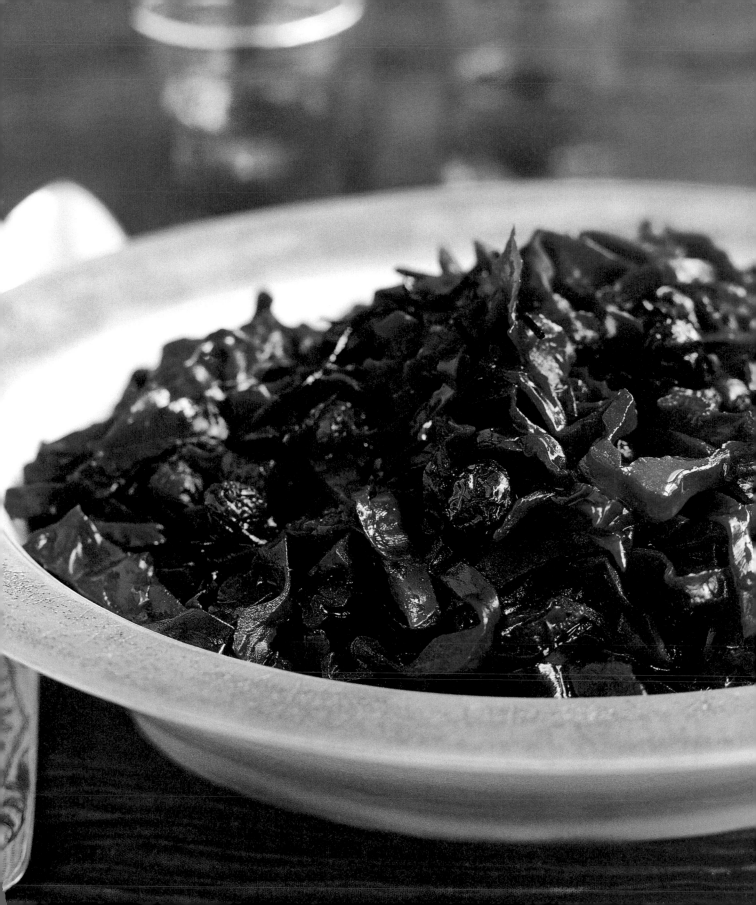

15 g (½ oz) de beurre
1 c. à soupe d'huile d'olive
1 gros oignon, haché finement
½ pomme de chou rouge (environ 675 g (1 ½ lb)), émincée
5 c. à soupe de vinaigre de cidre
5 c. à soupe de vin rouge sec (facultatif)
1 grosse pincée de cannelle moulue
1 poignée de flocons d'algues séchées mélangées
1 ½ c. à soupe de miel
Jus et zeste râpé de 1 petite orange
Jus et zeste râpé de 1 petit citron
1 grosse pomme à cuire, coupée en dés
115 g (4 oz) de raisins secs sans pépins
85 g (3 oz) de canneberges
1 c. à thé de graines de carvi
Sel de mer et poivre noir fraîchement moulus

- Faire fondre le beurre et chauffer l'huile dans une grande casserole ou une poêle à fond épais, ajouter les oignons et faire cuire doucement jusqu'à ce qu'ils soient translucides.
- Ajouter le reste des ingrédients avec beaucoup d'assaisonnement et bien mélanger. Porter à faible ébullition, couvrir hermétiquement et faire cuire à feu doux pendant environ 1 ¼ heure, en remuant de temps à autre. (Si la préparation semble devenir trop sèche, ajouter un peu d'eau.)
- Rectifier l'assaisonnement au besoin, avant de servir.

Variante : ajouter un peu de châtaignes bouillies hachées pour transformer ce plat en un repas en soi.

SPAGHETTI DE COURGETTES AU SAFRAN

PHYTO-ŒSTROGÈNES	ACIDES GRAS ESSENTIELS	ANTIOXYDANTS
★☆☆☆☆	★★☆☆☆	★★★☆☆

Une petite portion de courgettes (100 g (3 ½ oz)) vous fournit plus du quart de vos besoins quotidiens en vitamine C. Les noix de pin vous donnent de bonnes quantités de gras essentiels. Vous devez préparer ce plat (voir la photographie ci-contre) à la toute dernière minute pour préserver la fraîcheur et la texture des ingrédients.

POUR 4 PERSONNES
PRÉPARATION : environ 5 minutes
CUISSON : environ 5 minutes

25 g (1 oz) de beurre
1 c. à soupe d'huile d'olive
1 pincée de filaments de safran
Sel de mer et poivre noir fraîchement moulus
600 g (1 lb 5 oz) de jeunes courgettes fermes (5 à 6 de taille moyenne à grosse, mais pas trop), non pelées, les extrémités coupées
55 g (2 oz) de noix de pin, légèrement grillées

- Faire fondre le beurre et chauffer l'huile dans une grande poêle à fond épais, à feu doux. Une fois le beurre fondu, incorporer le safran et beaucoup de sel et de poivre (suffisamment pour fournir des assaisonnements pour les courgettes lorsqu'elles seront toutes ajoutées). Laisser à la température la plus basse pendant la préparation des courgettes.
- Avec une mandoline ou la lame appropriée du robot culinaire, râper les courgettes en longs filaments semblables à des spaghettis.
- Monter le feu sous la poêle et, lorsque le beurre est chaud, y jeter tous les filaments de courgettes. Mélanger rapidement à l'aide de deux spatules ou de cuillères afin de les enrober de beurre au safran et qu'ils soient bien chauds (ne pas les faire trop cuire).
- Garnir de noix de pin et servir immédiatement.

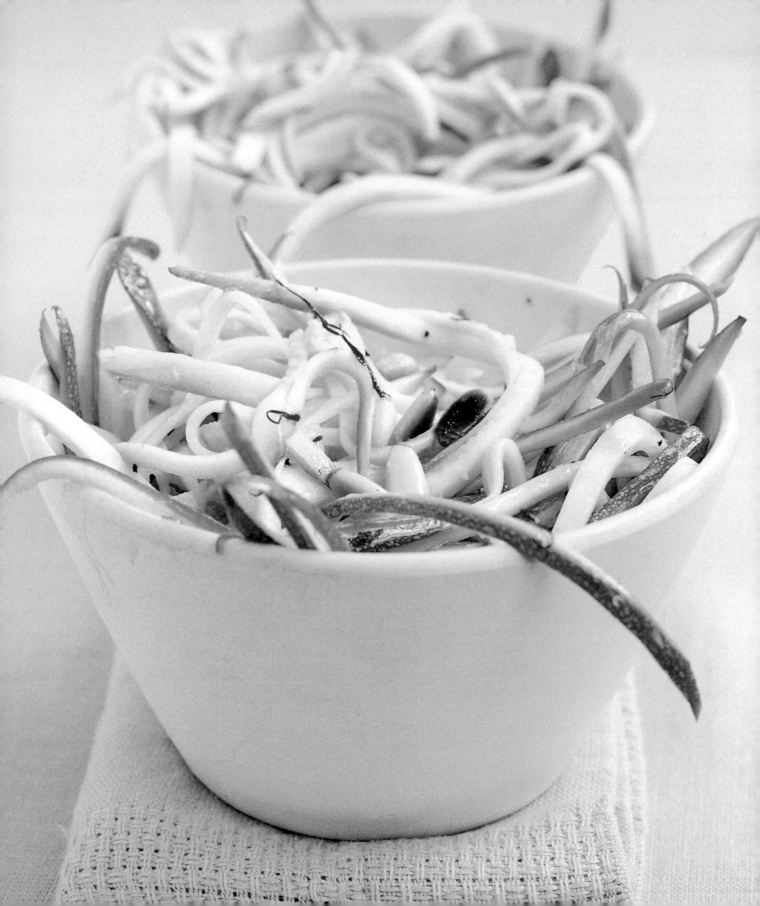

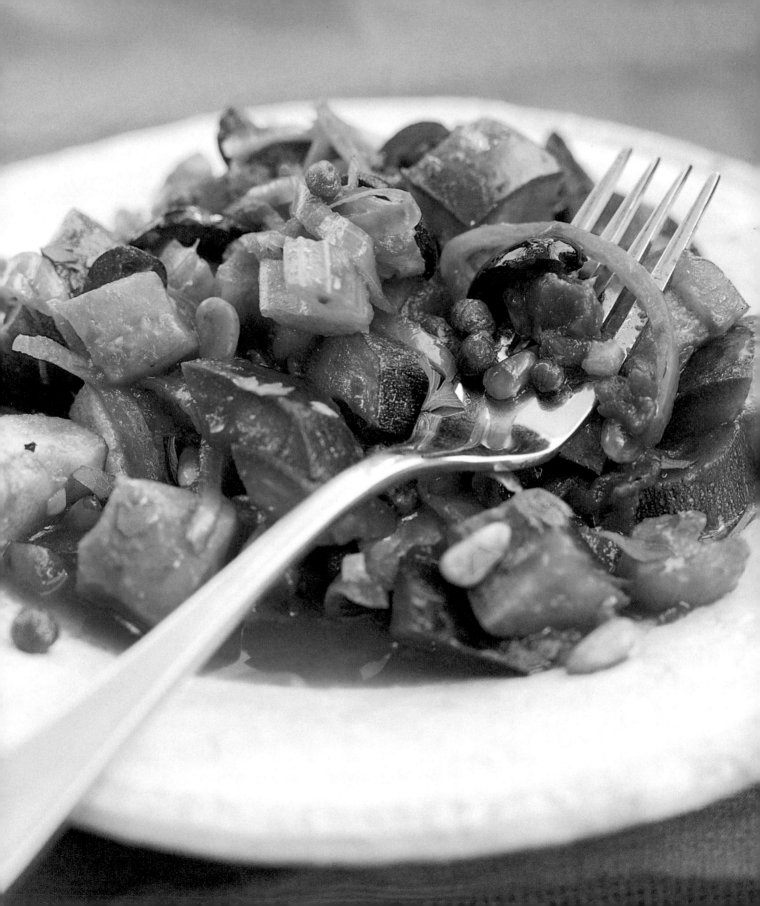

CAPONATA

PHYTO-ŒSTROGÈNES	ACIDES GRAS ESSENTIELS	ANTIOXYDANTS
★★★★☆	★★★★☆	★★★★☆

La caponata (voir la photographie ci-contre) est la version sicilienne de la ratatouille. Dans son pays d'origine, elle sert d'accompagnement classique aux poissons, calmars et crevettes frits ou grillés. Servie froide, elle fait une délicieuse entrée.

Ce plat comprend une si grande variété d'ingrédients que presque tous seront bénéfiques pour votre santé d'une façon ou d'une autre. De bons taux d'antioxydants pour prévenir les dommages aux cellules et le vieillissement prématuré proviennent des tomates et des courgettes. Les gras essentiels sont fournis par les noix de pin et les anchois. Le fenouil vous procure de bonnes quantités d'hormones végétales avec, en plus, celles qui proviennent du persil et de l'ail. Et finalement, le mélange vinaigre de cidre et miel est très bénéfique parce qu'il vous aide à absorber plus de calcium de ce plat.

POUR 4 PERSONNES
PRÉPARATION : environ 20 minutes, plus 20 minutes pour dégorger
CUISSON : environ 2 heures, plus le temps de refroidissement (si le plat est servi froid)

2 aubergines, coupées en cubes de 1 cm (½ po)
Sel de mer et poivre noir fraîchement moulus
Environ 3 c. à soupe d'huile d'olive, et un peu plus pour graisser
1 gros oignon, tranché
2 grosses gousses d'ail, hachées finement
225 g (8 oz) de tomates italiennes hachées, en conserve, égouttées, le jus réservé
1 bouquet garni
2 c. à soupe de concentré de tomate
1 c. à soupe de miel
3 c. à soupe de vinaigre de cidre
2 grosses courgettes, coupées en deux dans le sens de la longueur, puis tranchées

16 filets d'anchois, rincés, égouttés et coupés en lanières
55 g (2 oz) de noix de pin, légèrement grillées
55 g (2 oz) de câpres salées, rincées et égouttées
2 ou 3 branches de céleri, émincées
85 g (3 oz) d'olives noires dénoyautées, coupées en lanières
Environ 2 c. à soupe de persil commun (à feuilles plates), haché finement

- Saler généreusement les aubergines et les faire dégorger dans une passoire pendant environ 20 minutes. Bien les rincer et les assécher.
- Préchauffer le four à 180 °C (350 °F), ou à 4 pour une cuisinière au gaz et graisser avec un peu d'huile une grande casserole résistant à la chaleur.
- Faire chauffer le reste de l'huile dans une grande casserole et y faire revenir les oignons jusqu'à ce qu'ils soient translucides. Ajouter l'ail et faire cuire pendant 1 ou 2 minutes.
- Incorporer les tomates, le bouquet garni et le concentré de tomate. Porter à légère ébullition et faire cuire doucement pendant 20 minutes environ, jusqu'à ce que la préparation soit réduite à une pâte épaisse. Jeter le bouquet garni, incorporer le miel et le vinaigre, et laisser mijoter pendant encore 1 minute.
- Incorporer les aubergines, les courgettes, les anchois, les noix de pin, les câpres, le céleri et les olives. Assaisonner au goût.
- Verser dans la casserole préparée, couvrir et faire cuire au four pendant environ 1 ½ heure, ou jusqu'à ce que tous les légumes soient bien tendres. Remuer de temps à autre pour éviter que la préparation ne colle ; si le contenu de la casserole semble trop sec, ajouter un peu du jus de tomate réservé.
- Servir chaud ou froid, parsemé de persil finement haché.

Taboulé aux légumes

PHYTO-ŒSTROGÈNES	ACIDES GRAS ESSENTIELS	ANTIOXYDANTS
★★★★★	★★★★☆	★★★★☆

Cette version de la salade libanaise classique contient sept différentes sources de phyto-œstrogènes en un même plat — les graines de lin, la semoule de blé, l'ail, les carottes, les courgettes, le brocoli et les petits pois — qui prouvent à quel point il est facile de les inclure dans votre alimentation. L'huile de lin fournit un apport valable en acides gras essentiels, qui jouent un rôle capital pour lubrifier les articulations et garder votre peau et vos cheveux en santé. Les tomates sont remplies de lycopène, un antioxydant qui protège du cancer et des cardiopathies.

Le taboulé (voir la photographie ci-contre) est un excellent accompagnement pour le poisson grillé et les légumes. Il fait aussi une délicieuse entrée (servi avec les feuilles du cœur d'une laitue romaine comme cuillère). Il est particulièrement indiqué pour les barbecues et les pique-niques, car il garde son goût et sa texture sans risque de devenir détrempé, comme c'est le cas pour les salades avec vinaigrette.

POUR 6 À 8 PORTIONS
PRÉPARATION : 20 minutes, puis 40 minutes pour le trempage
CUISSON : environ 1 minute

175 g (6 oz) de boulghour de blé
1 c. à soupe d'huile d'olive
1 c. à soupe d'huile de lin
Jus de 3 citrons
2 gousses d'ail, hachées très finement
Sel de mer et poivre noir fraîchement moulus
2 grosses carottes
2 courgettes
1 petite tête de brocoli
115 g (4 oz) de petits pois frais écossés
1 petite botte de menthe, hachée finement, dont on réserve quelques feuilles entières pour garnir

1 grosse botte de persil commun (à feuilles plates), haché finement, dont on réserve quelques feuilles pour garnir
225 g (8 oz) de tomates juteuses mûres, épluchées (voir page 50), le pédoncule retiré et coupées en dés
½ concombre, coupé en dés
1 c. à soupe de graines de lin dorées
4 ou 5 ciboules, hachées

- Mettre la semoule dans un grand bol et bien la couvrir d'eau chaude. Laisser tremper pendant environ 20 minutes pour qu'elle gonfle et ramollisse. Bien égoutter en pressant pour en exprimer tout excès d'eau, puis verser dans un grand saladier.
- Mélanger les huiles avec le jus de 2 citrons et l'ail. Assaisonner au goût et verser sur la semoule. Bien mélanger et attendre environ 20 minutes de plus.
- Faire bouillir une grosse casserole d'eau salée. Couper les carottes, les courgettes et le brocoli en dés de même grosseur (à peine plus gros que les petits pois). Placer les petits pois et les légumes en dés dans un panier pour blanchir et, lorsque l'eau bout à gros bouillons, plonger le panier dans l'eau et l'y laisser pendant 1 minute seulement. Rafraîchir les légumes dans un bol d'eau froide, puis bien les égoutter.
- Au moment de servir, mélanger la menthe et le persil hachés dans la salade, avec presque la totalité des tomates, du concombre, des graines de lin, des légumes blanchis égouttés et des deux tiers environ de la ciboule. Rectifier l'assaisonnement avec du sel, du poivre et du jus de citron au besoin (la salade devrait avoir un goût assez acidulé).
- Garnir avec le reste des tomates et des ciboules, et les feuilles de menthe et de persil réservées.

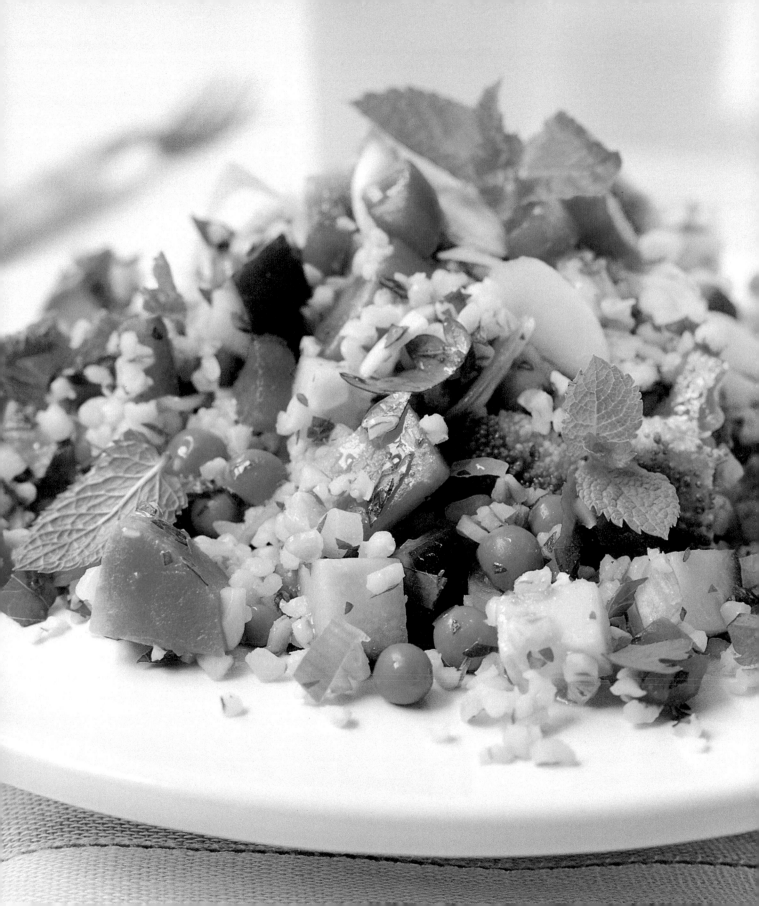

SALADE CÉSAR

PHYTO-ŒSTROGÈNES	ACIDES GRAS ESSENTIELS	ANTIOXYDANTS
★☆☆☆☆	★★★★☆	★☆☆☆☆

Cette version de la classique recette américaine est une salade parfaite pour l'été. Elle accompagne merveilleusement bien plusieurs mets très relevés et peut aussi servir de plat principal. Elle regroupe un merveilleux mélange d'acides gras essentiels tirés de l'huile de lin, des anchois et des noix. Les œufs regorgent de vitamines et de minéraux essentiels et l'ail est bénéfique aussi bien comme source de phyto-œstrogènes que comme agent pour renforcer le système immunitaire.

POUR 4 PERSONNES
PRÉPARATION : environ 20 minutes, plus une nuit d'infusion
CUISSON : 1 ½ minute (pour les œufs), plus la préparation des croûtons

1 œuf
1 grosse laitue romaine
Sel de mer et poivre noir fraîchement moulus
115 g (4 oz) de parmesan
55 g (2 oz) de demi-noix de Grenoble, légèrement grillées et hachées
Croûtons à l'ail (voir page 52)

POUR LA VINAIGRETTE :
4 c. à soupe d'huile d'olive
2 c. à soupe d'huile de lin
2 grosses gousses d'ail, émincées
1 grosse pincée de moutarde en poudre
6 filets d'anchois, rincés, égouttés et hachés finement
½ c. à thé de sauce Worcestershire sans sucre
3 c. à soupe de vinaigre de cidre
Jus de 1 petit citron

- La veille, verser les huiles pour la salade dans un petit bol avec l'ail émincé et laisser à la température ambiante pour que les huiles s'imprègnent de la saveur de l'ail.
- Le lendemain, au moment de servir, faire bouillir l'œuf pendant 1 ½ minute seulement. Le refroidir sous l'eau froide. Déchiqueter la laitue dans un saladier, bien assaisonner, évider l'œuf avec une cuillère et dresser sur la salade.
- Râper la moitié du parmesan. Dans un bol, mélanger tous les ingrédients de la vinaigrette, y compris l'huile assaisonnée à l'ail (jeter les tranches d'ail ou les utiliser à une autre fin) et le parmesan râpé. Verser sur la laitue et bien mélanger. Ajouter les noix et les croûtons et mélanger de nouveau.
- Pour terminer, râper le reste du parmesan en lanières, sur le dessus de la salade.

SALADE DE PERSIL

PHYTO-ŒSTROGÈNES	ACIDES GRAS ESSENTIELS	ANTIOXYDANTS
★★★☆☆	★★★★☆	★★★☆☆

Il est important que vous consommiez une variété de phyto-œstrogènes et que vous ne les obteniez pas d'une seule source telle que le soja. Le persil est un autre moyen de vous fournir ces substances importantes. La sauce est aussi excellente pour votre santé car elle contient des graines de lin et de l'huile d'olive ainsi que des antioxydants provenant des tomates et des carottes.

Rien ne vaut cette salade (voir la photographie ci-contre) rafraîchissante et succulente pour accompagner les rôtis et les poissons grillés. Elle peut aussi être servie comme entrée, garnie de filaments de parmesan de qualité supérieure. Pour un plat plus copieux, vous pouvez ajouter des anchois ou même du fromage de chèvre émietté.

Cette salade est réalisée d'après un fameux plat préparé par la chef australienne Gay Bilson, dont la version originale est très concentrée et comporte des anchois hachés. Elle garnit ses biscuits à la cayenne de petites cuillerées de salade pour accompagner un verre de champagne.

POUR 4 PERSONNES
PRÉPARATION : environ 25 minutes

Environ 200 g (7 oz) de feuilles de persil commun (à feuilles plates)

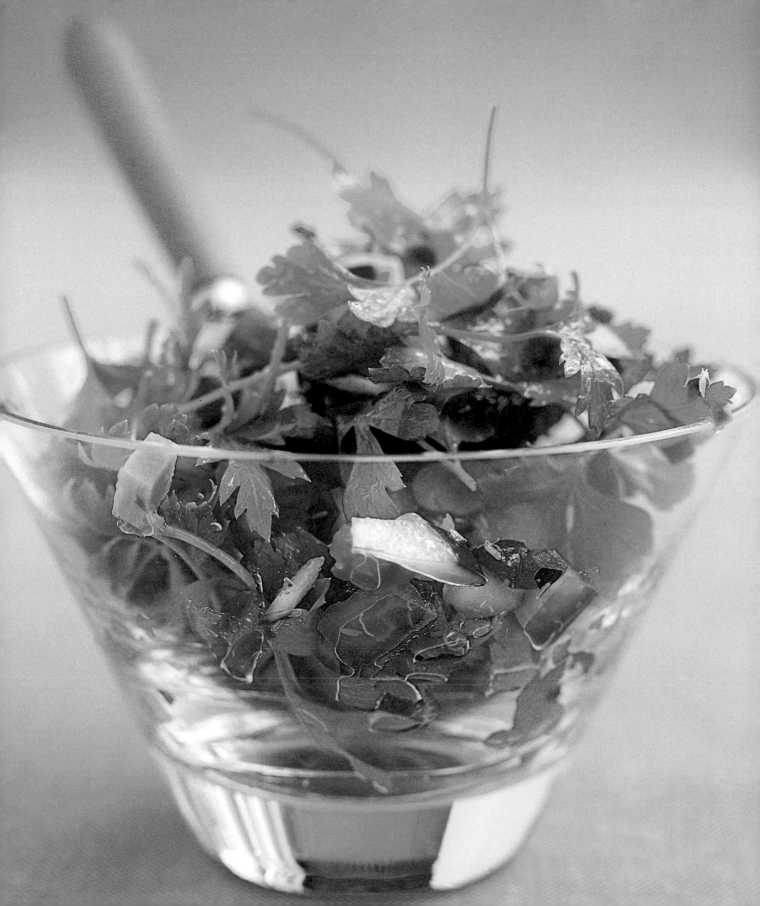

POUR LA SAUCE :

115 g (4 oz) d'olives noires dénoyautées, hachées finement

1 gros oignon rouge, haché finement

2 gousses d'ail, hachées finement

Environ 1 c. à soupe de câpres salées, rincées et hachées finement

4 tomates italiennes mûres, épluchées (voir page 50), épépinées et coupées en petits dés

1 grosse carotte, coupée en petits dés

Environ 125 ml (4 ½ oz) d'huile d'olive extravierge

2 c. à soupe d'huile de lin

Jus et zeste râpé de 2 citrons

Sel de mer et poivre noir fraîchement moulus

- Mélanger tous les ingrédients pour la sauce dans un grand saladier en verre ; assaisonner au goût.
- Juste avant de servir, mettre les feuilles de persil dans le saladier et remuer pour bien les enrober de sauce.

FATTOUSH

PHYTO-ŒSTROGÈNES	ACIDES GRAS ESSENTIELS	ANTIOXYDANTS
★★★★☆	★★★☆☆	★★★☆☆

Le fattoush est une merveilleuse salade de pain syrienne (voir la photographie ci-contre). De nouveau, les graines de lin (et leur huile) prouvent leur importance. Non seulement contiennent-elles des phyto-œstrogènes — tout comme le persil, l'ail et le yogourt (yaourt) de soja — mais aussi des acides gras essentiels. Ces derniers aident à maintenir votre équilibre hormonal et gardent votre peau douce et vos cheveux soyeux. Les poivrons et les tomates sont tous deux riches en antioxydants et aident aussi à désamorcer les radicaux libres.

POUR 4 PERSONNES

PRÉPARATION : environ 25 minutes

CUISSON : environ 5 minutes (pour faire griller le pain)

2 grandes pitas

Jus de 2 ou 3 gros citrons

1 gros oignon rouge, haché finement

6 grosses tomates mûries sur pied, hachées

1 concombre, coupé en dés

2 petits poivrons, de préférence de couleur différente, épépinés et coupés en petits dés

1 gousse d'ail, hachée finement

100 ml (3 ½ oz) d'huile d'olive

2 c. à soupe d'huile de lin

Environ 6 c. à soupe de persil commun (à feuilles plates), haché finement

Environ 2 c. à soupe de feuilles de coriandre, hachées finement

Environ 2 c. à soupe de feuilles de menthe, hachées finement

1 c. à soupe de graines de lin dorées

Sel de mer et poivre noir fraîchement moulus

Pépins de grenade, pour garnir (facultatif)

Yogourt (yaourt) de soja, pour servir (facultatif)

- Ouvrir les pitas et les faire griller légèrement sur les deux faces, puis les briser en morceaux de la taille d'une bouchée.
- Juste avant de servir la salade, mettre tous les ingrédients, y compris les morceaux de pita, dans un grand saladier en verre et bien mélanger. Assaisonner au goût et ajouter du jus de citron au besoin.
- Servir immédiatement, garni de pépins de grenade (facultatif) et accompagné de yogourt de soja (si désiré).

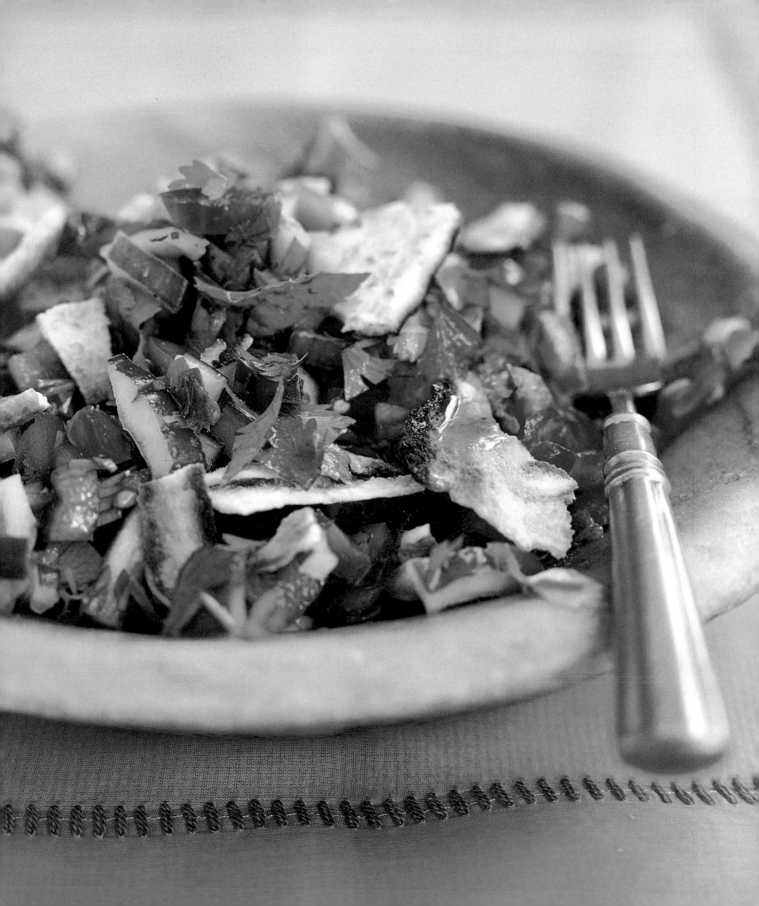

CAROTTES ET CÉLERI-RAVE EN RÉMOULADE

PHYTO-ŒSTROGÈNES	ACIDES GRAS ESSENTIELS	ANTIOXYDANTS
★★☆☆☆	★★☆☆☆	★★☆☆☆

Cette salade rafraîchissante au goût relevé est délicieuse servie avec un poisson froid ou des fruits de mer. Elle fait aussi une excellente entrée pour un repas estival.

Le céleri-rave, qui fait partie de la famille du céleri, contient de bonnes quantités de potassium — un minéral excellent pour contrôler la rétention d'eau. Les carottes contiennent du bêta-carotène, un antioxydant, ainsi que des hormones végétales. Les graines de lin, une importante source de phyto-œstrogènes, renferment aussi des gras essentiels.

POUR 6 À 8 PERSONNES
PRÉPARATION : environ 20 minutes, plus la préparation de la mayonnaise
CUISSON : 2 minutes

1 petit céleri-rave
3 ou 4 carottes

POUR LA SAUCE RÉMOULADE :
1 recette de Mayonnaise (voir page 179)
1 c. à soupe de moutarde en grains ou plus, au goût
1 c. à soupe de graines de lin dorées
2 cornichons, coupés en très petits dés
2 c. à soupe de fines herbes hachées, incluant du persil commun (à feuilles plates), de la ciboulette, du cerfeuil et de l'estragon, et un peu plus pour garnir
2 c. à soupe de câpres, hachées
Sel de mer et poivre noir fraîchement moulus
1 trait de sauce de piment (Tabasco)
Jus de 1 ou 2 citrons, au goût

- Porter une grande casserole d'eau salée à ébullition. Râper les légumes en longs filaments et les jeter dans l'eau bouillante. Faire bouillir 2 minutes seulement, puis les égoutter et les plonger immédiatement dans un bol d'eau froide pour arrêter le processus de cuisson. Bien égoutter et assécher avec un linge ou du papier absorbant.
- Pendant que les légumes cuisent et s'égouttent, préparer la sauce rémoulade en mélangeant tous les ingrédients ensemble et en assaisonnant au goût avec le sel, le poivre, la sauce de piment et le jus de citron.
- Dans un grand saladier, mélanger les légumes à la sauce rémoulade, rectifier l'assaisonnement au besoin et parsemer de fines herbes pour servir.

SALADE DE HARICOTS AUTRICHIENNE AVEC VINAIGRETTE AU TOFU

PHYTO-ŒSTROGÈNES	ACIDES GRAS ESSENTIELS	ANTIOXYDANTS
★★★★★	★★★☆☆	★☆☆☆☆

La délicieuse sauce au tofu et le mariage inhabituel de pommes, de cornichons et de haricots donnent un plat extrêmement savoureux et coloré (voir la photographie ci-contre).

Les diverses variétés de haricots sont très riches en fibres et en phyto-œstrogènes, sans compter ceux qui proviennent des pommes et des pommes de terre. La sauce est préparée avec l'huile de lin dont les effets sont bienfaisants et l'huile d'olive qui est reconnue pour maintenir le cœur en santé.

La salade de haricots accompagne merveilleusement bien les Kebabs de luxe (voir page 136) mais présente aussi un intérêt certain comme entrée. Si vous faites cuire les haricots vous-même, n'oubliez pas de ne saler qu'à la mi-cuisson, sinon leur peau durcira. Assurez-vous d'enrober de sauce les haricots égouttés tandis qu'ils sont encore chauds afin qu'ils en soient bien imprégnés. Pour des conseils sur la cuisson des haricots, voir l'Introduction aux recettes (page 45).

Salade de haricots autrichienne avec vinaigrette au tofu

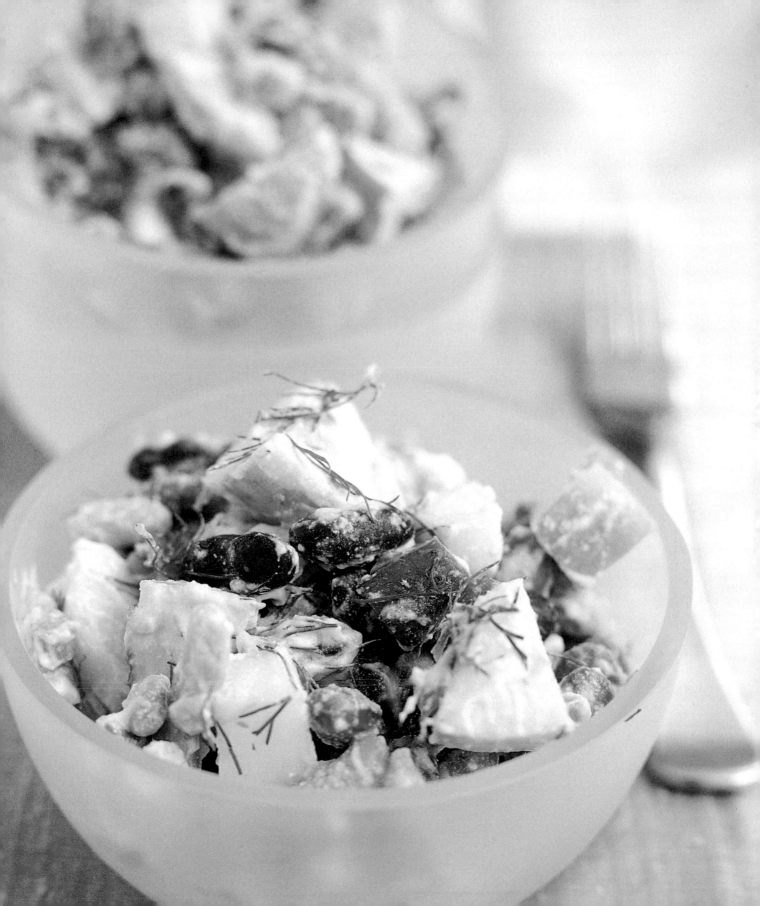

POUR 4 À 6 PERSONNES

PRÉPARATION : environ 15 minutes, plus la cuisson des pommes de terre et, le cas échéant, celle des haricots

175 g (6 oz) de haricots rouges cuits ou en conserve

175 g (6 oz) de flageolets cuits ou en conserve

175 g (6 oz) de haricots cannellini ou borlotti cuits ou en conserve

115 g (4 oz) de pommes de terre cuites, coupées en dés

2 pommes fermes et acidulées, évidées et coupées en dés

85 g (3 oz) de cornichons sucrés, coupés en petits dés

1 c. à soupe de feuilles d'aneth ou de fenouil, hachées, et un peu plus pour garnir

POUR LA VINAIGRETTE AU TOFU :

250 g (9 oz) de tofu

3 c. à soupe de vinaigre de cidre

2 c. à soupe d'huile d'olive

1 c. à soupe d'huile de lin

1 c. à thé de moutarde préparée

1 c. à soupe de miel

Sel de mer et poivre noir fraîchement moulus

- Préparer la vinaigrette au tofu en mélangeant tous les ingrédients au robot culinaire jusqu'à ce que la préparation soit lisse ; assaisonner au goût.
- Mettre tous les autres ingrédients dans un grand saladier, de préférence en verre, et y verser la vinaigrette au tofu. Mélanger pour enrober légèrement tous les ingrédients de vinaigrette.
- Servir la salade garnie de feuilles d'aneth ou de fenouil.

RIZ À LA CANNELLE AVEC AMANDES ET RAISINS SECS

PHYTO-ŒSTROGÈNES	ACIDES GRAS ESSENTIELS	ANTIOXYDANTS
★★☆☆☆	★★☆☆☆	★☆☆☆☆

Voici une façon merveilleuse de servir du riz ; pour ajouter à sa valeur nutritive, vous pouvez acheter du riz basmati brun biologique. Le riz est une source de phyto-œstrogènes, tout comme la cannelle. Les amandes vous fourniront quelques gras essentiels.

POUR 6 À 8 PERSONNES

PRÉPARATION : environ 10 minutes, plus 30 minutes de trempage (facultatif)

CUISSON : environ 10 minutes, plus un temps de repos de 10 minutes

225 g (8 oz) de riz basmati

Sel de mer fraîchement moulu

1 bâton de cannelle de 7,5 cm (3 po)

2 ou 3 feuilles de laurier

55 g (2 oz) de raisins secs sans pépins

2 c. à soupe d'amandes effilées, légèrement grillées

- Bien rincer le riz dans une passoire et, si vous en avez le temps, le faire tremper dans beaucoup d'eau froide pendant environ 30 minutes.
- Porter 450 ml (15 oz) d'eau à ébullition dans une grande casserole. Saler au goût, ajouter le bâton de cannelle et les feuilles de laurier. Ramener à ébullition et y plonger le riz égoutté. Bien remuer, baisser le feu au degré le plus bas, couvrir hermétiquement et faire cuire pendant 10 minutes.
- Retirer du feu et laisser reposer sans enlever le couvercle pendant encore 10 minutes.
- Retirer ensuite la cannelle et les feuilles de laurier. Incorporer les raisins secs et les amandes et aérer avec une fourchette.

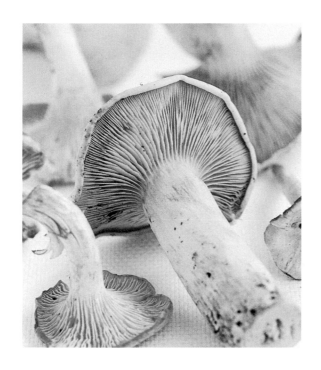

Occasions spéciales

SALADE DE FRUITS DE MER GRILLÉS

PHYTO-ŒSTROGÈNES	ACIDES GRAS ESSENTIELS	ANTIOXYDANTS
★★★★☆	★★★★☆	★★★★★

Non seulement cette salade colorée (voir la photographie ci-contre) vous transportera en Méditerranée, mais elle vous donnera aussi un regain nutritif fort appréciable. Les coquillages fournissent beaucoup de sélénium, un antioxydant puissant, en plus des autres antioxydants qui proviennent des légumes verts et des tomates. Le poisson et l'huile de lin renferment des gras essentiels excellents et les graines de lin et le fenouil, des phyto-œstrogènes.

POUR 6 PERSONNES

PRÉPARATION : environ 40 minutes, plus au moins 1 h de marinage

CUISSON : environ 25 minutes

225 g (8 oz) de petits calmars parés
225 g (8 oz) de crevettes tigrées crues, décortiquées
225 g (8 oz) de pétoncles de taille moyenne, coupés en deux dans l'épaisseur
225 g (8 oz) de petites pommes de terre nouvelles
12 œufs de caille
1 grosse laitue romaine ou 3 mini-laitues romaines
1 pomme de radicchio
1 petite botte de roquette
1 petite botte de cresson
Plusieurs poignées de fines herbes variées comme persil commun (à feuilles plates), ciboulette, aneth, cerfeuil et coriandre, plus quelques brins pour garnir
1 concombre
1 oignon rouge, coupé en deux et tranché
1 petit bulbe de fenouil, évidé et coupé en petits dés
225 g (8 oz) de tomates cerises, de préférence italiennes, coupées en deux
55 g (2 oz) de câpres salées, rincées, égouttées et asséchées
115 g (4 oz) d'olives noires dénoyautées, de préférence aromatisées à l'ail
2 c. à soupe de graines de lin dorées (facultatif)

POUR LA MARINADE :
1 c. à soupe de racine de gingembre frais, hachée finement
1 gousse d'ail, hachée finement
2 c. à soupe d'huile de lin
Jus de 2 limes
1 piment chili rouge, épépiné et haché finement (facultatif)
Sel de mer et poivre noir fraîchement moulus

POUR LA VINAIGRETTE :
4 c. à soupe d'huile d'olive extravierge
2 c. à soupe d'huile de noix ou de lin
1 c. à soupe de vinaigre balsamique
1 c. à soupe de jus de citron

- Préparer d'abord les fruits de mer : au besoin, parer les calmars en retirant la tête (et les tentacules) des tubes, puis bien rincer tous les fruits de mer (s'ils ont été surgelés, les plonger d'abord dans un grand bol d'eau très salée) et les assécher. Enlever la veine noire dorsale des crevettes et fendre celles-ci afin qu'elles puissent s'ouvrir à plat.

- Pour préparer la marinade : mettre tous les ingrédients dans un bol, bien assaisonner au goût, ajouter les fruits de mer et bien mélanger. Couvrir et faire refroidir au réfrigérateur pendant au moins 1 heure, en remuant de temps à autre.

- Faire cuire les pommes de terre dans de l'eau bouillante salée jusqu'à ce qu'elles soient tendres. Égoutter et assécher à la vapeur. Mettre une autre casserole d'eau sur le feu, ajouter les œufs et porter à ébullition. Laisser bouillir pendant 1 minute seulement, puis les rincer sous l'eau froide et les égoutter.

- Préparer ensuite les légumes frais : déchiqueter la laitue et le radicchio et les mettre dans un grand saladier avec les feuilles de roquette et de cresson et toutes les fines herbes, sauf les brins pour garnir. Trancher le concombre dans le sens de la longueur en deux ou trois longues tranches, puis les couper en longues lanières et ensuite en travers, en morceaux de 2 cm (¾ po). Ajouter le concombre dans le saladier, avec l'oignon, le fenouil et les tomates.

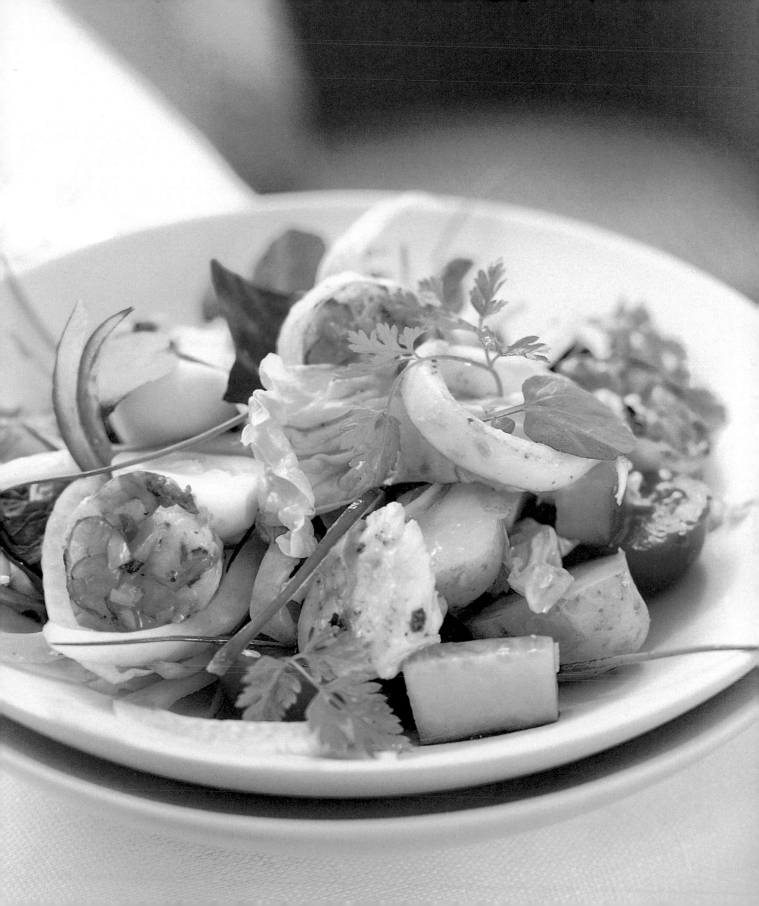

- Préchauffer une poêle gril. Pour préparer la vinaigrette : mélanger tous les ingrédients et assaisonner au goût. Écaler les œufs et les couper en deux.
- Couper les pommes de terre en morceaux de la taille d'une bouchée, au besoin, et les ajouter à la salade avec les câpres, la moitié des olives et les graines de lin (facultatif). Verser la vinaigrette sur la salade et bien mélanger. Goûter et rectifier l'assaisonnement.
- Égoutter les fruits de mer et bien assécher. Faire cuire par portions dans la poêle chaude, en commençant par les calmars, puis les crevettes et finalement les pétoncles. Les calmars et les crevettes nécessiteront de 1 à 2 minutes de cuisson de chaque côté, tandis que les pétoncles ne demanderont que 15 secondes de chaque côté. Tentez d'obtenir des marques de gril sur les fruits de mer lorsque vous les ferez cuire, mais résistez à la tentation de trop les faire cuire (ce qui est une question de secondes pour les fruits de mer). Lorsqu'ils sont cuits, les dresser sur la salade.
- Disposer les œufs sur la salade, avec le reste des olives et les brins de fines herbes.

KEBABS DE LUXE

PHYTO-ŒSTROGÈNES	ACIDES GRAS ESSENTIELS	ANTIOXYDANTS
★★★★☆	★★☆☆☆	★★★★☆

Ces brochettes sont une façon agréable et délicieuse de servir le tofu (une excellente source de phyto-œstrogènes), surtout pour ceux qui n'en ont encore jamais goûté. Les crevettes sont riches en sélénium, et d'autres antioxydants sont contenus dans les poivrons et les tomates. Les graines de sésame renferment aussi des phyto-œstrogènes et fournissent de bonnes quantités d'acides gras essentiels.

POUR 6 PERSONNES
PRÉPARATION : environ 25 minutes, plus 3 heures de marinage
CUISSON : de 15 à 20 minutes environ

6 oignons rouges, coupés en quartiers
200 g (7 oz) de tofu ferme, coupé en morceaux de la taille d'une grosse bouchée
18 crevettes royales crues, décortiquées et déveinées, avec la queue
6 grosses tomates mûries sur pied, coupées en quartiers
3 gros poivrons, de préférence de couleur différente, coupés en quartiers et épépinés
6 gros champignons Portobello, coupés en tranches épaisses
12 feuilles de laurier
Sel de mer et poivre noir fraîchement moulus
25 g (1 oz) de graines de sésame
Quartiers de citron, pour servir

POUR LA MARINADE :
6 c. à soupe d'huile d'olive
1 c. à soupe de sauce soja
2 c. à soupe de miel
1 morceau de racine de gingembre de 3,5 cm (1 ½ po), écrasé
3 gousses d'ail, écrasées
2 c. à soupe de mirin (vin de riz japonais)
3 c. à soupe d'origan, haché
1 ou 2 piments chili rouges, épépinés et hachés finement
Sel de mer et poivre noir fraîchement moulus

- Plusieurs heures à l'avance : mélanger tous les ingrédients de la marinade, sauf le tiers de l'origan, dans un grand bol peu profond et assaisonner au goût. Incorporer les oignons rouges, le tofu et les crevettes. Couvrir et laisser mariner au réfrigérateur pendant au moins 3 heures.
- Préchauffer le gril du four ou le barbecue. Égoutter les oignons, le tofu et les crevettes et les enfiler sur 6 brochettes en alternant avec des morceaux de tomate, de poivron, de champignon et des feuilles de laurier. Assaisonner au besoin et parsemer de graines de sésame.
- Faire griller jusqu'à ce que les brochettes soient dorées sur toutes les faces, en badigeonnant de temps à autre avec la marinade. Servir garni du reste d'origan et de quartiers de citron.

Variante : pour obtenir l'effet d'un satay indonésien, utiliser de la Sauce aux arachides (voir page 182) comme marinade.

PÉTONCLES GRILLÉS AVEC SAUCE AU CHILI ET CRÈME SUR UN RÖSTI AUX POMMES DE TERRE ET AUX CAROTTES

PHYTO-ŒSTROGÈNES	ACIDES GRAS ESSENTIELS	ANTIOXYDANTS
★☆☆☆☆	★★☆☆☆	★★☆☆☆

Les coquillages comme les pétoncles sont une excellente source de sélénium, un antioxydant puissant. Ce plat contient des phyto-œstrogènes par le biais des carottes et des pommes de terre. (Voir la photographie, page 6.) Depuis des siècles, le gingembre est utilisé pour ses propriétés médicinales : il est bon pour la digestion et la circulation sanguine et peut aussi aider dans les cas d'inflammation – surtout en période de ménopause où les douleurs articulaires font souvent leur apparition.

Les pétoncles sont un aliment relativement coûteux. Il vaut donc la peine de ne pas hésiter et de payer un peu plus pour avoir des pétoncles pêchés à la main, qui ont une meilleure saveur et consistance. Demander au poissonnier ou examinez la coquille si vous le pouvez : des pétoncles pêchés à la main auront des coquilles intactes contrairement à ceux qui sont pêchés à l'aide de filets.

Lorsque vous faites cuire des pétoncles, n'oubliez pas de les sortir du réfrigérateur pour qu'ils soient à la température ambiante au moment de la cuisson car, puisqu'ils cuisent très rapidement, vous risqueriez d'obtenir des pétoncles qui semblent être parfaitement cuits à l'extérieur, mais qui seront froids à l'intérieur.

POUR 4 PERSONNES
PRÉPARATION : environ 30 minutes
CUISSON : environ 30 minutes, plus le refroidissement

10 à 12 gros pétoncles charnus
Un peu d'huile d'olive, pour badigeonner
125 ml (4 ½ oz) de crème 35 % (fraîche) bien froide
Mélange de feuilles et de fines herbes, pour garnir (facultatif)

POUR LA SAUCE AU CHILI :
Jus et zeste de 1 lime
Jus et zeste de 1 petite orange
6 grosses tranches minces de racine de gingembre frais
1 ou 2 piments chili rouges (au goût), coupés en deux dans le sens de la longueur et épépinés
150 ml (5 oz) de sirop d'érable ou de sirop de datte

POUR LE RÖSTI :
450 g (1 lb) de pommes de terre avec la peau
450 g (1 lb) de carottes
Sel de mer et poivre noir fraîchement moulus
1 c. à soupe de graines de fenouil, écrasées
1 c. à soupe d'huile d'olive, et un peu plus pour graisser
25 g (1 oz) de beurre

- Préparer d'abord la sauce au chili : couper tous les zestes, les tranches de gingembre et les demi-piments chili en julienne. Mettre dans une petite casserole avec les jus d'agrumes et le sirop et mélanger à feu doux jusqu'à ce que la préparation bouillonne légèrement. Laisser mijoter de 3 à 4 minutes, en remuant de temps à autre, et laisser refroidir.

- Préparer le rösti : faire cuire les pommes de terre et les carottes dans de l'eau bouillante salée pendant 10 minutes, jusqu'à ce qu'elles soient presque tendres. Retirer de la casserole et laisser refroidir. Lorsqu'elles sont suffisamment froides pour être manipulées, peler les pommes de terre et râper grossièrement la chair. Râper les carottes de la même façon. Les mélanger dans un bol avec un peu d'assaisonnement et les graines de fenouil écrasées.

- Faire chauffer l'huile et le beurre dans une grande poêle, jusqu'à ce qu'ils soient très chauds. Y déposer quatre emporte-pièces de 10 cm (4 po) de diamètre huilés et les remplir de la préparation, en la tassant bien. Baisser le feu et faire cuire à feu doux pendant 10 minutes.

- Lorsque le dessous est bien croustillant et bruni, retirer chaque rösti de la poêle en glissant une spatule dessous. Démouler avec précaution et remettre dans la poêle, le côté cuit sur le dessus. Poursuivre la cuisson pendant 10 minutes, jusqu'à ce que l'autre côté soit aussi croustillant et bruni que le premier.

- Pendant que les rösti cuisent sur leur seconde face, préchauffer une poêle gril pour qu'elle soit très chaude.

Couper les pétoncles en deux petites rondelles minces, badigeonner légèrement les deux faces d'huile d'olive et les faire cuire dans la poêle très chaude, à feu vif, de 30 à 45 secondes environ de chaque côté – pas plus car ils durcissent rapidement! – jusqu'à ce qu'ils soient saisis et juste chauds.

• Déposer un rösti au centre de chaque assiette et garnir chacun d'un peu de crème fraîche répartie non uniformément. Coiffer d'un pétoncle et couvrir d'un peu de sauce (il faudra peut-être la faire réchauffer très légèrement et l'éclaircir avec un peu de jus de lime pour avoir une consistance collante). Servir immédiatement, avec quelques feuilles et fines herbes, au goût.

JAMBALAYA

PHYTO-ŒSTROGÈNES	ACIDES GRAS ESSENTIELS	ANTIOXYDANTS
★★★☆☆	★☆☆☆☆	★★★★★

Voici une version tirée de la cuisine créole classique servie partout en Louisiane (voir la photographie ci-contre). Les hormones végétales sont fournies par le bouillon de miso, le céleri, le riz, les champignons, l'ail et le persil. Les crevettes, les poivrons et les tomates contiennent des antioxydants et les algues en flocons sont riches en nutriments supplémentaires.

POUR 4 À 6 PERSONNES
PRÉPARATION : environ 20 minutes
CUISSON : environ 1 heure

900 g (2 lb) de crevettes non décortiquées
850 ml (30 oz) de Bouillon de miso *partiellement préparé (voir page 176), de* Fumet de poisson *ou de* fruits de mer *ou de* Bouillon de légumes *(voir page 177)*
2 c. à soupe d'huile d'olive
1 oignon, haché
2 branches de céleri, hachées
2 poivrons, de préférence de couleur différente, épépinés et hachés
3 gousses d'ail, hachées finement
450 g (1 lb) de riz à grains moyens
900 g (28 oz) de tomates italiennes hachées, en conserve
450 g (1 lb) de champignons café, tranchés
2 piments chili rouges, épépinés et hachés
2 c. à thé de thym frais haché (ou 1 c. à thé de thym séché), et quelques brins entiers pour garnir (facultatif)
1 poignée de flocons d'algues séchées mélangées
Sel de mer et poivre noir fraîchement moulus
1 ou 2 traits de sauce Worcestershire sans sucre
2 c. à soupe de persil haché, et quelques feuilles entières pour garnir

• Décortiquer les crevettes en enlevant la tête et la queue. Mettre toutes les parures dans une casserole avec le bouillon (avant d'ajouter le miso) et faire mijoter doucement pendant 20 minutes pour rehausser la saveur. Filtrer le bouillon (ayant ajouté le miso) et garder chaud.

• Faire chauffer l'huile dans une grande casserole à fond épais et y faire revenir l'oignon, le céleri et les poivrons pendant quelques minutes jusqu'à ce qu'ils ramollissent. Ajouter l'ail et faire revenir pendant 1 ou 2 minutes de plus.

• Incorporer le riz et bien mélanger jusqu'à ce que les grains soient brillants et bien enrobés d'huile. Mouiller avec tout le bouillon et ajouter les tomates avec leur jus, les champignons et les piments chili, le thym et les algues. Porter à ébullition, bien mélanger et assaisonner au goût avec le sel, le poivre et la sauce Worcestershire. Couvrir hermétiquement et laisser mijoter très doucement pendant 25 minutes.

• Ajouter les crevettes et le persil, couvrir de nouveau et laisser mijoter doucement pendant encore 5 minutes, ou jusqu'à ce que les crevettes soient bien chaudes. Servir avec des feuilles de persil et des brins de thym, au goût.

Variante : pour obtenir une garniture plus raffinée, garder quelques crevettes non décortiquées, les faire pocher rapidement dans le bouillon jusqu'à ce qu'elles soient cuites à point, les réserver et en garnir le plat au moment de servir.

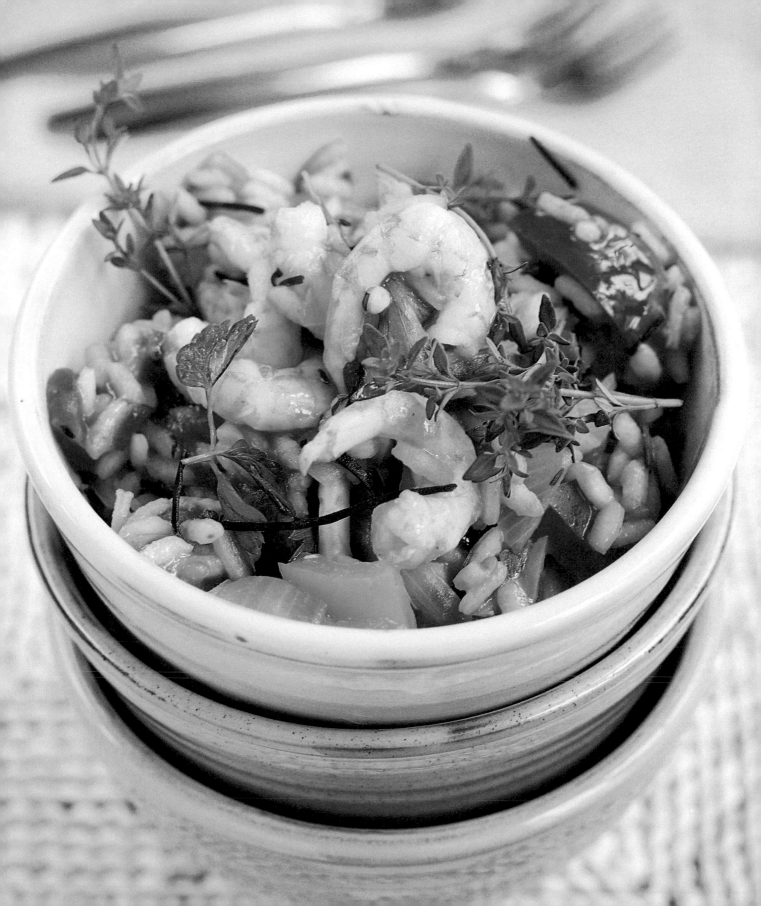

SUSHI

PHYTO-ŒSTROGÈNES	ACIDES GRAS ESSENTIELS	ANTIOXYDANTS
★☆☆☆☆	★★★☆☆	★★☆☆☆

Les algues ont souvent triste réputation : beaucoup les trouvent visqueuses et très peu appétissantes. L'algue nori est bien différente, car elle est très mince et pas du tout gluante. Les scientifiques ont découvert que les algues sont une excellente source d'iode, laquelle maintient la glande thyroïde en santé, et que les algues peuvent réduire le cholestérol et aider à métaboliser les graisses plus efficacement. Consommer des sushi (voir la photographie ci-contre) est une excellente façon d'introduire, dans votre alimentation, les algues qui sont tellement bonnes pour la santé. Les phyto-œstrogènes proviennent du riz, et les gras essentiels se trouvent dans une variété de poissons et les graines de sésame.

Les algues nori, le riz à sushi, le vinaigre de riz, le mirin (vin de riz japonais), le gingembre mariné et le wasabi (sorte de raifort japonais) se vendent dans les magasins de produits naturels, dans certaines grandes chaînes de supermarchés et dans les magasins spécialisés en alimentation japonaise. Les algues nori sont habituellement vendues déjà grillées et perforées pour qu'elles soient plus faciles à couper une fois enroulées. Si vous ne pouvez trouver d'algues nori, utilisez une épaisse couche de graines de sésame légèrement grillées comme enrobage extérieur — les graines adhéreront au riz. Vous aurez besoin d'un petit tapis à sushi en bambou ou d'une double épaisseur de papier ciré placée sur un linge pour rouler les sushi.

POUR 6 PERSONNES (DONNE ENVIRON 30 SUSHI)
PRÉPARATION : environ 30 minutes
CUISSON : environ 20 minutes, plus 10 minutes de temps de repos

200 g (7 oz) de riz à sushi non cuit
1 c. à soupe de sel
1 c. à soupe de mirin
3 c. à soupe de vinaigre de riz
1 c. à soupe de miel
55 g (2 oz) de graines de sésame, très légèrement grillées à sec dans une poêle
3 feuilles de nori (algue japonaise) grillées, d'environ 18 cm sur 20 cm (7 po sur 8 po)
3 c. à soupe de wasabi

POUR LA GARNITURE :
Environ 8 à 10 crevettes tigrées décortiquées, cuites, ouvertes en papillon
Environ 115 g (4 oz) de chair de crabe fraîche, mélangée
Environ 115 g (4 oz) de saumon fumé, coupé en lanières

POUR SERVIR :
Sauce soja foncée
Gingembre mariné
Wasabi

• Verser le riz dans une passoire et le rincer sous l'eau froide jusqu'à ce que l'eau qui s'en écoule soit claire, puis bien égoutter. Mettre dans une grande casserole, couvrir avec 450 ml (15 oz) d'eau froide et ajouter le sel. Couvrir hermétiquement, porter à ébullition et laisser bouillir pendant 1 minute. Baisser le feu et poursuivre la cuisson à feu doux pendant environ 15 minutes, ou jusqu'à ce que l'eau soit absorbée et le riz, tendre mais encore croquant sous la dent. Retirer du feu et laisser reposer, toujours couvert, pendant 10 minutes.

• Entre-temps, mélanger ensemble le mirin, le vinaigre de riz et le miel dans une petite casserole et faire chauffer doucement. Mettre le riz dans une grande assiette plate, parsemer de graines de sésame, ajouter la garniture et, avec une cuillère en bois, mélanger délicatement au riz en pliant. Refroidir le riz en l'éventant avec un linge humide. Lorsque le riz n'est plus fumant, le couvrir du linge.

• Placer une feuille de nori sur une natte à sushi ou sur une double épaisseur de papier ciré placée sur un linge, le côté luisant vers le bas et les perforations à la verticale. Étaler le tiers du riz sur les deux tiers de la feuille de nori environ, en laissant une bonne marge en haut, et lisser la surface.

• Déposer sur le côté le plus près de vous, à l'horizontale et sans la centrer, une ligne de garniture, puis tracer une ligne de wasabi en travers du reste du riz juste au-dessus de la garniture. Saisir le côté de la natte ou du linge le plus près de vous, le tirer par-dessus la garniture et le pousser doucement avec les doigts de sorte que la garniture roule et que la natte ou le linge vous serve à rouler le sushi bien serré, comme un roulé suisse.

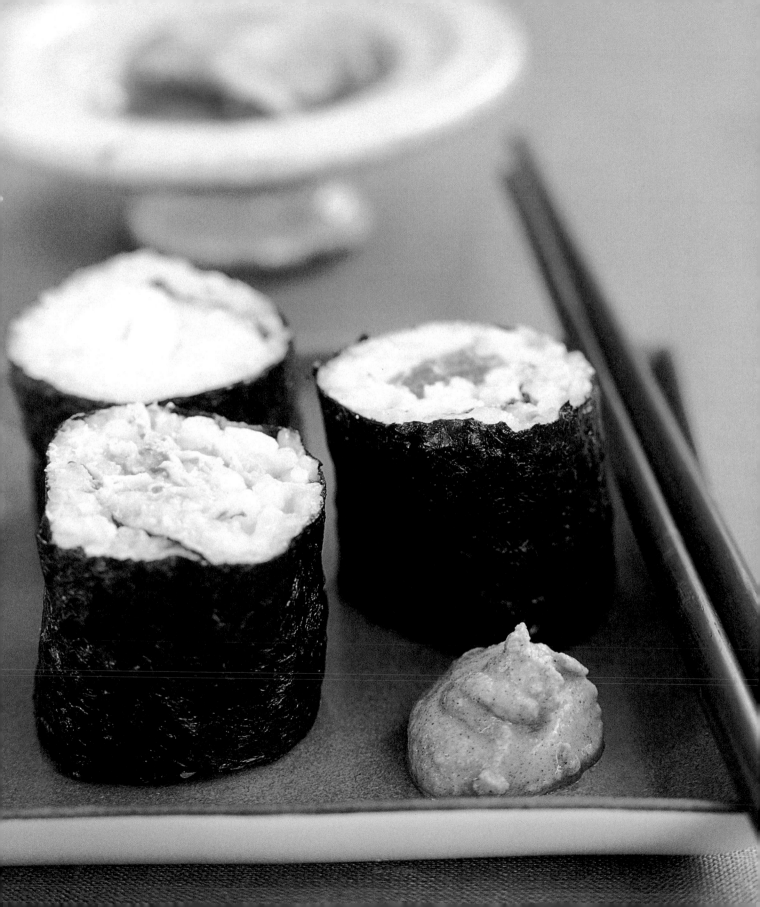

- Avec un peu d'eau, humecter l'extrémité du nori pour l'aider à coller. Taper les extrémités pour qu'elles soient bien lisses, attendre quelques minutes, puis dérouler délicatement la natte ou le papier ciré.

- Trancher le rouleau au niveau des perforations ou, s'il n'y en a pas, le couper en 10 tronçons. Recommencer pour faire deux autres longs rouleaux, en utilisant une garniture différente pour chacun d'eux et couper chaque pièce comme précédemment.

- Servir accompagné d'un petit bol de sauce soja et offrir à part du gingembre mariné et un soupçon de wasabi pour chaque personne.

Variante : d'autres suggestions pour la garniture : des lanières de concombre, des épinards cuits mélangés à des anchois hachés, des asperges, des avocats, de la mousse de saumon, du thon frais ou des champignons shiitake légèrement revenus dans l'huile d'olive.

RISOTTO AUX CHAMPIGNONS SAUVAGES

PHYTO-ŒSTROGÈNES	ACIDES GRAS ESSENTIELS	ANTIOXYDANTS
★★★☆☆	★☆☆☆☆	★★☆☆☆

Les champignons, un aliment merveilleusement polyvalent, permettent de transformer nombre de plats et possèdent de bons taux de phyto-œstrogènes. De plus, des hormones végétales sont fournies dans le bouillon de miso, le riz et le persil. Les échalotes et l'ail appartiennent à la famille de l'allium, reconnue pour stimuler le système immunitaire, et possèdent des propriétés anticancérogènes.

POUR 4 À 6 PERSONNES
PRÉPARATION : environ 20 minutes, plus 20 minutes de trempage
CUISSON : environ 30 minutes, plus 5 minutes de temps de repos

55 g (2 oz) de cèpes séchés
1,5 litre (50 oz) de Bouillon de miso *(voir page 176)* ou de Bouillon de légumes *(voir page 177)*
55 g (2 oz) de beurre
4 c. à soupe d'huile d'olive
6 échalotes, hachées finement
3 gousses d'ail, écrasées
600 g (1 lb 5 oz) de riz arborio
100 ml (3 ½ oz) de vin rouge *(facultatif)*
Environ 350 g (12 oz) de champignons sauvages frais mélangés (cèpes, chanterelles et trompettes de la mort)
Sel de mer et poivre fraîchement moulus
3 c. à soupe de persil, haché
85 g (3 oz) de parmesan, fraîchement râpé

- Rincer les cèpes, les mettre dans un petit bol résistant à la chaleur et les couvrir d'eau bouillante. Les laisser se réhydrater pendant environ 20 minutes, les égoutter en réservant le liquide, puis les hacher assez finement.

- Verser le bouillon de miso ou de légumes dans une casserole et le faire chauffer juste sous le point d'ébullition. Le maintenir ainsi pendant toute l'opération.

- Faire chauffer le tiers du beurre et la moitié de l'huile d'olive dans une grande casserole à fond épais. Y faire revenir les échalotes jusqu'à ce qu'elles soient translucides, puis ajouter les cèpes et les gousses d'ail et faire revenir pendant 3 à 4 minutes.

- Ajouter le riz et remuer en tournant pendant quelques minutes pour bien l'enrober. (Facultatif : mouiller avec le vin et porter à ébullition pour qu'il s'évapore – la casserole devient très chaude lors de la cuisson du riz). Ajouter le liquide de trempage des cèpes et remuer jusqu'à ce qu'il soit tout absorbé.

- Ajouter une grosse louche de bouillon et remuer jusqu'à ce qu'il soit tout absorbé. Continuer à ajouter ainsi du bouillon pendant 15 à 20 minutes, jusqu'à ce que le riz soit tendre, mais ferme sous la dent et le risotto, crémeux et humide (s'il manque du bouillon, ajouter quelques louches d'eau bouillante).

- Vers la fin, faire chauffer la moitié du reste de beurre et toute l'huile d'olive dans une grande poêle et y faire cuire chaque variété de champignons séparément, en les faisant revenir jusqu'à ce qu'ils soient colorés sur les deux faces. Les réserver dans un bol chaud lorsqu'ils sont cuits. Bien les assaisonner et incorporer le persil.

- Lorsque le risotto est prêt, ajouter, en battant, le reste du beurre et le fromage. Incorporer les champignons et rectifier l'assaisonnement au besoin. Couvrir et laisser reposer pendant 5 minutes environ avant de servir.

DARNES DE SAUMON GRILLÉES AUX LENTILLES DU PUY

PHYTO-ŒSTROGÈNES	ACIDES GRAS ESSENTIELS	ANTIOXYDANTS
★★★★★	★★★★☆	★★☆☆☆

Voici un merveilleux plat succulent, rempli de phyto-œstrogènes tirés des lentilles et contenant une excellente quantité d'acides gras Omega 3 provenant du saumon. Les algues en flocons ajoutent de la valeur avec leur contenu en oligo-minéraux.

POUR 4 PERSONNES
PRÉPARATION : environ 20 minutes, plus 1 heure pour le marinage et la préparation du beurre à la ciboulette
CUISSON : de 35 à 45 minutes

4 darnes de saumon (coupe transversale épaisse, sans arêtes) de 175 à 225 g (6 à 8 oz) environ chacune
2 c. à soupe de graines de sésame, légèrement grillées
Beurre à la ciboulette *(voir page 181), pour servir*

POUR LA MARINADE :
2 c. à soupe d'huile d'olive
Jus de 1 lime
2 c. à thé de sauce soja
1 c. à thé de grains de poivre mélangés
1 morceau de racine de gingembre frais de 1 cm (½ po), haché finement

POUR LES LENTILLES :
1 c. à soupe d'huile d'olive
4 échalotes, hachées finement
2 carottes, coupées en petits dés
115 g (4 oz) de lentilles du Puy
450 ml (15 oz) de vin rouge (facultatif)
1 grosse poignée de flocons d'algues séchées mélangées
Poivre noir fraîchement moulu

- Mélanger tous les ingrédients de la marinade dans un grand plat peu profond et y déposer les darnes de saumon. Couvrir et laisser mariner pendant 1 heure environ, en les retournant de temps à autre.

- Pour la cuisson des lentilles, faire chauffer l'huile dans une casserole à fond épais et y faire revenir les échalotes jusqu'à ce qu'elles soient translucides. Ajouter les carottes et les lentilles et bien remuer pour les enrober d'huile, puis mouiller avec le vin (facultatif) et incorporer les algues. Poivrer seulement. Porter à ébullition, baisser le feu, couvrir et laisser mijoter doucement pendant 30 à 40 minutes environ, jusqu'à ce que le vin soit absorbé et les lentilles, tendres.

- Vers la fin de cette étape, préchauffer une poêle gril légèrement huilée. Égoutter les darnes de saumon et les assécher. Disposer le saumon en biais dans la poêle chaude, faire cuire 2 minutes, retourner et poursuivre la cuisson de la même façon.

- Retourner de nouveau les darnes, cette fois-ci à un angle de 90° afin que les marques de cuisson forment un quadrillage. Poursuivre la cuisson pendant 2 minutes, retourner les darnes et terminer la cuisson de la même façon. À cette dernière étape, vérifier avec la pointe d'un couteau si la chair du saumon est bien cuite ; si elle ne l'est pas, prolonger la cuisson d'une minute ou plus de chaque côté ou juste du dernier côté.

- Pendant la cuisson du saumon, porter la marinade à légère ébullition dans une petite casserole et la faire réduire de moitié.

- Rectifier l'assaisonnement des lentilles et les répartir entre quatre assiettes chaudes. Coiffer d'une darne de saumon, napper d'un peu de marinade réduite, parsemer de graines de sésame et garnir de beurre à la ciboulette.

MORUE RÔTIE ENROBÉE DE NOIX AVEC VINAIGRETTE AU CITRON

PHYTO-ŒSTROGÈNES	ACIDES GRAS ESSENTIELS	ANTIOXYDANTS
★★☆☆	★★★★☆	★☆☆☆☆

Ce délicieux plat s'accompagne merveilleusement bien d'une purée de pommes de terre ou de Purée de pommes de terre au chou (voir page 116). Le bouillon de miso et le persil fournissent tous deux de bons taux d'œstrogènes végétaux. Les noix, ainsi que l'huile de lin, contiennent un excellent mélange d'acides gras essentiels Omega 3 et Omega 6 qui sont très bons pour combattre le vieillissement prématuré.

POUR 4 PERSONNES
PRÉPARATION : environ 25 minutes
CUISSON : environ de 20 à 35 minutes

L'extrémité postérieure d'une morue, soit 800 à 900 g
(1 ¾ à 2 lb) environ
25 g (1 oz) de beurre, et un peu plus pour graisser
Jus de 1 citron, et des rondelles de citron pour garnir
Sel de mer et poivre noir fraîchement moulus
1 petit bouquet de persil, haché, plus quelques brins entiers
  pour garnir
150 ml (5 oz) de Bouillon de miso (voir page 176) ou
  de Fumet de poisson (voir page 177)

POUR L'ENROBAGE :
30 g (1 oz) de chapelure de blé entier
15 g (½ oz) d'amandes moulues
15 g (½ oz) d'amandes effilées

POUR LA VINAIGRETTE AU CITRON :
Jus et zeste de 1 citron
2 gousses d'ail, hachées finement
1 petit bouquet de persil commun (à feuilles plates),
  finement haché, plus quelques brins entiers pour garnir
115 ml (4 oz) d'huile d'olive
2 c. à soupe d'huile de lin

- Acheter la morue avec la peau, mais demander au poissonnier de l'écaler, de la fendre d'un côté et de la désarêter.

- Préchauffer le four à 190 °C (375 °F), ou à 5 pour une cuisinière au gaz. Beurrer un plat allant au four. Bien rincer la morue, sans oublier l'intérieur de la cavité, puis l'assécher avec du papier absorbant. Déposer le poisson dans le plat préparé et en arroser l'intérieur et l'extérieur de jus de citron. Assaisonner légèrement et parsemer l'intérieur et l'extérieur de persil. Garnir de noix de beurre et verser le bouillon dans le plat.
- Faire cuire pendant 20 minutes, en arrosant régulièrement avec le liquide de cuisson.
- Mélanger ensemble les ingrédients de l'enrobage et bien assaisonner. Arroser le poisson du jus de cuisson et l'enduire d'enrobage. Remettre au four et poursuivre la cuisson de 10 à 15 minutes, jusqu'à ce que l'enrobage soit joliment doré.
- Entre-temps, mélanger les ingrédients de la vinaigrette au citron et assaisonner au goût.
- Servir le poisson garni de rondelles de citron et de brins de persil, accompagné de la vinaigrette.

RAGOÛT D'ARTICHAUTS, PETITS POIS ET HARICOTS

PHYTO-ŒSTROGÈNES	ACIDES GRAS ESSENTIELS	ANTIOXYDANTS
★★☆☆	★☆☆☆☆	★☆☆☆☆

Ce ragoût sicilien traditionnel est probablement une des meilleures façon d'utiliser de jeunes haricots frais en saison. (Voir la photographie ci-contre.)

Les artichauts sont un légume intéressant parce qu'ils contiennent une substance, la cyranine, qui est extrêmement bénéfique pour le foie. La cyranine améliore la fonction hépatique et semble stimuler la régénération des cellules du foie. Il est particulièrement important que le foie fonctionne à son maximum à la ménopause afin qu'il puisse convertir les « mauvais » œstrogènes en « bons œstrogènes ».

POUR 6 PERSONNES
PRÉPARATION : environ 30 minutes
CUISSON : environ 35 minutes, plus le refroidissement

Ragoût d'artichauts, petits pois et haricots

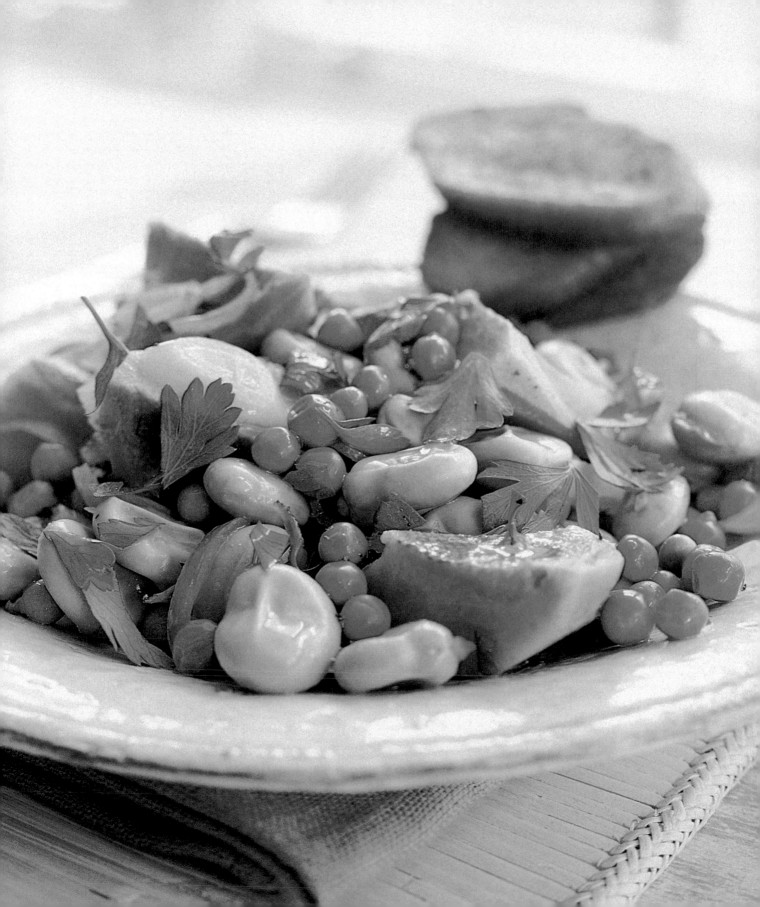

6 gros artichauts ou 12 à 15 petits artichauts

Jus de ½ citron

200 ml (7 oz) d'huile d'olive

300 g (10 ½ oz) de grosses échalotes entières

450 g (1 lb) de petits pois frais, écossés

450 g (1 lb) de grosses fèves (gourganes) fraîches, écossées

Sel de mer et poivre noir fraîchement moulu

100 ml (3 ½ oz) de vin blanc sec

2 c. à soupe de persil commun (à feuilles plates), haché, plus quelques feuilles entières pour garnir

Croûtes d'un bon pain croustillant, dorées dans l'huile d'olive, pour servir (facultatif)

- Préparer d'abord les artichauts. Pour les gros artichauts, couper la tige, couper le tiers supérieur des feuilles et retirer les feuilles extérieures qui sont abîmées. Couper ensuite dans le sens de la hauteur pour retirer le foin à l'intérieur, puis couper de nouveau chaque moitié en trois dans le sens de la hauteur. Pour les petits artichauts (qui n'ont pas encore développé leur foin), enlever seulement les tiges et les feuilles plus dures à l'extérieur, puis les couper en quatre. Lorsqu'ils sont parés, les mettre dans un bol d'eau acidulée de jus de citron pour prévenir l'oxydation.
- Faire chauffer l'huile dans une grande casserole à fond épais et y faire revenir les échalotes très doucement, jusqu'à ce qu'elles soient translucides. Ajouter les artichauts, les petits pois et les grosses fèves avec des assaisonnements au goût. Mouiller avec le vin et une louche d'eau et porter à ébullition. Baisser le feu afin d'obtenir un léger frémissement, couvrir hermétiquement et poursuivre la cuisson doucement pendant 20 minutes environ, ou jusqu'à ce que les légumes soient tendres. Remuer de temps à autre et ajouter un peu d'eau si la préparation semble trop sèche. Cinq minutes avant la fin de la cuisson, ajouter le persil haché.
- Servir chaud avec des croûtes de pain grillées dans l'huile d'olive si vous désirez, et garnir de feuilles de persil entières.

TEMPURA DE LÉGUMES

PHYTO-ŒSTROGÈNES	ACIDES GRAS ESSENTIELS	ANTIOXYDANTS
★★☆☆☆	★☆☆☆☆	★★☆☆☆

avec tofu : ★★★★☆

La tempura utilise un merveilleux mélange de légumes et de saveurs, mais c'est un plat pour des occasions spéciales, parce qu'il se cuisine en grande friture. (Voir la photographie ci-contre.) La cuisson dans de l'huile chauffée à haute température ne permet pas nécessairement de préserver les qualités de l'huile et peut, de plus, créer des radicaux libres. Il est bien de vous gâter à l'occasion – après tout, ce plat contient quelques merveilleux ingrédients qui sont bénéfiques pour la santé. De plus, le vinaigre contenu dans la sauce servie avec la tempura aide bien souvent à brûler les gras lorsqu'on déguste la tempura.

Le tofu peut être cuit de la même façon que les légumes, et constituerait une bonne occasion d'en manger pour ceux qui n'en ont jamais consommé.

POUR 6 PERSONNES
PRÉPARATION : environ 25 minutes
CUISSON : de 6 à 12 minutes

3 courgettes

1 grosse aubergine

1 tête de brocoli

175 g (6 oz) de gros champignons Portobello

225 g (8 oz) d'asperges

85 g (3 oz) de graines de sésame

Huile d'olive pour grande friture

POUR LA SAUCE D'ACCOMPAGNEMENT :

150 ml (5 oz) de Bouillon de miso (voir page 176) ou de Bouillon de légumes (voir page 177)

2 c. à soupe de sauce soja

2 c. à soupe de vinaigre de cidre

2 c. à soupe de mirin (vin de riz japonais)

Sel de mer et poivre noir fraîchement moulu

POUR LA PÂTE À TEMPURA :

1 gros œuf, plus 1 jaune

350 ml (12 oz) d'eau glacée

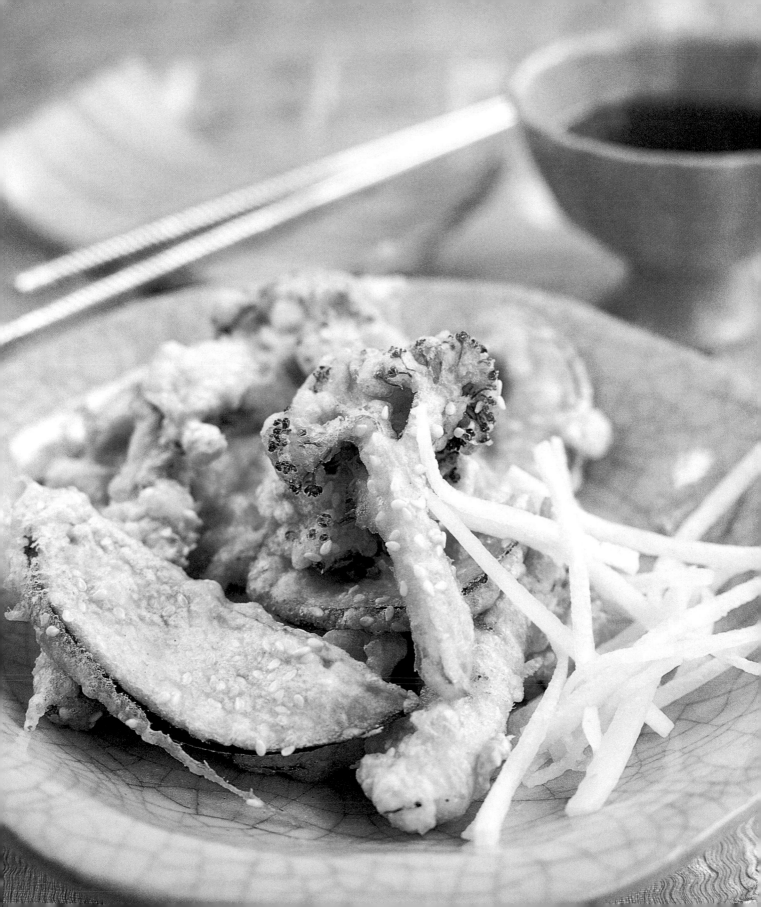

175 g (6 oz) de farine, et plus pour l'enrobage
1 ½ c. à thé de levure chimique
1 c. à thé de sel

POUR SERVIR :
Racine de gingembre frais râpé ou lamelles de gingembre
  marinées à la japonaise
Daikon (radis japonais) ou wasabi, fraîchement râpé
Sauce soja

- Préparer d'abord la sauce : mélanger tous les ingrédients dans une petite casserole et faire chauffer à feu doux.
- Préparer ensuite les légumes : trancher les courgettes et les aubergines en biais, pour obtenir des formes intéressantes. Séparer le brocoli en bouquets de la taille d'une bouchée. Couper les champignons en travers, en tranches épaisses. Parer les asperges et les couper en deux si elles sont grosses. Bien assécher les légumes avec du papier absorbant.
- Au moment de la cuisson, préparer la pâte à tempura : dans un grand bol, battre l'œuf et le jaune d'œuf seulement pour les mélanger. Incorporer l'eau glacée, puis tamiser au-dessus la farine, la levure chimique et le sel. Remuer seulement pour mélanger – ne pas trop mêler (il devrait rester des flocons de farine visibles) sinon la pâte sera lourde.
- Préchauffer le four à 190 °C (375 °F), ou à 5 pour une cuisinière au gaz et faire chauffer l'huile pour grande friture suffisamment, de sorte qu'un cube de pain jeté dedans brunisse en 40 secondes.
- Pour faire cuire les légumes, fariner chacun des morceaux, puis les enrober entièrement de pâte. Secouer pour enlever tout surplus de pâte et parsemer de graines de sésame. Plonger les légumes dans l'huile chaude pendant 2 ou 3 minutes, jusqu'à ce qu'ils soient dorés, puis les retirer avec une écumoire et les laisser égoutter sur du papier absorbant. Vous devrez probablement travailler en plusieurs fois (en grande friture, ne jamais faire frire trop de morceaux à la fois, car cela abaisserait la température de l'huile et la pâte ou les légumes deviendraient détrempés) : garder les morceaux cuits dans le four chaud en laissant la porte entrouverte, jusqu'à la fin de la cuisson.
- Servir chaud avec la sauce et les accompagnements.

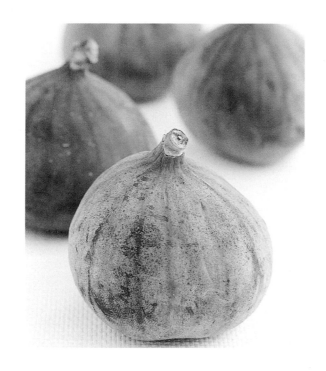

Desserts
chauds
& froids

BROCHETTES DE FRUITS

PHYTO-ŒSTROGÈNES	ACIDES GRAS ESSENTIELS	ANTIOXYDANTS
★★★☆☆	★☆☆☆☆	★★★★☆

Quelle drôle de façon de servir les fruits ! Non seulement ces brochettes sont agréables à l'œil, mais la cuisson au gril rend les fruits encore plus savoureux et sucrés. Le yogourt (yaourt) au soja fournit des phyto-œstrogènes et les amandes regorgent de gras essentiels. Les fruits eux-mêmes offrent une excellente variété d'antioxydants puissants – tellement importants pour combattre les radicaux libres et prévenir le vieillissement prématuré.

POUR 4 PERSONNES
PRÉPARATION : environ 30 minutes
CUISSON : de 3 à 4 minutes

*900 g (2 lb) de fruits fermes assortis tels que pommes,
   poires, prunes, raisin, cerises, kakis, figues, pêches,
   nectarines, fraises, abricots, mangues, papaye*
Jus de 1 ou 2 citrons
*40 g (1 ½ oz) d'amandes effilées, et un peu plus pour
   garnir*
Yogourt (yaourt), de préférence de soja, pour servir

POUR LE BEURRE AU GINGEMBRE ET À LA CANNELLE :
1 morceau de racine de gingembre de 5 cm (2 po)
55 g (2 oz) de beurre doux ramolli
2 c. à soupe de sirop d'érable
1 c. à thé de cannelle moulue

- Faire tremper 8 brochettes en bois dans l'eau afin qu'elles ne brûlent pas pendant la cuisson. Préchauffer le gril du four ou allumer le barbecue.
- Parer les fruits en les évidant, les épépinant et les épluchant s'il y a lieu. Laisser les petits fruits entiers et couper les plus gros en morceaux de la taille d'une bouchée. Laisser la peau lorsqu'elle est comestible, car le fruit se tiendra mieux pendant la cuisson. Au fur et à mesure, arroser les fruits coupés de jus de citron pour prévenir toute oxydation.
- Enfiler les fruits préparés sur les brochettes, de façon attrayante.
- Préparer le beurre au gingembre et à la cannelle : ex-primer le jus de la racine de gingembre (avec un presse-ail, ou hachée très finement et écrasée dans un morceau de mousseline) dans un petit bol, ajouter le reste des in-grédients et les écraser.
- À l'aide d'un pinceau à pâtisserie, badigeonner les fruits de beurre, puis les saupoudrer d'amandes effilées. Parsemer de tout reste de noix et de beurre le fond de la rôtissoire, s'ils sont cuits au four.
- Faire cuire les brochettes pendant environ 1 ½ à 2 mi-nutes de chaque côté en les badigeonnant constamment de beurre au gingembre et à la cannelle ou des jus de cuisson.
- Servir immédiatement les brochettes arrosées du reste de beurre ou des jus de cuisson et parsemées d'amandes, accompagnées de yogourt.

SALADE DE FRUITS À LA MENTHE

PHYTO-ŒSTROGÈNES	ACIDES GRAS ESSENTIELS	ANTIOXYDANTS
★★★★☆	★★★★☆	★★★★★

Cette salade fait aussi une entrée parfaite par temps chaud, l'été. (Voir la photographie ci-contre.) Le mélange des fruits qui composent cette salade peut être modifié au gré des saisons.

Ce mélange particulier de petits fruits et de fruits à chair ferme confère à ce plat des propriétés pour prévenir le vieillissement et le cancer. Le yogourt (yaourt) au soja fournit des phyto-œstrogènes dont la quantité augmentera si des graines de lin sont parsemées sur la salade. Les graines de lin contiennent aussi des acides gras essentiels Omega 3 et Omega 6. L'ajout de menthe anime merveilleusement la salade, lui donnant un goût frais sans masquer les saveurs subtiles de chacun des fruits. Un véritable festin !

POUR 6 À 8 PERSONNES
PRÉPARATION : environ 15 minutes, plus le temps de refroidissement

Jus de 1 citron
5 c. à soupe de miel
*2 c. à soupe de feuilles de menthe fraîche, finement hachées,
   plus quelques feuilles entières pour garnir*
2 oranges

Salade de fruits à la menthe

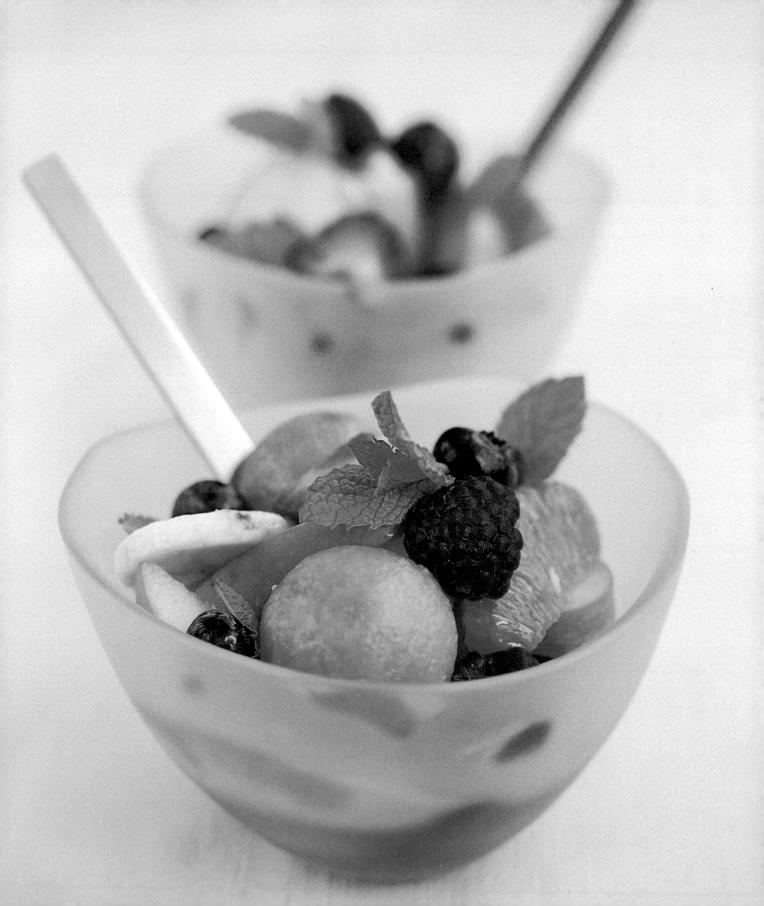

225 g (8 oz) de raisins noirs sans pépins
2 poires mûres
2 pommes à chair ferme mûres
2 bananes
1 petit melon mûr
225 g (8 oz) de petits fruits de saison mélangés, tels que fraises, framboises, bleuets (myrtilles)
Yogourt (yaourt) au soja ou crème de soja, pour servir

- Mélanger le jus de citron, le miel et la menthe hachée dans un grand bol. Au fur et à mesure que les fruits sont prêts, les mélanger dans le bol avec leur jus. Éplucher les oranges et les détailler en segments pelés à vif ; couper les raisins en deux s'ils sont gros ; couper en deux et évider les poires et les pommes, sans les peler, puis les couper en morceaux de la taille d'une bouchée ; peler et trancher les bananes ; couper le melon en deux, l'épépiner, puis retirer la chair à l'aide d'une cuillère à melon ou d'une cuillère à thé dont le bord est effilé. Faire refroidir pendant au moins 1 heure.
- Juste avant de servir, ajouter les petits fruits et garnir de feuilles de menthe. Servir avec du yogourt au soja ou de la crème de soja.

Variante : pour augmenter le contenu en phyto-œstrogènes, parsemer la salade de quelques cuillerées à soupe de graines de lin en même temps que les petits fruits et ajouter un peu de jus de racine de gingembre fraîchement pressée (avec un presse-ail, ou hachée finement et écrasée dans un morceau de mousseline).

POIRES FARCIES AU VIN ROUGE

PHYTO-ŒSTROGÈNES	ACIDES GRAS ESSENTIELS	ANTIOXYDANTS
★★★☆☆	★☆☆☆☆	★★★☆☆

Les poires ont une saveur tellement délicate et une forme si élégante qu'elles donnent de la classe à tout dessert. Leur mariage avec le vin rouge ici confère de grandes quantités d'antioxydants — tellement bons pour prévenir le vieillissement prématuré — et le yogourt (yaourt) au soja fournit les phyto-œstrogènes.

POUR 4 PERSONNES
PRÉPARATION : 20 minutes, plus 2 heures de trempage
CUISSON : environ 20 minutes

2 c. à soupe de raisins secs sultana
1 c. à soupe de vinaigre de cidre
1 citron
4 grosses poires fermes
300 ml (10 oz) de vin rouge
3 c. à soupe de miel
1 bâton de cannelle
1 c. à soupe rase de poivre noir en grains
Yogourt (yaourt) au soja, pour servir

- Au moins 2 heures avant la cuisson des poires, mettre les raisins sultana dans un petit bol et les arroser du vinaigre et du jus d'un demi-citron. Remuer pour bien mélanger.
- Peler les poires et les couper en deux dans le sens de la hauteur, avec précaution, en laissant la queue attachée à une des moitiés. Retirer le cœur.
- Verser le vin rouge dans une casserole suffisamment grande pour contenir les moitiés de poire. Faire chauffer doucement et incorporer le miel, la cannelle, les grains de poivre et 3 c. à soupe du jus de citron qui reste.
- Lorsque le miel est fondu, plonger les poires dans le liquide et arroser le dessus avec une cuillère. Couvrir et faire pocher les poires dans un liquide à peine frémissant, de 15 à 20 minutes, en les retournant de temps à autre et en les arrosant de liquide, jusqu'à ce qu'elles soient translucides et tendres mais encore bien fermes.
- Dresser les poires dans un plat de service et filtrer le liquide. Lorsque les poires sont suffisamment refroidies pour être manipulées, farcir les cavités de 4 demi-poires d'une cuillerée comble de raisins sultana marinés.
- Réunir les moitiés de poires et les envelopper solidement dans du papier ciré. Réfrigérer ces papillotes contenant les poires et le liquide de 2 à 3 heures au moins.
- Pour servir, défaire les papillotes et arroser les poires avec le liquide de pochage réservé. Servir avec un peu de yogourt aromatisé de quelques cuillerées de liquide de pochage.

POUDING D'ÉTÉ AVEC YOGOURT (YAOURT) À LA FLEUR DE SUREAU

PHYTO-ŒSTROGÈNES	ACIDES GRAS ESSENTIELS	ANTIOXYDANTS
★★★☆	★☆☆☆☆	★★★★☆

Un autre dessert simple à préparer, rempli de sucre naturel et de délices. Le thé à la fleur de sureau est efficace comme agent anti-inflammatoire pour les articulations ; le yogourt (yaourt) de soja contient une bonne quantité d'hormones végétales et tous les petits fruits fournissent d'excellentes réserves d'antioxydants.

POUR 6 À 8 PERSONNES
PRÉPARATION : environ 20 minutes
**CUISSON : 3 à 4 minutes, plus le temps de refroidissement
(plusieurs heures)**

6 à 8 épaisses tranches de pain de blé complet rassis
*800 g (1 ¾ lb) de fruits mélangés, incluant une bonne
   proportion de framboises et de groseilles et quelques fruits
   de la liste suivante : fraises, bleuets (myrtilles), cerises
   dénoyautées et mûres*
4 à 5 c. à soupe de miel liquide

POUR LE YOGOURT (YAOURT) À LA FLEUR DE SUREAU :
1 sachet (1 c. à soupe comble) de thé de fleur de sureau
250 ml (9 oz) de yogourt (yaourt) de soja
2 c. à soupe de miel liquide

- Écroûter le pain et utiliser les tranches, sauf quelques-unes, pour tapisser le fond et les parois d'un moule à pouding de 850 ml (30 oz), en coupant tout excédent de pain s'il y a lieu.
- Mettre tous les fruits dans une grande casserole à fond épais et arroser de miel. Faire cuire à feu très doux de 3 à 4 minutes seulement, en remuant avec précaution de temps à autre jusqu'à ce que les jus commencent à couler mais que les fruits gardent encore leur forme.
- Retirer la casserole du feu et déposer les fruits et leur jus dans le plat à pouding tapissé de pain, en réservant 2 à 3 c. à soupe de jus dans une petite tasse. Couvrir le pouding d'autres tranches de pain, couper tout excédent et déposer dessus une assiette d'un diamètre à peine plus petit que celui du moule. Poser quelques boîtes de conserve sur l'assiette et réfrigérer de 3 à 4 heures ou toute la nuit de préférence.
- Préparer le yogourt à la fleur de sureau : mettre le thé à la fleur de sureau dans un bol résistant à la chaleur et verser dessus 2 c. à soupe d'eau bouillante. Laisser infuser pendant environ 15 minutes.
- Mettre le yogourt dans un autre bol, filtrer l'infusion à la fleur de sureau dessus et incorporer le miel. Faire refroidir jusqu'au moment de servir.
- Au moment de servir, retirer les boîtes de conserve et l'assiette et renverser le pouding sur un plat de service. Arroser des jus réservés en prenant soin de couvrir tout morceau de croûte de pain pâle. Servir coupé en pointes, avec un peu de yogourt à la fleur de sureau.

OMELETTE SOUFFLÉE AUX PETITS FRUITS

PHYTO-ŒSTROGÈNES	ACIDES GRAS ESSENTIELS	ANTIOXYDANTS
★★★☆☆	★★☆☆☆	★★★★☆

Les œufs sont remplis de nutriments et, même s'ils contiennent un taux élevé de cholestérol, des études ont démontré qu'ils n'augmentaient pas le cholestérol déjà présent dans l'organisme. La crème de tofu contenue dans cette omelette (voir la photographie, page 2) donne d'excellentes quantités de phyto-œstrogènes et les petits fruits procurent une importante source d'antioxydants contre le vieillissement et le cancer.

Vous pouvez aussi préparer quatre omelettes soufflées individuelles, en utilisant une petite crêpière ou un petit moule à blini. Vous devrez, cependant, les servir dès qu'elles seront cuites. Pour une réception, vous pourriez saupoudrer parcimonieusement l'omelette de sucre à glacer pour lui donner une apparence plus attirante.

POUR 4 À 6 PERSONNES
PRÉPARATION : environ 15 minutes
CUISSON : environ 15 minutes

3 c. à soupe de miel
1 pincée de cannelle moulue
5 c. à soupe de crème 35 % (fraîche) ou de crème de tofu
6 gros œufs
1 c. à soupe de jus de citron
Poivre noir fraîchement moulu
225 g (8 oz) de petits fruits mélangés, tels que framboises, bleuets (myrtilles) et fraises
25 g (1 oz) de beurre

- Dans un grand bol, mélanger la moitié du miel et la cannelle à la crème ou à la crème de tofu. Séparer les œufs, battre légèrement les jaunes et les incorporer au mélange à la crème.
- Dans un petit bol, bien mélanger le reste de miel et le jus de citron avec du poivre noir moulu. Ajouter ensuite les petits fruits et remuer pour les enrober.
- Dans un autre grand bol (propre et sec), battre les blancs d'œufs en pics fermes. En ajouter deux ou trois grosses cuillerées au mélange à la crème. Bien mélanger pour aérer la préparation. Ajouter le reste des blancs d'œufs en neige et bien les incorporer en pliant, en utilisant le côté d'une grande cuillère en métal.
- Faire réchauffer un plat résistant à la chaleur (mais il ne doit pas devenir trop chaud) et préchauffer le gril pour qu'il soit bien chaud. Faire fondre le beurre dans une grande poêle à fond épais, à feu moyen.
- Lorsque le beurre est sur le point de brunir, ajouter la préparation à la crème et faire cuire sur feu doux à moyen jusqu'à ce que le pourtour commence à boursoufler. Secouer la poêle de temps à autre. Dès que l'omelette commence à bouger librement dans la poêle, indiquant ainsi que le fond est pris, déposer les petits fruits sur une moitié en prenant soin qu'il y en ait près du bord de sorte qu'on puisse les apercevoir quand l'omelette sera pliée. Replier la moitié non garnie sur la moitié garnie et faire glisser l'omelette dans un plat de service chaud.
- Mettre sous le gril et faire cuire jusqu'à ce que l'omelette soit gonflée. Servir immédiatement en la détaillant en pointes.

TARTE AUX FRUITS

PHYTO-ŒSTROGÈNES	ACIDES GRAS ESSENTIELS	ANTIOXYDANTS
★★☆☆☆	★★★☆☆	★★★☆☆

Si vous disposez de peu de temps devant vous, vous pouvez acheter des abaisses de tartes de blé entier dans les magasins de produits naturels. Bien entendu, elles ne sont jamais aussi bonnes que celles qui sont préparées à la maison, mais les ingrédients qu'elles contiennent sont sains. Cependant, les pâtes achetées ne sont pas préparées avec de la farine de soja comme dans cette recette. (Voir la photographie ci-contre.)

Les gras essentiels sont présents dans les noix et les graines de sésame et les fruits offrent de bonnes quantités d'antioxydants.

POUR 6 À 8 PERSONNES
PRÉPARATION : environ 1 heure
CUISSON : de 25 à 30 minutes

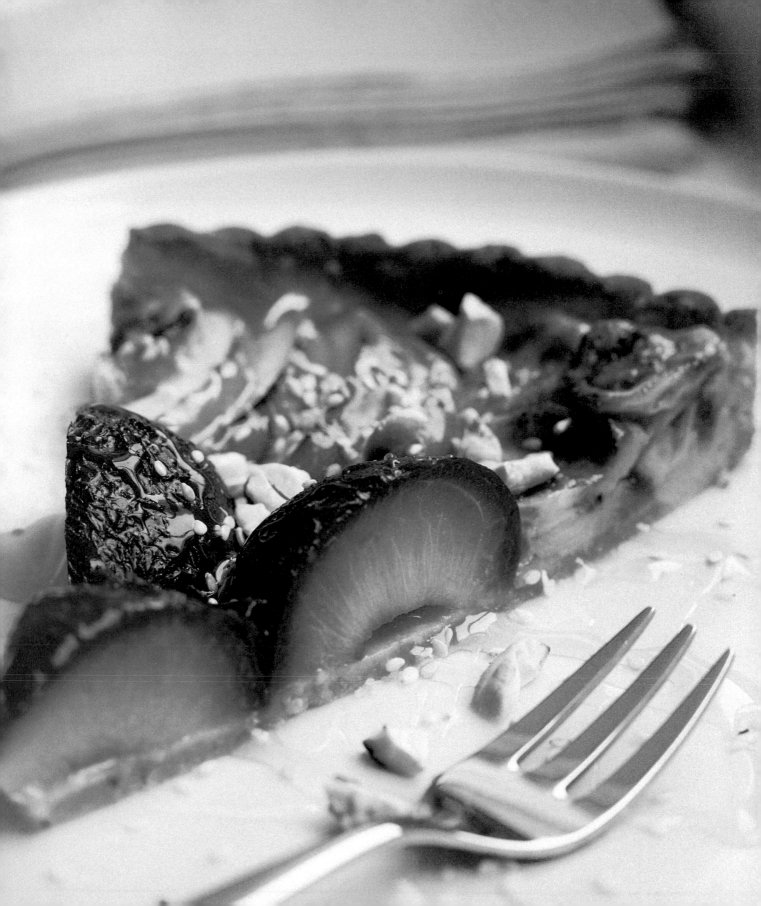

225 g (8 oz) de prunes, coupées en deux et dénoyautées
3 ou 4 pommes de dessert fermes, coupées en deux, évidées
 et tranchées
2 ou 3 grosses bananes mûres, épluchées et tranchées

POUR L'ABAISSE :
150 g (5 oz) de farine, de préférence de blé entier
25 g (1 oz) de farine de soja
1 grosse pincée de sel de mer fraîchement moulu
175 g (6 oz) de beurre doux ramolli, coupé en petits dés
2 jaunes d'œufs
2 c. à soupe de miel
Zeste de 1 petite orange, râpé

POUR LE GLAÇAGE :
4 c. à soupe de sirop d'érable
15 g (½ oz) de beurre
1 tasse de noix de cajou ou de macadamia, légèrement
 grillées et grossièrement hachées
2 c. à soupe de graines de sésame, légèrement grillées

- Pour préparer la pâte : tamiser les farines et le sel dans un grand bol, creuser un puits au centre et ajouter le beurre en dés. Mélanger légèrement. Dans un petit bol, battre légèrement les jaunes d'œufs avec le miel et 3 c. à soupe d'eau. Incorporer au mélange de farine avec le zeste d'orange. Travailler ces ingrédients avec le bout des doigts jusqu'à ce qu'ils s'amalgament (il faudra peut-être ajouter un peu d'eau). Façonner en une boule et pétrir brièvement et légèrement.
- Abaisser sur une surface légèrement farinée et tapisser un moule à tarte de 25 cm (10 po) de diamètre. Laisser reposer au réfrigérateur un court instant. Préchauffer le four à 190 °C (375 °F), ou à 5 pour une cuisinière au gaz.
- Disposer les fruits joliment en cercles sur l'abaisse : commencer par les demi-prunes au centre, le côté coupé vers le bas, les pommes autour et les bananes en dernier. Faire cuire de 25 à 30 minutes, jusqu'à ce que le pourtour de la pâte soit bien doré et les fruits, tendres lorsqu'on les pique.
- Entre-temps, préparer le glaçage en mélangeant le sirop d'érable avec le beurre dans une casserole à fond épais.

Faire chauffer en remuant jusqu'à l'ébullition ; cesser de remuer et laisser mijoter jusqu'à ce que le mélange commence à épaissir. Retirer du feu et plonger le fond de la casserole dans l'eau froide pour arrêter le processus de cuisson. Garder au chaud.
- Lorsque la tarte est sortie du four, étaler uniformément le glaçage dessus et parsemer de noix et de graines. Servir chaud.

GLACE À L'ABRICOT ET AU TOFU

PHYTO-ŒSTROGÈNES	ACIDES GRAS ESSENTIELS	ANTIOXYDANTS
★★★★☆	★☆☆☆☆	★★★★☆

Les abricots sont une excellente source de bêta-carotène, l'antioxydant le plus important. Ils contiennent aussi du potassium, qui aide à faire baisser l'hypertension et à réduire la rétention d'eau. Le tofu fournit une grande quantité d'hormones végétales.

POUR 6 PERSONNES
PRÉPARATION : environ 10 minutes
CUISSON : de 3 à 4 minutes, plus 1 heure de congélation

400 ml (14 oz) de jus de pomme
2 c. à soupe d'agar-agar
85 g (3 oz) d'abricots séchés, étuvés, égouttés et refroidis
450 g (1 lb) de tofu mou

- Verser le jus de pomme dans une casserole et saupoudrer dessus l'agar-agar. Porter à faible ébullition et faire cuire doucement jusqu'à ce que l'agar-agar soit dissous, soit quelques minutes.
- Verser dans le bol du mélangeur ou du robot culinaire et ajouter les abricots et le tofu. Réduire en un mélange lisse.
- Faire congeler 1 heure environ, jusqu'à ce que le mélange devienne ferme mais pas solide. Laisser ramollir au réfrigérateur pendant 15 minutes avant de servir.

TARTE À LA CRÈME À LA BANANE

PHYTO-ŒSTROGÈNES	ACIDES GRAS ESSENTIELS	ANTIOXYDANTS
★★★★☆	★☆☆☆☆	★☆☆☆☆

Cela peut sembler étrange, mais cette tarte ne contient ni crème ni œufs. La garniture est prise avec l'agar-agar, une algue que l'on trouve sous la forme de flocons blancs ou de poudre, et qui contient nombre d'excellents nutriments dont l'iode.

POUR 4 À 6 PERSONNES
PRÉPARATION : environ 30 minutes, plus le temps de refroidissement
CUISSON : environ 5 minutes, plus le temps de refroidissement et la réfrigération

POUR L'ABAISSE :
3 c. à soupe d'huile de maïs
4 c. à soupe de sirop d'érable
175 g (6 oz) de farine de blé entier

POUR LA GARNITURE :
1 c. à soupe d'arrowroot
600 ml (20 oz) de lait de soja
3 c. à soupe d'agar-agar
3 c. à soupe de sirop d'érable
Zeste de 1 orange
½ c. à thé d'extrait de vanille
2 bananes mûres, tranchées très finement

- Préchauffer le four à 180 °C (350 °F), ou à 4 pour une cuisinière au gaz.
- Préparer d'abord l'abaisse : mélanger l'huile et le sirop au mélangeur ou au robot culinaire, puis verser le mélange dans un bol. Incorporer la farine avec les doigts jusqu'à ce qu'elle soit bien mélangée et que la préparation soit grumeleuse. Tasser le mélange contre le fond et les parois d'un moule à tarte de 23 cm (9 po) de diamètre. Laisser refroidir.
- Pour préparer la garniture : dans un petit bol, mélanger l'arrowroot avec 2 c. à soupe de lait de soja et réserver. Mettre le reste du lait de soja, l'agar-agar, le sirop d'érable et le zeste d'orange dans une casserole, porter à légère ébullition et faire cuire doucement pendant 3 minutes.

Ajouter le mélange à l'arrowroot et poursuivre la cuisson en remuant continuellement jusqu'à ce que la garniture épaississe. Retirer du feu.
- Incorporer la vanille, puis les rondelles de bananes. Verser la préparation sur l'abaisse refroidie et réfrigérer pendant 1 heure ou jusqu'à ce qu'elle soit prise.

GÂTEAU AU « FROMAGE » AU TOFU

PHYTO-ŒSTROGÈNES	ACIDES GRAS ESSENTIELS	ANTIOXYDANTS
★★★★☆	★☆☆☆☆	★☆☆☆☆

Ce plat change du traditionnel gâteau au fromage et, bien sûr, fournit tous les éléments sains des phyto-œstrogènes contenus dans le tofu. La pâte de graines de sésame (tahini) donne une excellente quantité de calcium.

POUR 4 À 6 PERSONNES
PRÉPARATION : environ 5 minutes, plus la préparation de l'abaisse
CUISSON : de 35 à 40 minutes, plus le temps de refroidissement

1 abaisse de tarte (voir Tarte à la crème à la banane, *ci-contre)*

POUR LA GARNITURE :
Quatre paquets de tofu mou de 225 g (8 oz) chacun
4 à 8 c. à soupe de sirop d'érable, au goût
6 c. à soupe de tahini
1 c. à thé d'essence de vanille
2 c. à thé de jus de citron
1 pincée de sel de mer fraîchement moulu

- Préchauffer le four à 180 °C (350 °F), ou à 4 pour une cuisinière au gaz.
- Pour préparer la garniture : émietter le tofu au mélangeur ou au robot culinaire. Ajouter le reste des ingrédients et réduire en un mélange lisse.
- Verser sur l'abaisse et faire cuire de 35 à 40 minutes, jusqu'à ce que la pâte soit dorée. Laisser refroidir avant de servir.

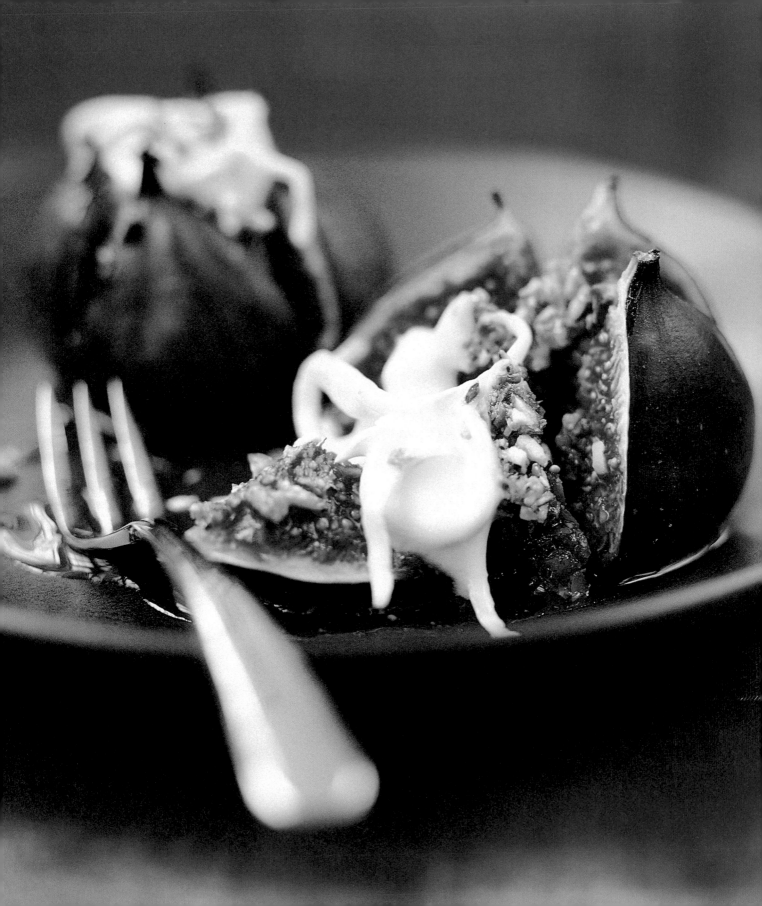

FIGUES AU FOUR

PHYTO-ŒSTROGÈNES	ACIDES GRAS ESSENTIELS	ANTIOXYDANTS
★★★☆☆	★★☆☆☆	★☆☆☆☆

Les figues contiennent de la pectine, une fibre soluble, qui est bonne pour les intestins et aide à baisser le taux de cholestérol. Elles renferment aussi une enzyme appelée ficine, qui facilite la digestion, et contiennent une bonne source de calcium. Le yogourt (yaourt) de soja fournit des phyto-œstrogènes et les pistaches apportent les gras essentiels. (Voir la photographie ci-contre.)

POUR 6 PERSONNES
PRÉPARATION : 15 minutes
CUISSON : environ 15 minutes, plus le temps de refroidissement

18 figues mûres
85 g (3 oz) de pistaches, hachées grossièrement, plus quelques-unes pour garnir
4 c. à soupe de miel
Zeste de 1 grosse orange, râpé
175 ml (6 oz) de yogourt (yaourt) de soja

- Préchauffer le four à 200 °C (400 °F), ou à 6 pour une cuisinière au gaz.
- Découper une fine tranche à la base de chacune des figues afin qu'elles soient stables. Pratiquer une fente en forme de croix sur le dessus de chacune d'elles, qui descende jusqu'au milieu environ. Ouvrir les figues en pinçant leur base s'il y a lieu.
- Mélanger ensemble les pistaches hachées et le miel. Déposer ce mélange sur les figues et faire cuire pendant environ 15 minutes. Laisser refroidir légèrement.
- Dans un petit bol, mélanger le zeste d'orange au yogourt. En déposer dans les figues et garnir des pistaches réservées avant de servir chaud.

MOUSSE AUX PETITS FRUITS

PHYTO-ŒSTROGÈNES	ACIDES GRAS ESSENTIELS	ANTIOXYDANTS
★★★★☆	★☆☆☆☆	★★★★★

Le mélange de petits fruits contient des proanthocyanidines, qui sont d'excellents antioxydants. Ils aident à prévenir l'ostéoporose, car ils empêchent la destruction du collagène et renforcent la matrice collagène. Avec leurs propriétés antioxydantes puissantes, ils jouent aussi un rôle majeur dans la prévention des cardiopathies et d'accidents vasculaires cérébraux (AVC). Cette délicieuse mousse est aussi riche en phyto-œstrogènes qui proviennent du tofu.

POUR 4 PERSONNES
PRÉPARATION : environ 10 minutes, plus le temps de refroidissement

450 g (1 lb) de petits fruits de saison mélangés
225 g (8 oz) de tofu mou, froid
1 trait d'extrait de vanille
Sirop d'érable au goût
Un peu de lait de soja, froid

- En réservant quelques petits fruits de chaque sorte pour la garniture, mettre tous les ingrédients, sauf le lait de soja, dans le bol du mélangeur ou du robot culinaire, et réduire en un mélange lisse.
- Si le mélange est trop épais, l'éclaircir avec un peu de lait de soja pour lui donner une bonne consistance (qui devrait être semblable à celle de la crème fouettée en pics mous).
- Verser dans des verres et garnir des petits fruits réservés. Refroidir brièvement avant de servir.

Variante : *si vous en avez le temps, réduire en purée la moitié des petits fruits avec un peu de sirop d'érable, au goût, et alterner des couches de petits fruits et de purée de petits fruits dans le verre pour donner un effet des plus séduisants.*

POUDING À L'AVOINE, AU MIEL ET À LA CRÈME DE SOJA

PHYTO-ŒSTROGÈNES	ACIDES GRAS ESSENTIELS	ANTIOXYDANTS
★★★★☆	★☆☆☆☆	★☆☆☆☆

On raconte que ce pouding aristocratique aurait été inventé par le duc d'Atholl. L'avoine est excellente pour le cœur parce qu'elle contient naturellement du son d'avoine et renferme des phyto-œstrogènes. Ce plat permet de consommer de l'avoine autrement que dans les céréales du matin – ce qui fait changement. La crème de soja fournit un surplus de phyto-œstrogènes. Utiliser le whisky pour les grandes occasions seulement.

POUR 4 PERSONNES
PRÉPARATION : environ 5 minutes, plus le temps de refroidissement

50 g (2 oz) de flocons d'avoine fins, grillés
4 c. à soupe de bon miel, de préférence de trèfle, et un peu plus pour servir
300 ml (10 oz) de crème de soja
6 c. à soupe de whisky (facultatif)

- Mélanger l'avoine et le miel à la crème de soja et bien refroidir.
- Incorporer le whisky (facultatif) juste avant de servir et garnir d'une cuillerée de miel.

CLAFOUTIS

PHYTO-ŒSTROGÈNES	ACIDES GRAS ESSENTIELS	ANTIOXYDANTS
★★★☆☆	★☆☆☆☆	★★★☆☆

Ce merveilleux dessert est bien simple à préparer et aussi délicieux que sain. (Voir la photographie ci-contre.) Le lait de soja fournit une bonne quantité d'hormones végétales et les cerises renferment des antioxydants utiles.

POUR 6 PERSONNES
PRÉPARATION : environ 15 minutes
CUISSON : de 35 à 40 minutes

25 g (1 oz) de beurre
100 g (3 ½ oz) de farine
½ c. à thé de sel de mer fraîchement moulu
300 ml (10 oz) de lait de soja
4 œufs
3 c. à soupe de miel
100 ml (3 ½ oz) de kirsch
450 g (1 lb) de cerises noires mûres, pour tarte

- Préchauffer le four à 180 °C (350 °F), ou à 4 pour une cuisinière au gaz, et mettre au four un plat peu profond contenant le beurre.
- Dans un grand bol, mélanger la farine, le sel, le lait, les œufs, le miel et le kirsch en une pâte molle.
- Lorsque le four est à la bonne température, sortir le plat du four et l'incliner pour bien enduire le fond de beurre. Verser la pâte dans le plat, y parsemer les cerises et remettre au four pendant 35 à 40 minutes environ, jusqu'à ce que le clafoutis soit bien gonflé et coloré.
- Servir chaud, et ne pas s'inquiéter s'il s'affaisse en refroidissant, c'est normal.

Variante : *préparer ce dessert avec des cerises noires dénoyautées en conserve – bien les égoutter avant de les utiliser.*

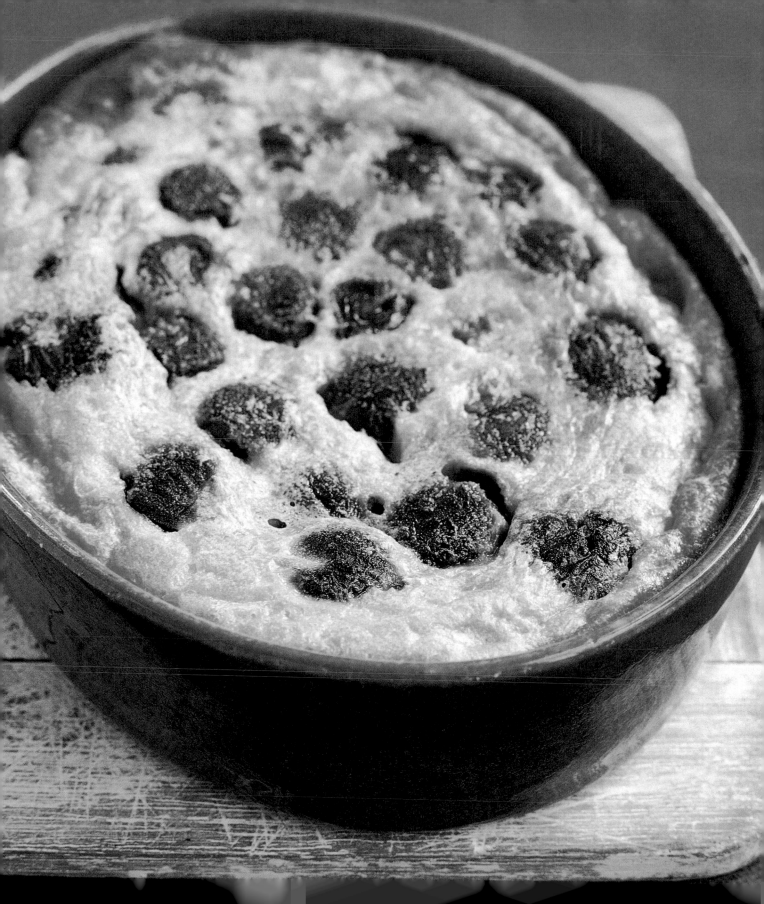

SHORTCAKE AUX FRAISES

PHYTO-ŒSTROGÈNES	ACIDES GRAS ESSENTIELS	ANTIOXYDANTS
★★★★☆	★★☆☆☆	★★★☆☆

Reine des petits fruits d'été, la fraise est aussi une excellente source d'antioxydants. Elle contient plus de vitamine C que n'importe quel autre petit fruit et est donc excellente pour le système immunitaire. Elle facilite la production du collagène nécessaire pour une peau et des os en santé. Le contenu en phyto-œstrogènes du shortcake est très élevé – on en trouve dans la farine et le lait de soja aussi bien que dans la crème au tofu. (Voir la photographie, page 19.)

POUR 8 PERSONNES
PRÉPARATION : environ 45 minutes, plus 2 heures de macération
CUISSON : de 10 à 12 minutes

175 g (6 oz) de fraises, coupées en deux ou en tranches épaisses (selon la taille)
3 c. à soupe de sirop d'érable
1 trait de jus de citron

POUR LA PÂTE À SHORTCAKE :
150 g (5 oz) de farine de blé entier
225 g (8 oz) de farine, et un peu plus pour saupoudrer
2 c. à soupe combles de farine de soja
1 c. à soupe de levure chimique
1 pincée de sel de mer fraîchement moulu
85 g (3 oz) de beurre doux froid, coupé en dés, et un peu plus pour le glaçage
3 c. à soupe de miel, et un peu plus pour le glaçage
150 ml (5 oz) de lait de soja

POUR LA GARNITURE :
285 g (10 oz) de tofu velouté
2 c. à soupe de miel
Zeste de 1 orange non traitée, finement râpé
2 c. à soupe de brandy
2 c. à soupe d'essence de vanille

- Dans un bol, mélanger délicatement les fraises au sirop d'érable et au jus de citron. Laisser macérer pendant au moins 2 heures, en remuant de temps à autre.
- Vers la fin de cette étape, préparer le shortcake : préchauffer le four à 230 °C (450 °F), ou à 8 pour une cuisinière au gaz. Tamiser ensemble les farines, la levure chimique et le sel dans un grand bol. Ajouter le beurre et, avec les doigts, l'incorporer à la farine jusqu'à ce que le mélange ressemble à de la chapelure grossière. Ajouter le miel et le lait de soja à l'exception d'une cuillerée ou deux. Remuer délicatement jusqu'à ce que la pâte se forme ; si elle est trop épaisse (elle devrait être molle mais pas trop liquide), ajouter le reste du lait.
- Avec les mains farinées, et sur une surface farinée, façonner la pâte en boule et la pétrir pendant 30 secondes environ. L'abaisser ensuite en un cercle de 2 cm (¾ po) d'épais environ. À l'aide d'un emporte-pièce de 7 cm (2 ¾ po) de diamètre, découper des cercles en abaissant la pâte de nouveau s'il y a lieu afin d'en obtenir huit en tout. Disposer sur une plaque à pâtisserie en les espaçant bien.
- Dans une casserole, faire fondre un peu de beurre, puis incorporer un peu de miel et badigeonner de ce mélange la surface de tous les cercles de pâte. Faire cuire pendant 10 à 12 minutes environ, jusqu'à ce qu'ils soient bien levés et dorés. Laisser refroidir sur une grille jusqu'à ce qu'ils soient tièdes.
- Pour préparer la garniture : au mélangeur ou au robot culinaire, mélanger ensemble tous les ingrédients jusqu'à l'obtention d'une préparation lisse et légèrement aérée.
- Trancher en deux moitiés chacun des shortcakes chauds dans le sens de l'épaisseur et étaler un peu de garniture sur les demi-shortcakes inférieurs. Couvrir d'une épaisse couche de fraises, puis d'une généreuse couche de garniture. Coiffer des demi-shortcakes non garnis, couvrir d'une autre couche épaisse de garniture, de tranches de fraises et encore de garniture s'il en reste. Décorer les shortcakes avec les tranches de fraises qui restent, verser le jus des fraises autour des gâteaux et servir immédiatement.

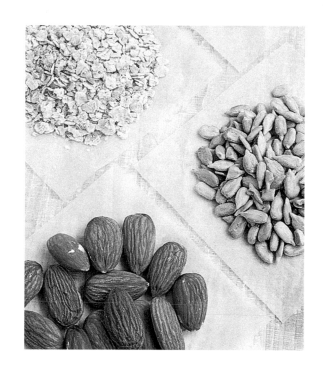

Pains, gâteaux & biscuits

CRÊPES AMÉRICAINES DE LUXE

PHYTO-ŒSTROGÈNES	ACIDES GRAS ESSENTIELS	ANTIOXYDANTS
★★★★☆	★★★★☆	★☆☆☆☆

Merveilleusement simples à préparer, ces crêpes sont parfaites pour le goûter ou pour combler un petit creux dans la matinée, car elles sont remplies d'ingrédients nutritifs. Les phyto-œstrogènes sont fournis par les graines et l'avoine, et une bonne quantité de gras essentiels provient des graines et des amandes. Les abricots contiennent du bêta-carotène, un excellent antioxydant.

ENVIRON 20 CRÊPES

PRÉPARATION : environ 20 minutes

CUISSON : de 15 à 20 minutes, plus le temps de refroidissement

125 g (4 ½ oz) de beurre, et un peu plus pour graisser
6 c. à soupe de concentré de pomme
1 c. à soupe de graines de lin
1 c. à soupe de graines de tournesol
1 c. à soupe de graines de sésame
½ c. à thé de cannelle moulue
½ c. à thé de gingembre moulu
225 g (8 oz) de flocons d'avoine
1 c. à soupe d'amandes effilées
40 g (1 ½ oz) de raisins secs sans pépins, hachés
40 g (1 ½ oz) d'abricots séchés (sans trempage), hachés

- Préchauffer le four à 180 °C (350 °F), ou à 4 pour une cuisinière au gaz et beurrer une plaque à pâtisserie.
- Dans une petite casserole, faire fondre à feu doux le beurre avec le concentré de pomme, les graines et les épices. Incorporer l'avoine, les noix et les fruits et bien mélanger.
- Étaler de 5 à 10 mm (¼ à ½ po) du mélange dans le moule préparé et faire cuire de 15 à 20 minutes environ, jusqu'à ce qu'il soit doré.
- Laisser refroidir légèrement, puis inciser la surface en rectangles avec un couteau et briser en portions. Laisser refroidir complètement.

BROWNIES AU CHOCOLAT

PHYTO-ŒSTROGÈNES	ACIDES GRAS ESSENTIELS	ANTIOXYDANTS
★★★☆☆	★★☆☆☆	★☆☆☆☆

Servez ces brownies (voir la photographie ci-contre) lors d'une occasion spéciale ; ils sont beaucoup plus sains que ceux que l'on achète sur le marché. Les farines de soja et de blé entier fournissent les phyto-œstrogènes et les noix, les gras essentiels. Puisque les noix sont cuites à l'intérieur des brownies, la qualité de leurs acides gras est en quelque sorte protégée.

ENVIRON 30 BROWNIES

PRÉPARATION : environ 20 minutes

CUISSON : 25 minutes, plus le temps de refroidissement

115 g (4 oz) de beurre, et un peu plus pour graisser
55 g (2 oz) de poudre de cacao pur, tamisée
1 grosse pincée de sel fraîchement moulu
1 c. à thé de levure chimique
3 œufs (à la température ambiante), battus
350 ml (12 oz) de sirop de datte ou d'érable
2 c. à thé d'extrait de vanille
115 g (4 oz) de farine de blé entier, tamisée
2 c. à soupe combles de farine de soja, tamisée
85 g (3 oz) de pacanes, grossièrement hachées
85 g (3 oz) de dattes, grossièrement hachées

- Préchauffer le four à 180 °C (350 °F), ou à 4 pour une cuisinière au gaz et beurrer un moule à gâteau de 23 cm sur 30 cm (9 po sur 12 po).
- Dans un grand bol, mélanger jusqu'à consistance lisse le beurre et le cacao en poudre. Incorporer le sel et la levure chimique en battant, puis ajouter les œufs progressivement, et continuer de battre jusqu'à l'obtention d'un mélange très crémeux. Ajouter le sirop de datte ou d'érable et la vanille et mélanger rapidement avec quelques tours de cuillère.
- Pendant que la préparation est encore marbrée, incorporer les farines en pliant, puis, tandis qu'elle est toujours marbrée, incorporer délicatement les noix et les dattes. Transférer dans le moule.
- Faire cuire pendant 25 minutes et laisser refroidir dans le moule. Renverser pour démouler et couper en rectangles pour servir.

Brownies au chocolat

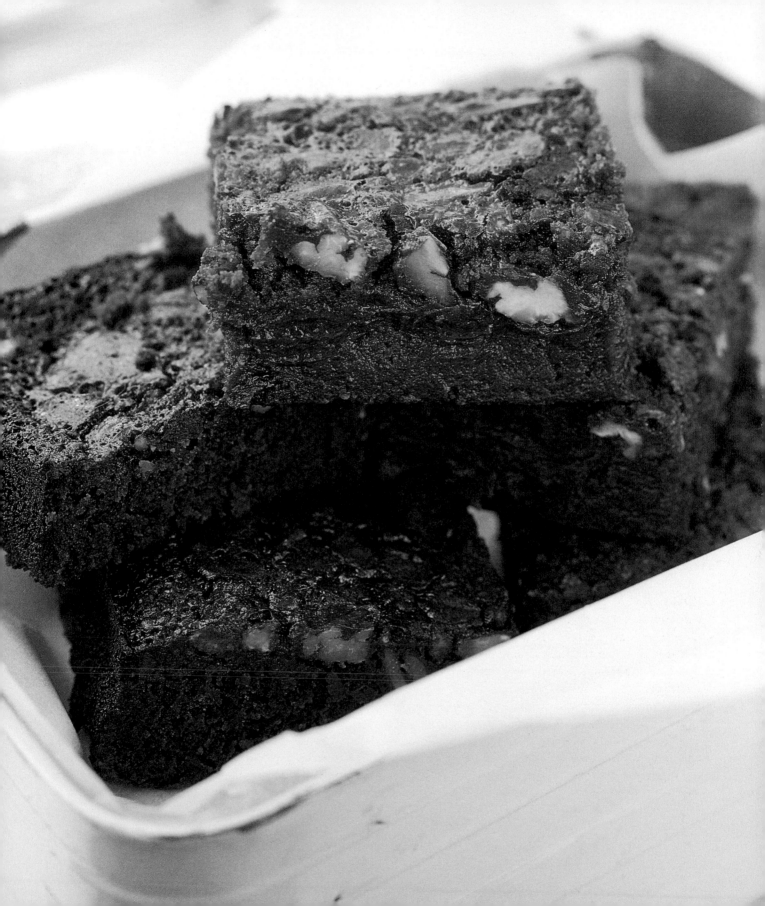

PAIN AUX BANANES

PHYTO-ŒSTROGÈNES	ACIDES GRAS ESSENTIELS	ANTIOXYDANTS
★★★☆☆	★☆☆☆☆	★☆☆☆☆

Le pain aux bananes étant naturellement sucré, il n'est pas néces-saire d'ajouter de sucre à la préparation. L'ajout d'abricots et de noix rend cette recette particulièrement délicieuse. Les bananes sont un fruit excellent, car elles sont riches en potassium (utile pour contrer la rétention d'eau) et en pectine, une fibre soluble qui permet de réduire le cholestérol. Les œstrogènes végétaux sont présents dans les farines de soja et de blé entier.

1 PAIN DE TAILLE MOYENNE
PRÉPARATION : environ 20 minutes
CUISSON : environ 1 heure, plus le temps de refroidissement

Beurre ou huile d'olive pour graisser
55 g (2 oz) de beurre demi-sel
125 ml (4 ½ oz) de sirop de datte
Zeste de 1 citron, râpé finement
2 œufs, légèrement battus
3 grosses bananes bien mûres, écrasées
225 g (8 oz) de farine de blé entier à pâtisserie
2 c. à soupe de farine de soja
55 g (2 oz) de pacanes ou de noix de Grenoble, hachées
55 g (2 oz) d'abricots séchés, hachés

- Préchauffer le four à 190 °C (375 °F), ou à 5 pour une cuisinière au gaz et graisser un grand moule à pain. Dans un grand bol, réduire en crème le beurre avec le sirop et le zeste de citron, puis incorporer les œufs battus et les bananes en purée. Tamiser le tiers des farines mélan-gées sur la préparation et mélanger jusqu'à l'obtention d'une pâte lisse, puis ajouter le reste des farines en procé-dant de la même façon. Incorporer, en pliant, les noix et les fruits. Verser dans le moule à pain et lisser la surface.
- Faire cuire pendant 1 heure, ou jusqu'à ce que le pain soit doré et qu'il reprenne sa forme lorsqu'on appuie dessus. Démouler et laisser refroidir sur une grille.

CARRÉS AU GINGEMBRE ET AUX NOIX

PHYTO-ŒSTROGÈNES	ACIDES GRAS ESSENTIELS	ANTIOXYDANTS
★★★★☆	★★☆☆☆	★☆☆☆☆

Le lait de soja et la farine fournissent les phyto-œstrogènes et les noix, les gras essentiels. Le gingembre favorise la circulation san-guine. (Voir la photographie ci-contre.)

ENVIRON 16 PETITS CARRÉS
PRÉPARATION : environ 20 minutes, plus le temps de refroidissement
CUISSON : de 30 à 40 minutes, plus le temps de refroidissement

Beurre ou huile d'olive pour graisser
85 g (3 oz) de beurre
4 c. à soupe de lait de soja
2 œufs
200 ml (7 oz) de sirop de datte
150 g (5 oz) de farine de blé entier à pâtisserie
25 g (1 oz) de farine de soja
1 c. à thé de bicarbonate de soude
1 c. à soupe de gingembre moulu
1 c. à thé de cannelle moulue
½ c. à thé de mélange d'épices moulues
25 g (1 oz) d'amandes, hachées
25 g (1 oz) de noix de Grenoble, hachées

- Préchauffer le four à 180 °C (350 °F), ou à 4 pour une cuisinière au gaz et graisser un moule carré de 23 cm (9 po) de côté. Tapisser le moule de papier sulfurisé et graisser le papier aussi. Faire chauffer le lait et y faire fondre 85 g (3 oz) de beurre, puis laisser tiédir. Incorporer en fouettant les œufs et le sirop de datte.
- Tamiser les farines, le bicarbonate de soude et les épices dans un grand bol. Incorporer les noix hachées. Creuser un puits au centre. Verser la préparation au lait dans le puits et mélanger jusqu'à l'obtention d'une pâte lisse.
- Verser dans le moule et lisser la surface. Faire cuire de 30 à 40 minutes, jusqu'à ce qu'un cure-dent inséré au centre en ressorte propre. Laisser refroidir sur une grille. Démouler, retirer le papier sulfurisé et détailler en carrés pour servir.

Carrés au gingembre et aux noix

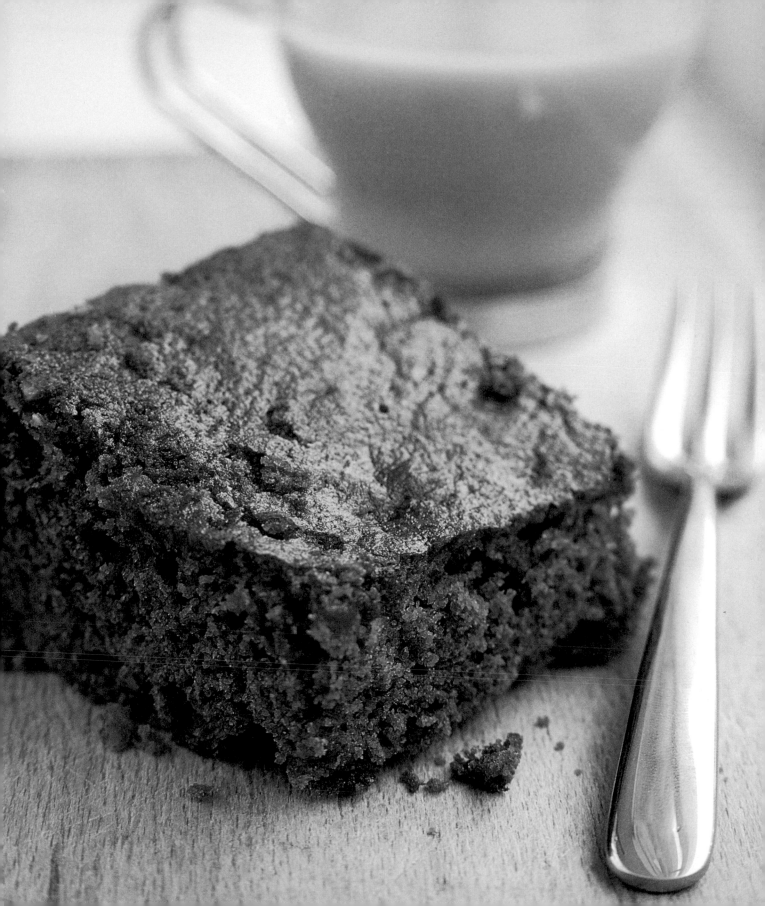

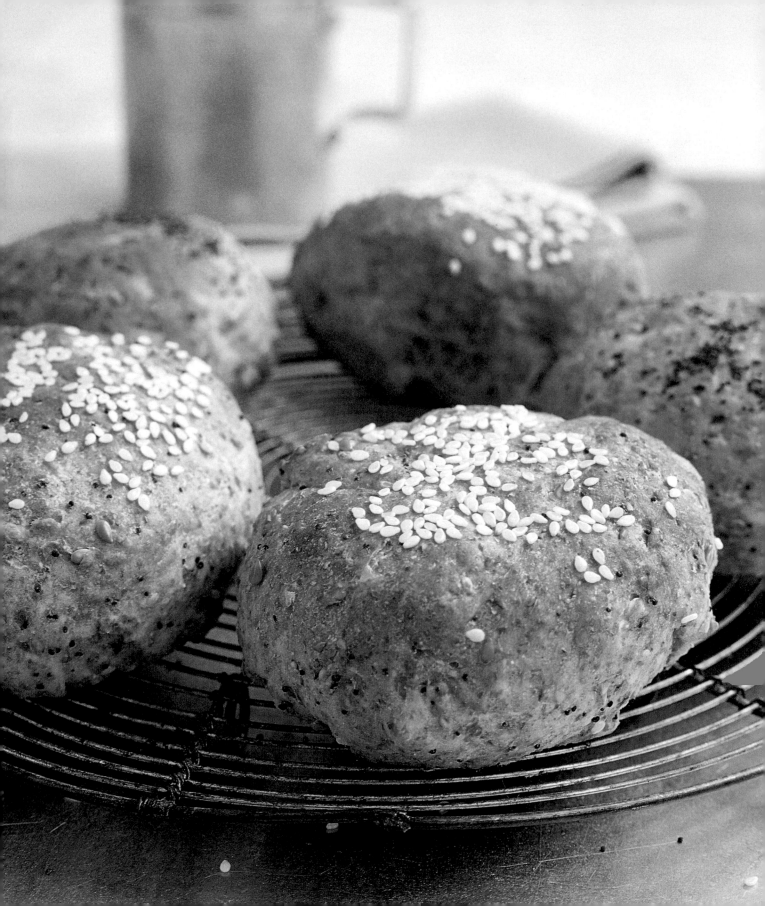

PETITS PAINS AUX GRAINES

PHYTO-ŒSTROGÈNES	ACIDES GRAS ESSENTIELS	ANTIOXYDANTS
★★★★☆	★★★☆☆	★☆☆☆☆

Ces petits pains (voir la photographie ci-contre) contiennent beaucoup d'œstrogènes végétaux, particulièrement des graines de lin, mais aussi d'autres graines et du lait de soja. Les gras essentiels proviennent des graines.

ENVIRON 8 PETITS PAINS
PRÉPARATION : environ 30 minutes, plus environ 1 ½ heure de levage
CUISSON : environ 40 minutes, plus le temps de refroidissement

15 g (½ oz) de graines de lin
15 g (½ oz) de graines de sésame
15 g (½ oz) de graines de pavot
Environ 225 g (8 oz) de farine à pain blanche non blanchie, et un peu plus pour saupoudrer
225 g (8 oz) de farine de blé entier
1 c. à thé comble de sel de mer moulu
7,5 g (¼ oz) de beurre, coupé en dés, et un peu plus pour graisser
1 c. à soupe de miel
Environ 300 ml (10 oz) de lait de soja chaud
15 g (½ oz) de levure fraîche

- Mélanger les graines de lin avec les trois quarts des graines de sésame et des graines de pavot. Réserver. Tamiser les farines et le sel dans un grand bol. Avec les doigts, défaire le beurre dans la farine. Incorporer les graines réservées et creuser un puits au centre.
- Dans un autre bol, mélanger le miel et le lait et émietter la levure dedans. Bien mélanger jusqu'à ce que la levure soit dissoute. Verser la préparation dans le puits et mélanger pour obtenir une pâte molle, en battant jusqu'à ce qu'elle n'adhère plus aux parois du bol (il faudra peut-être ajouter un peu de farine blanche).
- Façonner en rond, déposer dans un bol beurré et retourner la pâte pour l'enrober de beurre. Couvrir avec un linge et laisser lever au double du volume, environ 1 heure.

- Pétrir en un long cylindre et le détailler en huit tronçons. Façonner chacun des tronçons en une boule. Parsemer la surface de travail du reste des graines de pavot et de sésame, puis rouler chacune des boules dans les graines pour en enrober les côtés et le dessus. Déposer sur une plaque à pâtisserie en les espaçant bien et laisser de nouveau lever au double du volume, environ 30 minutes.
- Préchauffer le four à 230 °C (450 °F), ou à 8 pour une cuisinière au gaz. Faire cuire pendant 40 minutes environ, jusqu'à ce que les petits pains soient dorés et sonnent creux lorsqu'on tape sur leur base. Laisser refroidir sur des grilles.

PAIN DE MAÏS

PHYTO-ŒSTROGÈNES	ACIDES GRAS ESSENTIELS	ANTIOXYDANTS
★★★☆☆	★★☆☆☆	★☆☆☆☆

Ce pain traditionnel du sud des États-Unis (voir la photographie, page 10) accompagne aussi bien les mets sucrés que les plats salés. Il est délicieux tartiné de confiture sans sucre ou comme accompagnement de plats tels que les Haricots aux légumes verts (voir page 107). Le maïs est une source de potassium, et le lait de soja et les graines de carvi fournissent les phyto-œstrogènes.

POUR UN PAIN CARRÉ DE 23 CM (9 PO) DE CÔTÉ
PRÉPARATION : environ 20 minutes
CUISSON : de 20 à 25 minutes

Huile d'olive ou beurre pour graisser
85 g (3 oz) de farine de blé entier
150 g (5 oz) de semoule de maïs jaune fine
2 ½ c. à thé de levure chimique doublement active
¾ c. à thé de sel
2 œufs
1 à 2 c. à soupe de miel
40 g (1 ½ oz) de beurre, fondu
250 ml (9 oz) de lait de soja
2 c. à thé de graines de carvi

Petits pains aux graines

- Préchauffer le four à 220 °C (425 °F), ou à 7 pour une cuisinière au gaz et graisser un moule carré de 23 cm (9 po) de côté. Mettre dans le four pour le réchauffer.
- Tamiser la farine, la farine de maïs, la levure chimique et le sel dans un grand bol, puis creuser un puits au centre. Dans un petit bol, battre les œufs, incorporer le miel et le beurre fondu, et ensuite le lait. Verser dans le puits et mélanger rapidement avec quelques coups de cuillère jusqu'à ce que la pâte soit lisse. Ajouter les graines de carvi.
- Verser dans le moule chaud, lisser la surface et faire cuire au four de 20 à 25 minutes, jusqu'à ce que le pain soit doré et ferme au toucher. Couper en carrés pour servir.

PAIN AUX QUATRE GRAINES

PHYTO-ŒSTROGÈNES	ACIDES GRAS ESSENTIELS	ANTIOXYDANTS
★★★★☆	★★★★☆	★☆☆☆☆

Les graines sont une excellente source de gras essentiels et de phyto-œstrogènes.

POUR 1 GROS PAIN
PRÉPARATION : environ 30 minutes, plus 2 à 2 ½ heures de levage
CUISSON : de 35 à 40 minutes, plus le temps de refroidissement

25 g (1 oz) de graines de sésame
25 g (1 oz) de graines de lin
25 g (1 oz) de graines de pavot
25 g (1 oz) de graines de tournesol
15 g (½ oz) de levure fraîche
1 c. à soupe de miel
425 ml (15 oz) d'eau tiède
325 g (11 ½ oz) de farine à pain blanche non blanchie, et un peu plus pour saupoudrer
325 g (11 ½ oz) de farine à pain complet
15 g (½ oz) de sel de mer
1 c. à soupe d'huile d'olive, et un peu plus pour graisser

- Mélanger les graines ensemble dans un bol et réserver. Émietter la levure dans un autre petit bol et incorporer le miel et 4 c. à soupe d'eau tiède afin d'obtenir une préparation lisse.
- Mélanger les farines avec les trois quarts des graines mélangées et le sel dans un grand bol. Creuser un puits au centre et y verser le mélange à la levure, puis le reste de l'eau tiède et l'huile d'olive. Incorporer progressivement de la farine jusqu'à l'obtention d'une pâte lisse et épaisse. Saupoudrer la surface de la pâte avec un peu de farine et laisser reposer pendant environ 20 minutes, jusqu'à ce que la pâte soit spongieuse.
- Incorporer graduellement le reste de la farine et travailler jusqu'à la formation d'une boule qui n'adhère plus aux parois du bol. Mettre sur une surface légèrement farinée et pétrir pendant 10 minutes environ, en la retournant en même temps afin qu'elle soit étirée de tous côtés. Façonner de nouveau en une boule lisse, déposer dans un bol huilé et tourner pour bien enrober la pâte d'huile. Couvrir d'un linge humide et laisser lever à l'abri des courants d'air pendant 1 à 1 ½ heure environ, ou jusqu'à ce que la pâte ait doublé de volume (elle est parfaitement levée quand elle ne reprend pas sa forme lorsqu'on appuie dessus).
- Avec les jointures, abaisser la pâte dans le bol, puis la remettre sur la surface farinée et lui donner une forme ronde ou ovale, au choix. Parsemer la surface du reste des graines et rouler le pain dans les graines pour bien l'en enrober, en appuyant sur les graines avec la main pour les enfoncer dans la pâte, si c'est nécessaire. Déposer sur une plaque à pâtisserie, couvrir d'un linge humide et laisser lever le pain pendant au moins 1 heure, jusqu'à ce qu'il ait doublé de volume.
- Préchauffer le four à 220 °C (425 °F), ou à 7 pour une cuisinière au gaz.
- Découvrir le pain et pratiquer une fente profonde en forme de croix au centre si le pain est rond ou des fentes en diagonale s'il est ovale. Faire cuire pendant 15 minutes, jusqu'à ce qu'il soit légèrement bruni, puis baisser la température du four à 190 °C (375 °F), ou à 5 pour une cuisinière au gaz et poursuivre la cuisson de 20 à 25 minutes, jusqu'à ce que le pain sonne creux lorsqu'on en frappe la base.
- Laisser refroidir sur une grille.

BARRES PHYTO

PHYTO-ŒSTROGÈNES	ACIDES GRAS ESSENTIELS	ANTIOXYDANTS
★★★★☆	★★★★☆	★☆☆☆☆

Ces barres fournissent de bons goûters énergétiques à n'importe quel moment de la journée, tout en offrant de bonnes quantités de phyto-œstrogènes. Elles sont parfaites pour combler les baisses de sucre dans le sang. Cette recette contient un bon taux d'hormones végétales qui proviennent des graines (les graines de lin en particulier) et, bien entendu, des acides gras essentiels.

ENVIRON 12 BARRES PHYTO
PRÉPARATION : environ 15 minutes
CUISSON : environ 15 minutes, plus le temps de refroidissement

Huile d'olive et beurre pour graisser
450 g (1 lb) de miel
1 c. à soupe de jus de citron
85 g (3 oz) de graines de sésame, légèrement grillées
85 g (3 oz) de graines de tournesol, légèrement grillées
85 g (3 oz) de graines de pavot
85 g (3 oz) de graines de lin

- Huiler légèrement l'intérieur d'une casserole à fond épais et beurrer une plaque à pâtisserie.
- Verser le miel et le jus de citron dans la casserole, bien mélanger et porter à ébullition (sans remuer) à feu moyen. Puis, en remuant continuellement, faire bouillir à 138 °C (280 °F) ou à l'étape de boule dure au thermomètre à bonbons (un peu de sirop dans de l'eau glacée se transformera en fils durs mais élastiques). Retirer immédiatement du feu et incorporer toutes les graines en mélangeant bien, puis verser rapidement sur la plaque à pâtisserie et réserver.
- Laisser refroidir pendant 10 minutes environ puis, à l'aide d'un couteau trempé dans de l'eau, marquer 12 barres environ. Lorsque la préparation est entièrement refroidie, la séparer en barres. Ranger dans un contenant hermétique en plaçant une feuille de papier ciré entre les couches pour éviter que les barres ne collent les unes aux autres.

BARRES AUX FRUITS SÉCHÉS ET AU MIEL

PHYTO-ŒSTROGÈNES	ACIDES GRAS ESSENTIELS	ANTIOXYDANTS
★★★☆☆	★★★☆☆	★☆☆☆☆

Ces barres font un délicieux goûter sain ou peuvent être servies au dessert. Elles contiennent des graines de sésame qui sont riches en calcium. Les graines de sésame sont aussi remplies de phyto-œstrogènes, tout comme le lait de soja et la cannelle. Optez pour les fruits séchés qui sont presque cristallisés lorsqu'ils sèchent, comme les dattes et les ananas.

POUR ENVIRON 36 BARRES
PRÉPARATION : environ 10 minutes, plus le temps de refroidissement (plusieurs heures)
CUISSON : environ 30 minutes, plus le temps de refroidissement

250 ml (9 oz) de miel
1 litre (35 oz) de lait de soja
200 g (7 oz) de beurre
250 g (9 oz) de semoule fine
85 g (3 oz) de graines de sésame
1 grosse pincée de cannelle moulue
100 g (3 ½ oz) de fruits séchés mélangés, hachés finement

- Préparer un sirop en mélangeant le miel et le lait, en portant à ébullition, en remuant sans cesse, puis en faisant bouillir pendant environ 15 minutes.
- Dans une grande casserole à fond épais, faire fondre le beurre à feu doux et ajouter la semoule, les graines et la cannelle. Faire cuire en remuant continuellement, jusqu'à ce que les graines soient légèrement brunies. Ajouter le sirop au lait et mélanger pour bien l'incorporer. Couvrir et laisser mijoter pendant 5 minutes, jusqu'à ce que la préparation ait la consistance d'une pâte épaisse. Laisser refroidir légèrement.
- Incorporer les fruits secs et verser sur une plaque à pâtisserie tapissée de papier de riz. À l'aide d'une palette préalablement mouillée, étaler la préparation en un rectangle plat. Couvrir d'une autre feuille de papier de riz et placer dessus un plateau contenant des boîtes de conserve. Laisser reposer dans un endroit frais pendant quelques heures ou toute la nuit.
- Couper en rectangles pour servir.

GALETTES D'AVOINE

PHYTO-ŒSTROGÈNES	ACIDES GRAS ESSENTIELS	ANTIOXYDANTS
★★★☆☆	★☆☆☆☆	★☆☆☆☆

Vous pouvez acheter des galettes d'avoine dans les supermarchés et les magasins de produits naturels, mais elles ne sont pas aussi bonnes que celles-ci. L'avoine est une source de phyto-œstrogènes et, grâce à sa capacité de diminuer le cholestérol, elle est aussi excellente pour le cœur.

POUR 24 GALETTES
PRÉPARATION : environ 15 minutes
CUISSON : environ 30 minutes, plus le temps de refroidissement

Huile d'olive ou beurre pour graisser
450 g (1 lb) de farine d'avoine moyenne, et un peu plus pour saupoudrer
1 c. à thé de sel de mer fraîchement moulu
1 c. à thé de bicarbonate de soude
115 g (4 oz) de beurre, fondu
Environ 175 ml (6 oz) d'eau chaude

- Préchauffer le four à 150 °C (300 °F), ou à 2 pour une cuisinière au gaz et graisser légèrement deux grandes plaques à pâtisserie.
- Mélanger l'avoine, le sel et le bicarbonate de soude dans un bol. Incorporer le beurre fondu, puis verser juste assez d'eau pour lier le mélange en une pâte ferme.
- Sur une surface saupoudrée de farine d'avoine, pétrir brièvement la pâte pour éliminer les fissures, puis la diviser en 6 morceaux. Abaisser chacun d'eux en un cercle de 5 mm (½ po) d'épaisseur et de 20 cm (8 po) de diamètre environ. Détailler chaque cercle en quartiers, retirer l'avoine en surplus et déposer sur les plaques à pâtisserie préparées.
- Faire cuire pendant 30 minutes environ, jusqu'à ce que les galettes soient fermes et croustillantes. Laisser refroidir sur des grilles.

GÂTEAU ÉPONGE SANS SUCRE

PHYTO-ŒSTROGÈNES	ACIDES GRAS ESSENTIELS	ANTIOXYDANTS
★★★☆☆	★☆☆☆☆	★☆☆☆☆

Voici une délicieuse gourmandise qu'il n'est pas très sage de consommer, mais qui est tellement bonne. Donnez un air spécial à ce gâteau en un rien de temps en ajoutant de la confiture sans sucre, des fruits frais et de la crème anglaise en poudre, ou tranchez-le simplement en deux sur l'épaisseur et garnissez-le de confiture sans sucre ou de glaçage au citron (voir page suivante). Pour varier, vous pouvez aussi le garnir de savoureuse Crème au tofu (voir page 183), qui augmentera l'apport en phyto-œstrogènes.

POUR UN GÂTEAU ÉPONGE ROND DE 23 CM (9 PO) DE DIAMÈTRE
PRÉPARATION : environ 25 minutes
CUISSON : de 25 à 35 minutes, plus le temps de refroidissement

85 g (3 oz) de beurre demi-sel, et un peu plus pour le moule
125 g (4 ½ oz) de farine, et un peu plus pour saupoudrer
3 gros œufs
6 c. à soupe de miel

- Préchauffer le four à 180 °C (350 °F), ou à 4 pour une cuisinière au gaz. Beurrer les parois d'un moule à gâteau de 23 cm (9 po) de diamètre, puis le tapisser de papier sulfurisé et beurrer le papier. Saupoudrer de farine et secouer pour en éliminer l'excédent.
- Faire chauffer le beurre à feu doux, pour le liquéfier. Le laisser refroidir légèrement. Tamiser la farine dans un bol. Dans un bain-marie, fouetter les œufs avec le miel jusqu'à ce que la préparation épaississe et que le fouet laisse une trace dans le mélange lorsqu'on le soulève. Retirer du feu.
- Tamiser le tiers de la farine dans le mélange aux œufs et mélanger en pliant le plus légèrement possible. Recommencer deux autres fois avec le reste de la farine. Incorporer en pliant un peu de cette pâte au beurre ramolli, puis ajouter ce mélange à la pâte en pliant.
- Verser dans le moule préparé et faire cuire de 25 à 35 minutes, jusqu'à ce que le gâteau commence à se décoller des parois du moule.

◆ Passer un couteau entre le moule et le gâteau pour décoller complètement celui-ci des parois, renverser sur une grille et laisser refroidir avant de retirer le papier.

Variantes : il est possible de rendre cette recette de base plus savoureuse et d'augmenter son apport en phyto-œstrogènes en ajoutant à la pâte le zeste râpé d'un citron ou d'une orange, 2 c. à thé de cannelle moulue ou 1 c. à soupe de graines de fenouil ou de carvi légèrement grillées.

GÂTEAU AUX CAROTTES ET À L'HUILE D'OLIVE

PHYTO-ŒSTROGÈNES	ACIDES GRAS ESSENTIELS	ANTIOXYDANTS
★★★★★	★★★☆☆	★★★★☆

Grâce à son contenu élevé en antioxydants, le gâteau aux carottes est excellent pour combattre les radicaux libres et prévenir le vieillissement prématuré. Le bêta-carotène, un antioxydant important, n'est pas seulement présent dans les carottes, mais aussi dans les pommes et le jus d'orange. Les carottes, avec la farine de soja et le tofu, produisent des taux très élevés de phyto-œstrogènes dans ce gâteau. Les acides gras essentiels sont fournis par les noix et par le tahini du glaçage au citron.

POUR UN GÂTEAU DE 20 CM (8 PO) DE DIAMÈTRE
PRÉPARATION : environ 40 minutes
CUISSON : environ 1 heure, plus le temps de refroidissement

150 ml (5 oz) d'huile d'olive, et un peu plus pour graisser
85 g (3 oz) de farine de blé entier
85 g (3 oz) de farine blanche
2 c. à soupe de farine de soja
1 c. à soupe rase de levure chimique
2 c. à thé de cannelle moulue
½ c. à thé de sel de mer fraîchement moulu
150 ml (5 oz) de miel
3 œufs, légèrement battus
2 c. à thé d'extrait de vanille

Zeste râpé de ½ orange
85 g (3 oz) de noix de Grenoble hachées, plus quelques demi-noix pour garnir
175 g (6 oz) de carottes, râpées finement
2 pommes à dessert sucrées, râpées

POUR LE GLAÇAGE AU CITRON :
115 g (4 oz) de tofu mou
1 c. à thé de tahini
4 c. à soupe de sirop d'érable, ou au goût
3 c. à soupe de jus de citron

◆ Préchauffer le four à 180 °C (350 °F), ou à 4 pour une cuisinière au gaz et tapisser un moule à gâteau de 20 cm (8 po) de diamètre de papier sulfurisé, puis huiler le papier.

◆ Tamiser les farines, la levure chimique, la cannelle et le sel dans un grand bol (en ajoutant les granules demeurées dans le tamis).

◆ Dans un autre grand bol, mélanger l'huile avec le miel, les œufs, la vanille, le zeste d'orange. Bien incorporer au mélange à la farine. En pliant, incorporer les noix, les carottes et les pommes râpées.

◆ Verser dans le moule préparé et faire cuire pendant 1 heure environ, jusqu'à ce qu'un cure-dent enfoncé dans le gâteau en ressorte propre.

◆ Laisser refroidir dans le moule pendant 15 minutes environ, puis renverser sur une grille, retirer le papier et laisser complètement refroidir.

◆ Pendant que le gâteau refroidit, préparer le glaçage au citron : au mélangeur ou au robot culinaire, réduire en un mélange lisse tous les ingrédients. Lorsque le gâteau est refroidi, étaler le glaçage dessus et décorer de demi-noix. Laisser à la température ambiante pendant 1 heure pour permettre au glaçage de se solidifier un peu.

Variante : préparer une double recette de glaçage. Couper le gâteau en deux sur l'épaisseur et étaler une couche de glaçage avant de le glacer.

BAKLAVAS AUX DATTES

PHYTO-ŒSTROGÈNES	ACIDES GRAS ESSENTIELS	ANTIOXYDANTS
★☆☆☆☆	★★☆☆☆	★☆☆☆☆

Ce merveilleux dessert (voir la photographie, page 24) contient trois différentes sortes de noix, qui sont de bonnes sources d'acides gras essentiels. Les dattes sont aussi riches en magnésium (un tranquillisant naturel) qu'en potassium, qui est tellement utile pour prévenir la rétention d'eau.

POUR ENVIRON 60 BAKLAVAS
PRÉPARATION : environ 35 minutes
CUISSON : de 45 à 60 minutes, plus le temps de refroidissement

Huile d'olive ou beurre pour graisser
85 g (3 oz) de demi-noix de Grenoble
85 g (3 oz) d'amandes blanchies, légèrement grillées à sec dans une poêle
85 g (3 oz) de pistaches, écalées et hachées
15 feuilles de pâte filo
115 g (4 oz) de beurre, fondu
225 g (8 oz) de dattes, grossièrement hachées
1 c. à soupe de miel
½ c. à thé de cannelle moulue

POUR LE SIROP :
450 ml (15 oz) de sirop de datte
½ c. à thé de cannelle moulue
1 petite pincée de clous de girofle moulus
Jus et zeste de ½ petit citron
2 c. à soupe d'eau de fleur d'oranger

- Préchauffer le four à 160 °C (325 °F), ou à 3 pour une cuisinière au gaz et graisser généreusement l'intérieur d'un profond moule à gâteau carré de 20 cm (8 po) de côté.

- Mettre les noix, les amandes et les pistaches dans le bol du mélangeur et les broyer jusqu'à ce qu'elles aient la consistance d'une chapelure fine.

- Couper grossièrement les feuilles de pâte filo aux dimensions du moule et les garder sous un linge humide en attendant de les utiliser pour les empêcher de sécher et de devenir cassantes. Superposer trois feuilles de pâte au fond du moule en badigeonnant chacune d'elles de beurre fondu et en les découpant pour les ajuster aux dimensions du moule, au besoin.

- Mélanger ensemble les noix broyées, les dattes, le miel et la cannelle. Parsemer le quart de ce mélange sur la pâte filo. Recommencer à superposer des couches de feuilles de pâte filo beurrées et de mélange de noix, en terminant par trois couches de feuilles de pâte filo beurrées. Badigeonner généreusement la surface de beurre et arroser de 1 c. à soupe d'eau.

- Faire cuire pendant 45 minutes, puis augmenter la température du four à 220 °C (425 °F) ou 7 à la cuisinière au gaz et poursuivre la cuisson de 10 à 15 minutes, jusqu'à ce que la pâte soit gonflée et légèrement dorée.

- Pendant la dernière étape de cuisson, mélanger ensemble tous les ingrédients du sirop dans une casserole et porter à légère ébullition. Laisser mijoter doucement pendant 10 minutes environ. Dès que les baklavas sont sortis du four, arroser de sirop et laisser refroidir dans le moule.

- Pour servir, trancher en biais pour obtenir des losanges de 2 cm (1 po) de long.

Recettes de base

BOUILLON DE MISO

PHYTO-ŒSTROGÈNES	ACIDES GRAS ESSENTIELS	ANTIOXYDANTS
★★★★★	★☆☆☆☆	★★☆☆☆

Ce bouillon de miso est une merveilleuse réserve de phyto-œstrogènes, qui ne proviennent pas seulement du miso (pâte de fèves de soja) mais aussi du persil et de l'ail. Le miso en soi est un aliment polyvalent que vous pouvez utiliser dans bien des plats en cocotte et dans les soupes. Vous n'avez qu'à en diluer une cuillerée à soupe dans un petit bol soit avec de l'eau chaude soit avec du liquide de cuisson du plat que vous préparez, puis ajouter ce mélange au plat.

Une fois le miso incorporé, évitez de le faire bouillir, sinon ses enzymes bienfaitrices seront détruites.

POUR ENVIRON 850 ML (30 OZ) DE BOUILLON
PRÉPARATION : 10 minutes
CUISSON : un minimum de 30 minutes, 1 heure de préférence

1 petit oignon, ou 2 ou 3 échalotes, hachés
1 gousse d'ail, hachée
1 poignée de tiges de persil (sans les feuilles)
1 c. à soupe de miso

◆ Mettre l'oignon, l'ail et le persil dans une casserole avec 1 litre (35 oz) d'eau et amener au point d'ébullition, puis baisser le feu, couvrir et laisser mijoter de 30 minutes à 1 heure. Verser un peu de bouillon dans un petit bol et y diluer le miso pour obtenir une pâte. Incorporer ensuite cette pâte au bouillon en mélangeant bien.

Variantes : *si ce bouillon est utilisé pour la préparation d'un plat oriental, ajouter quelques tranches de racine de gingembre en même temps que l'oignon et l'ail. Le bouillon de miso est aussi savoureux lorsqu'on y ajoute des algues kombu, lesquelles apportent un supplément de nutriments.*

COURT-BOUILLON

PHYTO-ŒSTROGÈNES	ACIDES GRAS ESSENTIELS	ANTIOXYDANTS
★★☆☆☆	★☆☆☆☆	★★☆☆☆

Vous devriez utiliser ce liquide aromatique pour faire pocher les poissons, car il rehausse la saveur et réduit toute perte de saveur du poisson au liquide. Après l'avoir utilisé, vous pouvez le garder pour la prochaine fois que vous ferez cuire du poisson (le conserver au réfrigérateur et le faire bouillir de temps à autre pour le garder sucré), ce qui lui permet ainsi de développer de plus en plus de goût.

Le court-bouillon fournit beaucoup de phyto-œstrogènes qui proviennent des carottes et du céleri. Le céleri est un légume particulièrement bénéfique : il renferme de bonnes quantités de potassium, un minéral qui aide à prévenir la rétention d'eau et possède aussi des propriétés anti-inflammatoires.

POUR ENVIRON 3 LITRES (105 OZ) DE COURT-BOUILLON
PRÉPARATION : environ 10 minutes
CUISSON : 15 minutes, plus le temps de refroidissement

1 oignon, haché
2 branches de céleri, hachées
2 carottes, hachées
150 ml (5 oz) de vin blanc sec
1 feuille de laurier
Jus de ½ citron
1 c. à thé de poivre noir en grains
Sel de mer fraîchement moulu

◆ Mettre tous les ingrédients dans une grande casserole avec 2,5 litres (90 oz) d'eau. Porter à ébullition et laisser bouillir pendant 10 minutes environ, en écumant, puis laisser refroidir légèrement.
◆ Assaisonner au goût, puis filtrer sur le poisson à cuire.

BOUILLON DE LÉGUMES

PHYTO-ŒSTROGÈNES	ACIDES GRAS ESSENTIELS	ANTIOXYDANTS
★★☆☆☆	★☆☆☆☆	★★★★☆

Ce bouillon se conserve bien au réfrigérateur, à couvert, pendant une semaine ou au congélateur, pendant un mois. Si vous comptez le faire réduire pour préparer une sauce, etc., n'ajoutez pas de sel.

Vous pouvez utiliser des légumes au goût prononcé tels que le fenouil, le chou et le poireau pour donner du corps au bouillon, mais faites attention de ne pas en utiliser trop, car ils masqueraient le goût des autres.

Ce bouillon renferme une excellente variété d'antioxydants qui proviennent des légumes et aussi des phyto-œstrogènes contenus dans le brocoli, les carottes et le céleri.

POUR ENVIRON 3 LITRES (105 OZ) DE BOUILLON DE LÉGUMES
PRÉPARATION : 15 minutes
CUISSON : environ 1 ¼ heure

1,8 kg (4 lb) de légumes mélangés, incluant de préférence des carottes, des oignons, du brocoli, des haricots verts, des branches de céleri et des tomates, grossièrement hachés
1 grosse poignée de tiges de persil, hachées
1 gousse d'ail, coupée en deux (facultatif)
1 petit piment chili rouge (facultatif)
1 feuille de laurier
1 c. à thé de poivre noir en grains
150 ml (5 oz) de vin blanc sec
Sel de mer fraîchement moulu

- Mettre tous les ingrédients, sauf le sel, dans une grande casserole, ajouter 4 litres (120 oz) d'eau froide et porter à ébullition.
- Baisser le feu et laisser mijoter doucement, à découvert, pendant environ 1 heure.
- Filtrer dans un chinois, jeter les ingrédients solides et saler au goût.

FUMET DE POISSON OU DE FRUITS DE MER

PHYTO-ŒSTROGÈNES	ACIDES GRAS ESSENTIELS	ANTIOXYDANTS
★★☆☆☆	★☆☆☆☆	★★☆☆☆

Si vous achetez votre poisson chez un bon poissonnier adepte des anciennes méthodes, il ne sera habituellement que trop heureux de vous donner les parures de votre poisson et d'autres aussi. Évitez celles qui proviennent de poissons gras comme le maquereau, et même le saumon, car elles apportent une saveur trop prononcée. Le fenouil, les carottes et le persil de ce fumet offrent tous des phyto-œstrogènes et les carottes sont riches en bêta-carotène, un antioxydant puissant.

POUR ENVIRON 850 ML (30 OZ) DE FUMET
PRÉPARATION : environ 15 minutes
CUISSON : 30 minutes

1 kg (2 ¼ lb) de parures de poisson ou de fruits de mer, telles que les arêtes, les têtes (sans les ouïes), les queues, les carapaces, etc.
1 oignon, haché
2 branches de fenouil, hachées
2 carottes, hachées
1 grosse poignée de tiges de persil, hachées
150 ml (5 oz) de vin blanc sec
Jus de ½ citron
1 c. à thé de poivre noir en grains
Sel de mer fraîchement moulu

- Bien rincer les parures de poisson et les mettre dans une grande casserole avec le reste des ingrédients, sauf le sel, et 1 litre (35 oz) d'eau froide. Porter lentement au point d'ébullition et écumer soigneusement.
- Baisser le feu et laisser mijoter doucement pendant 30 minutes (pas plus, sinon les os de poisson dégageront une saveur aigre), en écumant de temps à autre.
- Filtrer dans un chinois, jeter les ingrédients solides et saler au goût.

SAUCE TOMATE DE BASE

PHYTO-ŒSTROGÈNES	ACIDES GRAS ESSENTIELS	ANTIOXYDANTS
★★★☆☆	★☆☆☆☆	★★★★☆

Cette sauce se conserve bien au réfrigérateur, dans un contenant hermétique fermé, pendant une semaine. Remplie d'antioxydants qui proviennent des lycopènes contenus dans les tomates, cette sauce renferme aussi des phyto-œstrogènes qui sont fournis par le miso, l'ail et le persil.

POUR ENVIRON 900 G (2 LB) DE SAUCE TOMATE
PRÉPARATION : environ 15 minutes
CUISSON : environ 35 minutes

2 c. à soupe d'huile d'olive
1 gros oignon, haché
1 gousse d'ail, hachée finement
100 ml (3 ½ oz) de vin rouge (facultatif)
400 g (14 oz) de tomates italiennes hachées, en conserve
3 c. à soupe de concentré de tomate
1 c. à soupe de persil, haché
1 à 2 c. à thé de miso dissous dans 300 ml (10 oz) d'eau bouillante
Sel de mer et poivre noir fraîchement moulus

◆ Faire chauffer l'huile dans une casserole à fond épais et y faire revenir l'oignon doucement jusqu'à ce qu'il soit translucide, puis ajouter l'ail et faire revenir pendant 1 minute environ. (Facultatif : mouiller avec le vin et porter rapidement à ébullition pour le faire réduire et obtenir un liquide épais.)

◆ Incorporer les tomates et leur jus, le concentré de tomate, le persil et le bouillon de miso. Bien mélanger, assaisonner et laisser mijoter pendant environ 30 minutes, jusqu'à ce que la sauce ait une consistance épaisse.

KETCHUP AUX TOMATES

PHYTO-ŒSTROGÈNES	ACIDES GRAS ESSENTIELS	ANTIOXYDANTS
★☆☆☆☆	★☆☆☆☆	★★★★☆

Nous avons tous du ketchup dans nos armoires, mais le ketchup du commerce contient malheureusement beaucoup de sucre. La recette proposée ici est tellement plus saine et a vraiment meilleur goût. Il se conservera une semaine ou deux au réfrigérateur, à couvert. Il est rempli d'antioxydants (provenant des tomates et du vin rouge en particulier) et d'autres excellents ingrédients comme le gingembre, qui facilite la circulation sanguine.

POUR ENVIRON 450 G (1 LB) DE KETCHUP
PRÉPARATION : environ 20 minutes
CUISSON : environ 30 minutes

800 g (28 oz) de tomates italiennes hachées, en conserve
1 oignon, haché finement
1 gousse d'ail, hachée très finement
3 c. à soupe de vinaigre de cidre
3 c. à soupe de vin rouge (facultatif)
3 c. à soupe de concentré de tomate
3 c. à soupe de miel
1 c. à thé de gingembre frais, râpé finement ou ½ c. à thé de gingembre séché moulu
1 bonne pincée de piment de la Jamaïque
1 bonne pincée de clous de girofle moulus
1 bonne pincée de macis moulu
1 bonne pincée de sel de céleri
Sel de mer et poivre noir fraîchement moulus

◆ Au robot culinaire, réduire en une purée lisse les tomates, l'oignon et l'ail (il faudra peut-être procéder en plusieurs fois). Verser dans une casserole à fond épais et incorporer le reste des ingrédients en assaisonnant au goût. Porter à faible ébullition et faire cuire doucement pendant 30 minutes, ou jusqu'à ce que le mélange ait un bel aspect et soit épais, en remuant de temps à autre.

MAYONNAISE

PHYTO-ŒSTROGÈNES	ACIDES GRAS ESSENTIELS	ANTIOXYDANTS
★☆☆☆☆	★★★★☆	★☆☆☆☆

Contrairement à l'usage courant, cette mayonnaise est préparée avec de l'huile de lin, qui contient de bons acides gras essentiels. Puisque cette mayonnaise contient des œufs crus et qu'elle n'est pas cuite, vous devez faire attention au risque de salmonelle. Préparez-la avec des œufs très frais achetés chez un marchand fiable, conservez-la (ainsi que les plats qui en contiennent) au réfrigérateur et pas plus de un ou deux jours. Pour être vraiment sécuritaire, il n'est pas recommandé de servir des œufs crus à de jeunes enfants, aux femmes enceintes et aux handicapés.

POUR ENVIRON 300 ML (10 OZ) DE MAYONNAISE
PRÉPARATION : environ 5 minutes

125 ml (4 ½ oz) d'huile d'olive
125 ml (4 ½ oz) d'huile de lin
1 gros œuf
1 pincée de moutarde en poudre
Sel de mer et poivre noir fraîchement moulus
1 c. à soupe de vinaigre de cidre ou de jus de citron
1 c. à soupe d'eau bouillante

- Avant de commencer, s'assurer que tous les ingrédients sont à la température ambiante. Mélanger les huiles dans une tasse.
- Mettre l'œuf et la moutarde dans le bol du robot culinaire (idéalement le plus petit) avec les assaisonnements au goût. Malaxez jusqu'à la formation d'une mousse, puis ajouter le vinaigre de cidre ou le jus de citron et mélanger.
- Avec l'appareil en marche, verser goutte à goutte les huiles mélangées pour commencer, et ensuite en un léger filet, en versant de plus en plus vite au fur et à mesure que la mayonnaise prend. Incorporer l'eau bouillante à la fin pour aider à stabiliser la mayonnaise.

Variante : la mayonnaise de base peut être aromatisée de multiples façons pour accompagner différents aliments. Ajouter 2 ou 3 gousses d'ail avec l'œuf pour obtenir de l'aïolli, une mayonnaise à l'ail, qui accompagne merveilleusement bien les crevettes ou les crudités ; incorporer un peu de persil, de cerfeuil et de ciboulette hachés à la fin pour une mayonnaise aux fines herbes qui accompagne la plupart des poissons et les plats aux œufs ; incorporer un bouquet de cresson pour obtenir une sauce à saveur inoubliable à servir avec les pommes de terre bouillies. (Voir aussi Sauce rémoulade, page 130.)

MAYONNAISE AU SOJA

PHYTO-ŒSTROGÈNES	ACIDES GRAS ESSENTIELS	ANTIOXYDANTS
★★★★☆	★★★☆☆	★☆☆☆☆

Bien qu'il ne s'agisse pas strictement d'une mayonnaise, cette recette fait une excellente sauce crémeuse, riche en phyto-œstrogènes qui proviennent du tofu et de l'huile de lin. On croit que l'ail a des propriétés pour inhiber le cancer.

POUR ENVIRON 150 ML (5 OZ) DE MAYONNAISE AU SOJA
PRÉPARATION : environ 5 minutes

150 g (5 oz) de tofu mou
55 ml (2 oz) d'huile d'olive
55 ml (2 oz) d'huile de lin
1 c. à soupe de sauce soja
2 gousses d'ail, écrasées
1 c. à thé de sauce de piment (Tabasco)
1 c. à soupe de jus de citron
Sel de mer et poivre noir fraîchement moulus

- Au mélangeur ou au robot culinaire, réduire tous les ingrédients en un mélange lisse et assaisonner au goût.

VINAIGRETTE DE BASE

PHYTO-ŒSTROGÈNES	ACIDES GRAS ESSENTIELS	ANTIOXYDANTS
★☆☆☆☆	★★★★★	★★☆☆☆

L'huile de lin contenue dans cette vinaigrette fournit à toute salade une bonne quantité de gras essentiels. Utilisez du vinaigre de vin (blanc ou rouge), du vinaigre balsamique ou du jus de citron selon ce qui s'harmonise le mieux avec les ingrédients. Pour d'autres recettes de vinaigrettes remplies de phyto-œstrogènes, voir la Vinaigrette aux noix broyées à la page 86, la Vinaigrette au persil à la page 94 et la Vinaigrette au citron à la page 144.

POUR ENVIRON 90 ML (3 OZ) DE VINAIGRETTE (SUFFISAMMENT POUR UNE SALADE D'ACCOMPAGNEMENT POUR 4 PERSONNES)
PRÉPARATION : moins de 5 minutes

3 c. à soupe d'huile d'olive
2 c. à soupe d'huile de lin
1 c. à soupe de vinaigre de vin, de vinaigre balsamique ou de jus de citron
Sel de mer et poivre noir fraîchement moulus

◆ Battre tous les ingrédients dans un bol à la fourchette, ou les secouer dans un bocal hermétique. En ajoutant les assaisonnements au goût, saler suffisamment pour que la vinaigrette ne goûte plus l'huile.

VINAIGRETTE AU TOFU ET AU SÉSAME

PHYTO-ŒSTROGÈNES	ACIDES GRAS ESSENTIELS	ANTIOXYDANTS
★★★★☆	★★★☆☆	★☆☆☆☆

Cette vinaigrette crémeuse remplie de phyto-œstrogènes convient bien à la plupart des salades et se sert aussi avec les légumes légèrement cuits. Elle est riche en acides gras essentiels. Si vous ne trouvez pas de miso blanc dans un magasin de produits naturels, ajoutez un peu de sauce soja.

On trouvera dans la Salade de haricots autrichienne une autre savoureuse recette de vinaigrette au tofu (voir page 130).

POUR ENVIRON 250 ML (9 OZ) DE VINAIGRETTE
PRÉPARATION : environ 10 minutes

115 g (4 oz) de tofu mou
2 c. à soupe d'huile de sésame
1 c. à soupe d'huile de lin
2 ½ c. à soupe de vinaigre de cidre
2 c. à thé de miso blanc ou de sauce soja
1 gousse d'ail, écrasée
1 c. à soupe de mirin (vin de riz japonais)
1 c. à soupe de graines de sésame, légèrement grillées

◆ Au mélangeur ou au robot culinaire, réduire tous les ingrédients en un mélange lisse. Incorporer les graines de sésame.

TREMPETTE AU TOFU POUR LÉGUMES CRUS

PHYTO-ŒSTROGÈNES	ACIDES GRAS ESSENTIELS	ANTIOXYDANTS
★★★★☆	★★★★☆	★★★★☆

POUR 4 PERSONNES
PRÉPARATION : environ 5 minutes

1 c. à soupe d'huile de sésame
1 c. à thé d'huile de lin
Sel de mer fraîchement moulu
½ c. à thé de racine de gingembre, râpée
225 g (8 oz) de tofu mou

◆ Au mélangeur ou au robot culinaire, réduire tous les ingrédients en un mélange lisse, en ajoutant suffisamment d'eau, un peu à la fois, pour obtenir une consistance de trempette.

Variante : ajouter une cuillerée à soupe ou deux de tahini pour en rehausser la saveur et la délicatesse.

SAUCE AU PESTO

PHYTO-ŒSTROGÈNES	ACIDES GRAS ESSENTIELS	ANTIOXYDANTS
★☆☆☆☆	★★★★☆	★☆☆☆☆

Il est très utile d'avoir du pesto dans le réfrigérateur (il se conserve mieux que la mayonnaise), car il fait d'excellentes sauces savoureuses pour accompagner plusieurs plats de légumes et s'utilise aussi très bien pour garnir les pâtes. Je crois que vous obtiendrez de meilleurs résultats en utilisant tout simplement le mortier et le pilon, mais vous pouvez aussi broyer au mélangeur tous les ingrédients, sauf le fromage, puis incorporer le fromage à la fin.

La sauce au pesto fournit une excellente sélection de gras essentiels qui proviennent de l'huile de lin et des noix de pin.

POUR ENVIRON 400 G (14 OZ) (12 BONNES CUILLERÉES) DE PESTO
PRÉPARATION : environ 15 minutes

55 g (2 oz) de basilic
25 g (1 oz) de noix de pin
2 gousses d'ail
Sel de mer et poivre noir fraîchement moulus
115 g (4 oz) de parmesan, fraîchement râpé
6 c. à soupe d'huile de lin
6 c. à soupe d'huile d'olive

- Avec un mortier et un pilon, piler le basilic, les noix de pin, l'ail et une pincée de sel afin d'obtenir une pâte.
- Bien incorporer le fromage, puis les huiles peu à peu, en battant. Rectifier l'assaisonnement avec du sel et un peu de poivre si désiré, bien que ce ne soit pas nécessaire.

Variantes : *de nos jours, le pesto est fabriqué à partir de différents ingrédients ; ainsi, le basilic est souvent remplacé par du persil, par de la coriandre ou par des anchois.*

BEURRES AUX FINES HERBES

PHYTO-ŒSTROGÈNES	ACIDES GRAS ESSENTIELS	ANTIOXYDANTS
★★★★☆	★★★☆☆	★★☆☆☆

Ces beurres sont des petites merveilles à avoir dans le réfrigérateur. Une rondelle de beurre à l'aneth ou au persil devient une sauce des plus faciles et des plus appropriées pour les poissons grillés, et les beurres à la ciboulette, à la menthe ou au basilic conviennent parfaitement avec des légumes grillés ou bouillis. Vous pouvez aussi mélanger les fines herbes, en utilisant par exemple le mélange classique de persil, de ciboulette, de cerfeuil et d'estragon. Essayez ce beurre ou d'autres beurres aux fines herbes comme garniture instantanée pour une omelette ou comme sauce pour les pâtes. Finalement, un mélange d'ail, de piment chili et de racine de gingembre hachés peut aussi être utilisé.

Pour augmenter le contenu nutritionnel d'un simple beurre aux herbes, tandis que vous mélangez les fines herbes au beurre, incorporez un peu d'huile de lin.

POUR ENVIRON 150 G (5 OZ) (10 RONDELLES) DE BEURRE
PRÉPARATION : environ 5 minutes, plus le temps de refroidissement

1 poignée de fines herbes (voir ci-dessus), hachées finement
Sel de mer et poivre noir fraîchement moulus
115 g (4 oz) de beurre doux ramolli

- Dans un petit bol, écraser à l'aide d'une fourchette les fines herbes et les assaisonnements au goût, avec le beurre. Renverser sur une feuille de papier ciré et rouler en un cylindre. Faire refroidir jusqu'à ce que le beurre soit ferme.
- Pour utiliser, couper des rondelles de 15 g (½ oz).

RELISH À LA RHUBARBE

PHYTO-ŒSTROGÈNES	ACIDES GRAS ESSENTIELS	ANTIOXYDANTS
★★★☆☆	★☆☆☆☆	★★★☆☆

Cette relish accompagne particulièrement bien les poissons gras comme le maquereau ou le hareng, ou encore tout plat épicé. La rhubarbe est une source de phyto-œstrogènes, le gingembre facilite la circulation sanguine et le jus et le zeste d'orange contiennent des antioxydants. Ne faites jamais cuire la rhubarbe dans une casserole en aluminium parce que l'acide naturel de ce légume fait en sorte qu'il absorbe l'aluminium toxique. Les personnes qui souffrent d'arthrite devraient éviter de consommer de la rhubarbe à cause de sa teneur en acide oxalique.

POUR ENVIRON 1,5 KG (3 ¼ LB) DE RELISH
PRÉPARATION : environ 15 minutes
CUISSON : de 1 à 2 heures

1 kg (2 ¼ lb) de rhubarbe, coupée en petits morceaux
225 g (8 oz) de dattes, hachées
3 gros oignons, hachés
Jus et zeste râpé de 2 grosses oranges
1 morceau de racine de gingembre frais de 5 cm (2 po), râpé finement
225 g (8 oz) de raisins secs
1 c. à soupe de graines de moutarde
1 bâton de cannelle
350 ml (12 oz) de miel
500 ml (18 oz) de vinaigre de cidre
Sel de mer et poivre noir fraîchement moulus

- Mettre tous les ingrédients dans une grande casserole (autre qu'en aluminium) avec les assaisonnements au goût, porter à ébullition et laisser mijoter doucement jusqu'à ce que le mélange épaississe (de 1 à 2 heures). Retirer le bâton de cannelle et rectifier l'assaisonnement au besoin.
- Verser dans des bocaux de conserve stérilisés chauds (avec des couvercles en verre) et sceller. Cette relish se conserve bien pendant des mois et s'améliore en saveur après une semaine ou plus.

SAUCE AUX ARACHIDES

PHYTO-ŒSTROGÈNES	ACIDES GRAS ESSENTIELS	ANTIOXYDANTS
★★★★☆	★★☆☆☆	★★☆☆☆

Cette sauce est riche sur le plan nutritionnel. Le lait de soja et l'ail contiennent de grandes quantités de phyto-œstrogènes, les oignons ont un effet positif sur la santé des os et l'ail est un ingrédient anticancérogène. Utilisez cette sauce dans les deux jours et conservez-la au réfrigérateur.

POUR ENVIRON 450 ML (15 OZ) DE SAUCE
PRÉPARATION : environ 30 minutes
CUISSON : environ 20 minutes

1 gros oignon rouge, grossièrement haché
3 gousses d'ail
1 ou 2 piments chili rouges frais, épépinés (facultatif)
175 g (6 oz) d'arachides crues écalées, sans la peau
2 c. à soupe d'huile d'olive
1 c. à soupe de sauce soja
2 c. à soupe de pâte tamarin, dissoute dans 2 c. à soupe d'eau
150 ml (5 oz) de lait de soja
2 c. à thé de miel
Sel de mer fraîchement moulu

- Au mélangeur ou au robot culinaire, mélanger l'oignon, l'ail et le piment chili (facultatif) jusqu'à l'obtention d'une pâte.
- Faire griller doucement les arachides à sec dans une casserole, en remuant pour éviter qu'elles ne brûlent. Laisser refroidir, puis moudre finement au robot culinaire.
- Faire chauffer l'huile dans un wok. Y faire revenir la pâte d'oignon en remuant continuellement, pendant 1 minute. Bien incorporer les arachides moulues. Ajouter la sauce soja, le tamarin, le lait de soja et le miel.
- Faire cuire doucement jusqu'à ce que toutes les saveurs soient combinées et jusqu'à l'obtention d'une sauce épaisse (ajouter un peu d'eau au besoin), pendant environ 15 minutes. Saler au goût.

BEURRE D'ARACHIDES

PHYTO-ŒSTROGÈNES	ACIDES GRAS ESSENTIELS	ANTIOXYDANTS
★★☆☆☆	★★★★☆	★☆☆☆☆

Il est préférable de conserver cette tartinade au réfrigérateur et de l'utiliser dans les deux jours : vous ne trouverez pas ça difficile, car elle est tentante. Elle regorge de gras essentiels qui proviennent de l'huile de lin.

POUR ENVIRON 250 G (9 OZ) DE BEURRE
PRÉPARATION : environ 10 minutes

225 g (8 oz) d'arachides crues, écalées, sans la peau
4 c. à soupe d'huile de lin
Sel de mer fraîchement moulu

- Faire griller doucement les arachides à sec dans une casserole ; ne pas les faire brûler. Laisser refroidir. Au mélangeur ou au robot culinaire, réduire les arachides et l'huile en une pâte (grossière ou lisse selon la préférence). Assaisonner au goût avec du sel.

CRÈME DE TOFU AU MOKA

PHYTO-ŒSTROGÈNES	ACIDES GRAS ESSENTIELS	ANTIOXYDANTS
★★★★☆	★★★☆☆	★★☆☆☆

Cette délicieuse crème à saveur de café ne contient ni les nombreuses calories ni les gras saturés habituels. Elle est riche en œstrogènes végétaux tirés du tofu et des gras essentiels contenus dans le beurre d'amandes. Les raisins secs renferment une bonne quantité de potassium, qui aide à prévenir la rétention d'eau.

POUR 2 PERSONNES
PRÉPARATION : environ 10 minutes
CUISSON : 25 minutes

85 g (3 oz) de raisins secs
225 g (8 oz) de tofu velouté
3 c. à soupe de beurre d'amandes
1 c. à soupe de granules de café instantané aux céréales
1 pincée de sel de mer fraîchement moulu

- Mettre les raisins secs dans une casserole et les couvrir d'eau. Porter à faible ébullition et faire cuire doucement pendant 20 minutes. Égoutter et réduire en une purée lisse.
- Retirer le plus d'eau possible du tofu. Au mélangeur ou au robot culinaire, mélanger le tofu, la purée de raisins secs, le beurre d'amandes et les granules de café en une préparation vraiment lisse.

CRÈME AU TOFU

PHYTO-ŒSTROGÈNES	ACIDES GRAS ESSENTIELS	ANTIOXYDANTS
★★★★☆	★☆☆☆☆	★☆☆☆☆

Cette crème est un excellent substitut de la crème laitière et peut être utilisée pour garnir une salade de fruits ou n'importe quel autre dessert que vous servez habituellement avec de la crème.

POUR 4 PERSONNES
PRÉPARATION : environ 5 minutes

225 g (8 oz) de tofu mou
½ c. à thé d'extrait de vanille
100 ml (3 ½ oz) de sirop d'érable
1 c. à soupe d'huile de tournesol
1 c. à thé d'huile de lin

- Mélanger tous les ingrédients au mélangeur jusqu'à ce que la préparation soit lisse.

Références

Introduction

1.   V. Beral et al, « Breast cancer and HRT: collaborative reanalysis of data from 51 epidemiological studies of 52,705 women with breast cancer and 108,411 women without breast cancer », *The Lancet* (1997), 350, 9084.

Comprendre le rôle des oestrogènes

1.   V. Beral et al, « Breast cancer and HRT: collaborative reanalysis of data from 51 epidemiological studies of 52,705 women with breast cancer and 108,411 women without breast cancer », *The Lancet* (1997), 350, 9084.

Ce que vous devez manger à la ménopause

1.   S. Barnes et al, « Rationale for the use of genistein-containing soy matrices in chemoprevention trials for breast and prostate cancer », *Journal of Cellular Biochemistry Supplement* (1995), 22, 181-187.

2.   H. Aldercreutz et al, *The Lancet* (1992), 339, 1233.

3.   A. Murkies et al, « Dietary flour supplementation decreases postmenopausal hot flushes: effect of soy and wheat », *Maturitas-Journal of the Climacteric and Postmenopause* (1995), 21, 189-195.

4.   P. Albertazzi et al, « The effect of dietary soy-supplementation on hot flushes », *Obstetrics and Gynaecology* (1998), 91, 1.

5.   G. Wilcox et al, « Oestrogenic effects of plant foods in postmenopausal women », *British Medical Journal* (1990), 301, 905-906.

6.   Source: US National Cancer Institute.

7.   J. Ziegler, « Soybeans show promise in cancer prevention », *Journal of the National Cancer Institute* (1994), 86, 1666-1667.

8.   H. Aldercreutz et al, « Dietary phytoestrogens and cancer: *in vitro* and *in vivo* studies », *Journal of Steroid Biochemistry and Molecular Biology* (1992), 3-8, 41, 331-337.

9.   S. P. Verma, « Curcumin and genistein, plant natural products, show synergistic inhibitory effects on the growth of human breast cancer MCF-7 cells », *Biophysical Research Communications* (1997), 233, 3, 692, 696.

10.   C. Gennari, « Introduction to the Symposium », *Bone Mineral* (1992), 19, S1-S2 et J.B. Anderson et al, « The effects of phytoestrogens on bone », *Nutrition Research* (1997), 17, 10, 1617-1632.

11.   F.S. Dalias et al, « Dietary soy supplementation increases vaginal cytology maturation index and bone mineral content in postmenopausal women », Second International Symposium on the Role of Soy in Preventing and Treating Chronic Disease, 1996, Bruxelles, Belgique.

12.   H.M. Linkswiler et al, « Protein-induced hypercalciuria », *Federation Proceedings* (1981), 41, 2429-2433 et B.J. Abelow et al, « Cross-cultural association between dietary animal protein and hip fracture: a hypothesis », *Calcified Tissue International* (1992), 50, 14-18.

13.   Source: M. Messina et al, *The Simple Soybean and Your Health*, 1994, Avery Publishing, New York.

14. N.A. Breslau et al, «Relationship of animal protein-rich diet to kidney stone formation and calcium metabolism», *Journal of Clinical Endocrinology and Metabolism* (1988), 66, 140-146.

15. M.J. Stamfer et al, *New England Journal of Medicine* (1985), 313, 1044-1049.

16. J. Anderson et al, «Meta-analysis of the effects of soy protein intake on serum lipids» (1995), *New England Journal of Medicine*, 333, 5, 276-282.

17. De Pratt et al, «Source of antioxidant activity of soybeans and soy products», *Journal of Food Science* (1979), 44, 1720-1722.

18. G. Dhom, «Epidemiology of hormone-dependent tumours» dans *Hormone-Dependent Tumours*, K.D. Voigt et C. Knabble, 1991, Raven Press, New York.

19. M.S. Morton et al, «Lignans and isoflavonoids in plasma and prostatic fluid in men: samples from Portugal, Hong Kong and the United Kingdom», *The Prostate* (1997), 32, 122-128.

20. S.B. Bittiner et al, «A double-blind, randomised, placebo-controlled trials of fish oil in psoriasis», *The Lancet* (1988), I, 378-380.

21. J. Kremer et al, «Effects of manipulation of dietary fatty acids on clinical manifestation of rheumatoid arthritis», *The Lancet* (1985), I, 184-187 et F. McCrae et al, «Diet and arthritis», *Practitioner* (1986), 230, 359-361.

22. H. Aldercreutz, «Lignans and phytoestrogens: possible preventive role in cancer» dans P. Rozen ed., *Frontiers of Gastrointestinal Research*, Vol. 14, 1988, Karger, Bâle, Suisse, p. 165-176.

23. L.B. Taubman, «Theories of ageing», *Resident and Staff Physician* (1986), 32, 31-37.

24. A.A. Bertilli et al, «Antiplatelet activity of cisresveratrol», *Drugs under Experimental and Clinical Research* (1996), 22, 2, 61-63.

25. J. Levy et al, «Carotene and antioxidant vitamins in the prevention of oral cancer», *New York Academy of Sciences* (1992), 260-269.

26. E. Middleton et G. Drzewieki, «Naturally occuring flavonoids and human basophil histamine release», *International Archives of Allergy and Applied Immunology* (1985), 77, 155-157.

27. M. Gabor, «Pharmacologic effects of flavonoids on blood vessels», *Angiologica* (1972), 9, 355-374.

28. J.D. Cohen et H.W. Rubin, «Functional menorrhagia: treatment with bioflavonoids and vitamin C», *Current Therapeutic Research* (1960), 2, 539-542.

29. J. Monboisse et al, «Oxygen: free radicals as mediators of collagen breackage», *Agents Actions* (1984), 15, 49-50.

30. G.E. Abraham, *Journal of Nutritional Medicine* (1991), 2, 165-178.

31. A.K. Bordia et al, «Effect of garlic oil on patient with CHD», *Artherosclerosis* (1977), 28, 155-159.

32. I. Yamamoto et al, «Anti-tumour effects of seaweed», *Japanese Journal of Experimental Medicine* (1974), 44, 543-546.

33. N. Iritani et S. Nagi, «Effects of spinach and wakame on cholesterol turnover in the rat», *Atherosclerois* (1972), 15, 87-92.

Ce que vous devez éviter de manger ou de boire à la ménopause

1.   T.L. Holbrook et E. Barrett-Conner, *British Medical Journal* (1993), 1056-1058.

2.   A. Komori et al, «Anticarcinogenic activity of green tea polyphenols», *Japanese Journal of Clinical Oncology* (1993), 23, 3, 186-190.

Index

REMERCIEMENTS

Cet ouvrage n'aurait pas vu le jour sans l'aide précieuse et le soutien d'amis et de collègues.

J'aimerais tout particulièrement remercier Lewis Esson pour sa contribution inestimable aux recettes et pour son habileté à incorporer des ingrédients inhabituels afin d'obtenir des plats vraiment délicieux. Mes remerciements vont aussi à Candida Hall, mon éditrice, et à Kyle Cathie qui a travaillé avec rapidité et qui a fait preuve de tellement de patience, ainsi qu'à sa superbe équipe pour leur soutien et leurs encouragements. Merci aussi à Teresa Hale de Hale Clinic et à M. Mehta de Nutri Centre.

Tandis que j'étais prise par la rédaction de ce livre, la directrice et tout le personnel de Natural Health Practice – Brenda, Bea, Lous et Trisha – ont travaillé en arrière-plan, me permettant ainsi de terminer mon livre.

Tout mon amour va à ma famille, Kriss, Matthew, Leonard et Chantell pour leurs encouragements et l'intérêt soutenu qu'ils portent à tout ce que j'entreprends.